乳腺癌影像诊断

主编 李智岗 王秋香

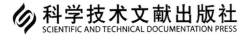

·北京·

图书在版编目（CIP）数据

乳腺癌影像诊断 / 李智岗, 王秋香主编. —北京：科学技术文献出版社, 2020.10

ISBN 978-7-5189-7283-8

Ⅰ．①乳… Ⅱ．①李… ②王… Ⅲ．①乳腺癌—影像诊断—研究 Ⅳ．① R737.904

中国版本图书馆 CIP 数据核字 (2020) 第 210748 号

乳腺癌影像诊断

策划编辑：张　微　　责任编辑：李　晴　张　微　　责任校对：赵　瑗　　责任出版：张志平

出 版 者	科学技术文献出版社
地　　址	北京复兴路 15 号　　邮编　100038
编 务 部	（010）58882938，58882087（传真）
发 行 部	（010）58882868，58882870（传真）
邮 购 部	（010）58882873
官方网址	www.stdp.com.cn
发 行 者	科学技术文献出版社发行　全国各地新华书店经销
印 刷 者	北京军迪印刷有限责任公司
版　　次	2021 年 3 月第 1 版　2021 年 3 月第 1 次印刷
开　　本	787×1092　1/16
字　　数	449 千
印　　张	22.75
书　　号	ISBN 978-7-5189-7283-8
定　　价	198.00 元

版权所有　违法必究

购买本社图书，凡字迹不清、缺页、倒页、脱页者，本社发行部负责调换

《乳腺癌影像诊断》编委会

主 审
赵俊京

主 编
李智岗　王秋香

副主编
武中林　史　博　艾　宁
荣小翠　杨　丽　张敬勉
吴勇超　陈　伟

编 委
王红光　左玮玮　平　勇
刘　伟　李亚洲　李　博
杨东强　谷铁树　陈　威
罗　红　郝晓光　郭雄伟
康一鹤　解　钊　薛　晶
韩捧银

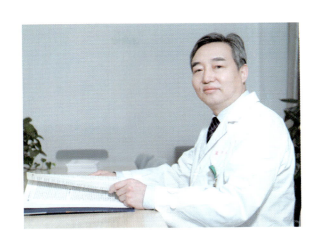

第一主编简介

李智岗，主任医师、二级教授，博士生导师。现任河北医科大学第四医院放射科主任，河北医科大学影像学院介入教研室主任。兼任中国抗癌协会肿瘤介入学委员会常委、中国抗癌协会肿瘤介入学委员会肝转移癌专家委员会副主任委员、中华医学会放射学分会介入学组成员、中国医师协会介入医师分会委员、河北省抗癌协会常务理事、河北省临床肿瘤学会常务理事、河北省抗癌协会肿瘤介入学委员会主任委员、河北省医学会介入医学分会主任委员、河北省临床肿瘤学会常委、河北省医学会放射学分会常委。曾担任《肝癌》杂志、《当代介入医学》电子杂志的编委，《中华放射学杂志》审稿专家。现从事医学影像学诊断专业，研究方向为介入放射学。获河北省科技进步三等奖三项。主编专著3部，参编专著8部。发表论文50余篇。

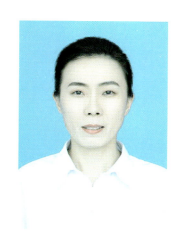

第二主编简介

  王秋香,主治医师,硕士研究生,现任职于河北医科大学第四医院放射科。研究方向为乳腺疾病的影像诊断。从事医学影像诊断专业10年,对于乳腺疾病的影像诊断经验丰富。擅长乳腺钼靶数字化X线摄影诊断、乳腺钼靶X线断层摄影诊断、乳腺钼靶X线能谱增强摄影诊断、乳腺核磁共振诊断等,此外还擅长X线下乳腺导管造影检查及乳管内疾病的诊断、X线介导下乳腺微钙化病变的穿刺活检、术前钩丝定位等技术。先后在《中华放射学杂志》等期刊发表论文10余篇,曾参与编著人民卫生出版社《乳腺疾病影像学诊断》一书。

序　言

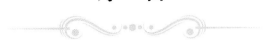

近年来，恶性肿瘤在中国的发病率逐年上升，其中，乳腺癌是女性发病率最高的恶性肿瘤，成为威胁女性身心健康的主要疾病之一。尽管与欧美等发达国家相比，我国并不是乳腺癌高发国家，但我国乳腺癌发病率呈明显上升趋势，已成为增速最快的国家之一。2012年我国癌症发病率统计表明，乳腺癌的粗发病率达41.32/10万，城市为51.82/10万，农村为29.56/10万，经济发达地区及沿海开放城市发病率更高；乳腺癌的粗死亡率为9.33/10万，约居恶性肿瘤死亡的第五位。

随着科学技术的飞速发展，医学诊断、治疗技术不断进步。新技术、新疗法、新药物不断涌现，乳腺癌的诊断手段更加丰富，精确诊断率大大提高；基于精确诊断、精确评估、合理治疗，使乳腺癌的治疗效果也得到不断改善，患者生存期逐渐延长、生活质量不断提高，其治愈率可达60%～70%，乳腺癌多数已经成为慢性、可控性疾病。

自20世纪70年代以来，随着基础研究的进步，对乳腺癌的认识有了质的飞跃。之前认为乳腺癌是局部疾病，其转移是由局部转移至区域淋巴结，然后扩散入血液循环形成全身转移。20世纪70年代Fisher提出，乳腺癌主要是全身性疾病，早期即可发生全身转移。对疾病认识的改变带来了治疗理念的根本改变。乳腺癌的治疗由"最大可耐受治疗"到"最小、最有效治疗"，方式由原来的单纯手术治疗逐渐发展为手术、化学药物治疗、放射治疗、内分泌治疗、生物靶向治疗、免疫疗法及心理康复等综合治疗模式。早期乳腺癌的外科治疗由过去的根治性手术，逐渐发展为保乳＋放疗及前哨淋巴结活检术；随着患者对美学要求的提高，乳房整形与重建开展也越来越广泛。乳腺癌的内科治疗遵从不同分子分型的分类治疗，通过对乳腺癌组织ER、PR、HER-2、Ki67等指标的检测，将浸润性乳腺癌分为Luminal A、Luminal B、HER-2阳性及三阴性不同类型，Luminal A以内分泌治疗为主，高危患者可加用化疗；Luminal B绝大多数需要化疗＋内分泌治疗，对其中HER-2阳性者还应加上靶向药物；

HER-2阳性者则需要化疗＋靶向药物治疗；三阴性即激素受体及HER-2均阴性，目前只有化疗，其它治疗手段尚不成熟。

目前，乳腺癌的诊断与治疗有很多指南、共识及规范，如NCCN指南、St.Gallen共识、中国抗癌协会乳腺癌专业委员会的《乳腺癌诊治规范与指南》2019年版等，都是以循证医学为依据结合专家经验制定的指导乳腺癌合理诊断与规范治疗的指导性文件。

虽然我国乳腺癌的诊断治疗成绩有了很大进步，但大型肿瘤专科医院和基层医院、城市和农村地区的技术设备水平及诊断、治疗理念还有很大差距。为了缩小差距、提高乳腺癌的诊疗水平，我们组织不同领域专家编写了"实用乳腺癌诊疗学丛书"，包括《乳腺癌影像诊断》《乳腺癌研究进展》《乳腺癌外科治疗及辅助治疗》《乳腺癌放射治疗》《复发转移性乳腺癌的治疗》。该系列丛书全套涵盖了乳腺癌诊断治疗的各个领域，每册又独立成体系，面向基层医院医生、乳腺专业研究生及低年资专科医生，相信会对他们乳腺癌知识水平的提升及诊疗技术的进步起一定促进作用。由于乳腺癌新研究数据、理念的改变以及编著者知识水平所限，书中可能存在不足或不当之处，恳请广大同道批评指正！在此表示衷心感谢！

2020年6月

前　言

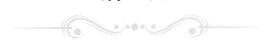

乳腺癌的影像学检查和诊断是临床工作的重要组成部分，包括X线、超声、CT、MRI以及核医学等技术。近年来，随着影像设备的不断发展，以及各种成像方法的进步与应用，图像质量得到了进一步的提高，从而更好地提高了乳腺疾病的影像诊断水平，也拓展了其诊断与鉴别诊断的内涵。

为了进一步促进广大临床医师和影像工作者对乳腺癌影像检查与诊断的正确认识，提高其临床诊治技能，在参阅国内外相关研究进展的基础上，结合我们的临床经验编写此书。

本书共分为九章，分别为概述、乳腺疾病影像检查技术、乳腺医学影像诊断原则和报告的正确书写、乳腺癌X线诊断、乳腺癌的超声诊断、乳腺癌的MRI诊断、乳腺癌的CT诊断、乳腺癌的核医学诊断及乳腺穿刺活检术。本书的编写突出"全面、务实、创新"的特点，以影像为主线，以临床为目标，以疾病为中心。坚持传统影像诊断技术与最新进展相结合，X线诊断部分增加了断层融合技术和对比增强能谱乳腺摄影、乳腺穿刺技术等新技术；超声诊断增加了乳腺弹性超声等内容，使得该书更能够反映当代乳腺癌影像诊断的新进展。

本书读者对象为省、市、县级医院、乡镇医院以及社区医疗服务中心的影像科医师、内外科临床医师，同时还包括广大研究生、进修生、医学院校学生等，可作为其工作和学习的工具书及辅助参考资料。

本书编写过程中，得到了多位同道的支持和关怀，他们在繁忙的医疗、教学和科研工作之余参与撰写，在此表示衷心的感谢。

由于时间仓促，专业水平有限，书中存在的不妥之处和纰漏，敬请读者和同道批评指正。

编者

2020年6月

目 录

第一章 概 述 001
 第一节 乳腺癌概述 001
 第二节 正常乳房的解剖 032
 第三节 乳腺癌的病理及分子亚型 041
 第四节 乳腺癌影像与分子亚型关联 057

第二章 乳腺疾病影像检查技术 059
 第一节 乳腺 X 线检查技术 059
 第二节 乳腺 DR 摄影质量控制 079
 第三节 乳腺 MRI 检查技术 084
 第四节 乳腺 CT 检查技术 095
 第五节 乳腺核医学检查技术 098
 第六节 不同成像技术和方法的选择及综合应用 102
 第七节 乳腺影像诊断环境及软硬件 103

第三章 乳腺医学影像诊断原则和报告的正确书写 108
 第一节 乳腺疾病医学影像诊断原则 108
 第二节 正确书写影像诊断报告 111
 第三节 乳腺癌比较影像学 115

第四章 乳腺癌 X 线诊断 118

第一节 乳腺正常 X 线表现 118
第二节 乳腺癌 X 线表现 127
第三节 乳腺非浸润性癌及微小浸润性癌 X 线表现 161
第四节 乳腺浸润性癌 X 线表现 172
第五节 其他乳腺癌 X 线表现 199
第六节 多中心乳腺癌 X 线表现 209
第七节 双侧乳腺癌 X 线表现 211
第八节 男性乳腺癌 X 线表现 213
第九节 其他乳腺恶性肿瘤 215
第十节 乳腺癌放化疗后及术后影像学表现 226

第五章 乳腺癌的超声诊断 241

第一节 正常乳腺的超声表现 241
第二节 乳腺癌的超声表现 244

第六章 乳腺癌的 MRI 诊断 257

第一节 正常乳腺的 MRI 表现 257
第二节 乳腺癌的 MRI 表现 259

第七章 乳腺癌的 CT 诊断 267

第一节 正常乳腺的 CT 表现 267
第二节 乳腺癌的 CT 表现 273

第八章 乳腺癌的核医学诊断 ... 285

第一节 SPECT、SPECT/CT 在乳腺肿瘤中的价值 ... 285

第二节 PET、PET/CT 在乳腺肿瘤中的价值 ... 296

第三节 核医学在乳腺癌诊治中的进展 ... 306

第九章 乳腺穿刺活检术 ... 308

附录：中国抗癌协会乳腺癌诊治指南与规范（2019年版）节摘 ... 317

参考文献 ... 345

第一章 概　述

第一节　乳腺癌概述

一、乳腺癌的流行病学

乳腺癌是女性最常见的恶性肿瘤之一。在西欧、北美等发达国家，乳腺癌发病率占女性恶性肿瘤之首位，其发病率近年来在全球范围内呈上升趋势。我国虽然是乳腺癌低发国家，但其发病情况也呈上升趋势。近年来，我国乳腺癌的发病率以每年 2% 的速度逐年递增，尤其是京、津、沪等大城市尤为明显。2018 年全球女性新增癌症病例约为 8 622 539 例，其中，乳腺癌占所有女性新发癌症病例的 24.2%。

（一）乳腺癌的流行趋势

根据 IARC（国际癌症研究中心）的统计，2018 年全球女性新发乳腺癌病例约为 208.9 万例，世界人口年龄性别标准化发病率为 46.3/100 000，死亡病例约为 62.7 万例，标准化死亡率为 13.0/100 000，均居于女性各种恶性肿瘤的首位。

1. 乳腺癌的发病率

（1）时间趋势：1980 年全球乳腺癌新发病例为 57.2 万，1990 年为 79.5 万，而 2000 年则为 115.2 万，20 年内乳腺癌的发病数量增加了 101.4%。同期乳腺癌的粗发病率也有较大增长，1980 年全球乳腺癌发病率为 25.8/100 000，1990 年增至 30.3/100 000，到 2000 年时已为 37.4/100 000，发病率增长了 44.96%。我国原为乳腺癌低发地区，虽然目前仍不属高发国，但乳腺癌发病速度增长之快尤为值得注意。20 世纪 80 年代，我国乳腺癌的新发病例数仅为 3.1 万，2000 年已增至 12.6 万，2015 年已增至 26.9 万，其增长速度高于乳腺癌高发国或地区，也高于世界年均增长速度。自20世纪90年代起，我国乳腺癌的粗发病率也有了较大程度的增长，与1980年的6.4/100 000相比，2000年则增至18.7/100 000，发病率增长了192.2%，2014年我国乳腺癌发病率为41.82/10万，2018年我国乳腺癌发病率则为36.1/10万。

（2）地域差异：根据世界卫生组织的报道，乳腺癌高发的地理走向仍是北美、北欧、西欧等地区最为高发，澳大利亚、南欧、东欧、新西兰、热带南美、北非等地区和国家较为高发，而亚洲和非洲的发病率则相对较低。乳腺癌的发病率不仅在全球范围内存在地区差异，在同一国家的不同城市之间也存在着显著的差异。

2. 乳腺癌的死亡率

（1）时间趋势：与20世纪80年代世界绝大多数地区乳腺癌死亡率普遍上升不同，目前，在一些乳腺癌高发地区，乳腺癌的死亡率有明显的下降趋势，年均下降1%~2%。以美国为例，乳腺癌世界人口年龄性别标准化死亡率由80年代末的22.4/100 000下降至2000年初的19.0/100 000，这可能是与人们生活方式的改变以及早期诊断率的提高和治疗方式的改进等有关。1998年全球乳腺癌死亡数为31.4万，死亡率为12.9/100 000。近年来，我国女性乳腺癌的世界人口年龄性别标准化死亡率也呈现出轻微的下降趋势。2014年，全国乳腺癌死亡率为9.90/10万，中位死亡率为6.53/10万，较1989年下降了38%，到2018年，全国乳腺癌死亡人数约为9.8万例，死亡率约为8.8/10万，较2014年有所下降。

（2）地域趋势：近20年来，我国大部分地区的女性乳腺癌死亡率基本处于较低的水平，但亦有部分地区呈现明显的上升趋势，个别地区（如天津市）的女性乳腺癌死亡率呈下降趋势。而大部分发达国家女性乳腺癌的死亡率呈下降趋势，仅少数地区的死亡率表现为上升趋势。

3. 乳腺癌的生存率

由于乳腺癌早期诊断率的提高和治疗方法的改善，各地女性乳腺癌的生存率均有不同程度的提高。以天津为例，将1981—2000年天津市女性乳腺癌生存率分为4个不同时期研究，结果发现，20年来，乳腺癌5年生存率提高了26%，说明近几年来所开展的二级预防工作取得了一定的进展，今后应进一步加强。

（二）乳腺癌的流行特点

1975年，全世界新发乳腺癌为54.1万，2012年新发病例达170万，到了2018年，新发病例达208.9万。按照乳腺癌的发病有向年轻者发展的趋势来看，乳腺癌将成为常见病。目前乳腺癌流行病学调查已显示出这个趋向，在处于低发阶段时重视该病的预防性研究实属必要。

1. 地理分布

全球范围，北美、北欧是乳腺癌的高发地区，南欧和南美属中发区，大多数亚洲和非洲国家属低发区。在国内，沿海大城市的发病率和死亡率均高于内陆地区。从城乡分布来看，城市发病率高于农村。乳腺癌死亡率的地区分布则与发病率基本一致，死亡率高发区仍为欧洲和北美洲，在我国，乳腺癌的平均死亡率为2.61/10万，沿海几个城市的死亡率显著偏高，城市的死亡率比农村高出1.4倍。近年来，乳腺癌的发病率各地区都有上升的趋势，各年龄组乳腺癌的发病率也上升，死亡率基本上无变化，呈稳定状态。乳腺癌的发病率与日照强度呈负相关，从世界各国乳腺癌发病率的地区来看，其低发区在赤道附近，随着地球纬度的增加，其发病率也增加；在美国北半部乳腺癌的发病率为南半部发病率的1.5～2.0倍，我国也是北方地区乳腺癌的发病率高于南方。

2. 人群分布

乳腺癌以女性居多，男性少见，男性乳腺癌仅占1%左右。成年女性同年龄组中，未婚女性较已婚女性为高。从年龄组来看，发病率随着年龄的增加而上升，到55岁时女性人群的发病率稍微降低。我国乳腺癌的年龄分布，25岁以后随着年龄增大乳腺癌的发病率陡然增加，直到绝经期前后才较平稳，绝经后可稍降低。

3. 种族特点

乳腺癌的发病率存在一定种族差异，美国白人比黑人发病率高，我国汉族人发病率比少数民族高，死亡率则以蒙古族和藏族为低。

4. 移民关系

低发病率国家的妇女移居到高发病率国家后，其发病率高于出生地，低于移居地。旧金山华裔妇女的发病率是上海妇女的4倍，低于当地妇女；而第二代的发病率接近当地人。

（三）年轻乳腺癌的流行病学及发病特点

目前，国际上对于年轻乳腺癌的定义尚未达成一致观点，其分界从30岁、35岁、

40～50岁，但毋庸置疑的是，年轻乳腺癌患者的不良预后近年来已逐渐受到国际社会的广泛关注。我国乳腺癌普遍存在着发病年龄较欧美等西方国家提前5～10岁的特点。

1. 流行病学

（1）西方年轻乳腺癌概况：近年来，全球年轻乳腺癌的发病率虽无显著增长，但绝对人数略有上升。布林顿（Brinton）等报道，根据监测、流行病学与最终结果（SEER）数据库的统计，美国＜40岁女性罹患乳腺癌的例数从1992—1995年的6460例增长至2000—2004年的8270例，其中浸润性癌的例数从5751例增长至7255例。美国癌症学会估计，2005年＜40岁的女性新发乳腺癌的比率占所有年龄发病率的4.1%（浸润性癌9510例，占4.5%；原位癌1600例，占2.7%；死亡1110例，占2.7%），且＜40岁乳腺癌患者的5年生存率低于40岁以上发病者（82% vs 89%）。

（2）亚洲及我国年轻乳腺癌现况：亚洲人群的乳腺癌发病率显著低于欧美等西方国家，但年轻乳腺癌患者的比例则明显高于西方，占亚洲所有乳腺癌患者的9.5%～12%。虽然中国的乳腺癌发病率较全球低，约为20例/10万人，但中国香港、上海等经济较发达地区的发病率却逐年上升。其中，中国香港已成为仅次于新加坡的亚洲第二位乳腺癌高发地区。我国大陆年轻乳腺癌发病率较高的地区也集中在北京、上海、天津等经济较发达地区。范蕾等报道，根据上海市区疾病控制中心的统计，1990—2007年上海市＜40岁乳腺癌患者比例占上海市乳腺癌发病总数的10%～20%，与20世纪八九十年代统计的数据相比，基本保持稳定。近年来，乳腺癌的死亡率随着早期诊断技术和治疗手段的改善而明显降低；但上海疾病控制中心提供的数据显示，20世纪70年代初至90年代末，上海市＜40岁乳腺癌的死亡率始终稳定在7例/10万人左右，并未显示出明显的下降趋势。据《年轻乳腺癌诊疗与生育管理专家共识》，在发达国家，年龄＜40岁的乳腺癌患者在所有乳腺癌患者中所占比例＜7%；而在中国，年轻乳腺癌患者在全部乳腺癌患者中所占比例＞10%，发病年龄≤25岁的极年轻乳腺癌约占0.5%。

2. 发病特点

年轻乳腺癌人群往往具有较年长者更晚的TNM分期、更高的组织学核分级、更高的BRCA1/2基因突变率等特点，而其较低的激素受体阳性率，也意味着有更少的内分泌治疗获益。

（1）TNM 分期较晚：多数回顾性研究表明，年轻乳腺癌患者首次确诊时的 TNM 分期较晚，即肿瘤直径较大、淋巴结转移数目较多、远处转移的可能性大，而这些因素也被列入乳腺癌预后最重要的指标之列。我国的研究也表明，在＜40 岁的女性患者中，Ⅱ期患者的比例明显高于＞40 岁的患者，这提示年轻乳腺癌的诊断率有待进一步提高。

（2）病理特征不良：年轻乳腺癌的术后病理显示，浸润性癌及组织分化差者比例较高，其中分级为Ⅲ级者约占总数的 2/3 以上。同时，在年轻的乳腺癌患者中，激素受体阴性者的比例较高，无论雌激素受体还是孕激素受体，其阳性率低于较年长的乳腺癌患者，且有显著差异。另有研究显示，淋巴结阴性且激素受体阳性的年轻乳腺癌患者较年长者有着更高的复发风险和相对较差的预后。

（3）基因突变率较高：目前多数报道认为，人表皮生长因子受体 2（HER-2）/neu 基因高表达在不同年龄段乳腺癌患者中的比例并无显著差异，而 Ki-67、P53 高表达在年轻乳腺癌患者中较多见，且具有显著差异。

Peto、Robson 等报道的乳腺癌基因检测显示，在年轻乳腺癌患者中，BRCA1/BRCA2 突变者占 15%～30%。Cybulskif 等近来研究发现，CHEK2 基因与乳腺癌的低龄化及多中心发病相关，其与 BRCA2 同时发生突变对家族性乳腺癌的发病也具有预测意义。上述的基因突变往往与乳腺癌发病低龄化及年轻乳腺癌的低组织分化、高复发风险存在密切联系。

（4）预后不良：有研究表明，对于＜45 岁的乳腺癌患者，首次诊断乳腺癌时年龄每减小 1 岁，乳腺癌的死亡风险将增加 5%。大多数研究显示，对于临床分期相同的两组乳腺癌患者，年轻患者的 5 年、10 年生存率都较年长患者低，其可能的原因包括两个：一是与年长乳腺癌患者相比，年轻患者具有更高危的生物学特性；二是年轻乳腺癌患者对综合治疗，包括化疗、放疗和内分泌治疗的反应性较差。

（5）危险因素：乳腺癌的发病率日益升高，与很多因素有关。在年轻乳腺癌患者中，最重要的危险因素非遗传因素莫属。De Bock 等发现了以家族史为重要依据的年轻乳腺癌预测模型，其中包括 4 点危险因素：①在一代亲属中至少有两例乳腺癌患者；②在 50 岁以下一代或二代亲属中至少有两例女性乳腺癌患者；③在 40 岁以下一代或二代亲属中至少有 1 例乳腺癌患者；④双侧乳腺癌患者的亲属。女性若具有两项以上危险因素，其在 30 岁时患乳腺癌的危险比不具有这些危险因素者高 10.62 倍、40 岁时高 4.56 倍。

乳腺癌的其他高危因素在年轻乳腺癌中同样具有意义，如初潮年龄早、首胎生育年龄大、吸烟和肥胖等。日益增加的工作压力可使女性体内激素水平失调，影响乳腺细胞的正常代谢。此外，不良的生活习惯、环境污染的加剧也对乳腺癌的发病有影响。最近研究表明，我国日益增加的甜腻饮食方式也会增加乳腺癌的患病风险。然而最近也有研究发现，我们通常所认为的乳腺癌的高危因素，如肥胖、首胎生育年龄大，在年轻乳腺癌中可能抵消其他危险因素所带来的罹患乳腺癌的危险，显然须进行进一步的研究。迄今为止，对于年轻乳腺癌发病危险因素的前瞻性研究还非常有限，年轻患者对综合治疗的低反应性使得其治疗策略也尚未达成令人满意的共识。因此，针对年轻乳腺癌发病及综合治疗的研究迫在眉睫。

（四）乳腺癌的危险因素

乳腺癌的确切病因目前还不很清楚，但国内外学者发现多种危险因素的叠加会导致乳腺癌危险性的增加。乳腺癌的危险因素较多，国内外学者虽然做了大量的研究，但是至今为止，仍未能明确其主要致病因素，但可以肯定的是，多个危险因素的叠加势必会导致乳腺癌危险性的增加。深入研究乳腺癌的危险因素，有助于人们对乳腺癌病因的认识，进而制定预防乳腺癌的措施。方亚等于2003年对近10年来国内有关乳腺癌危险因素的病例对照研究文献进行综合评价，共筛选出相关文献22篇，在不同文献所研究的15个危险因素中，通过Meta分析获得乳腺癌与各危险因素之间的RR估计值OR，认为目前我国乳腺癌发病的主要危险因素依次为：良性乳腺疾病、生活精神刺激、哺乳、肿瘤家族史、月经周期、初潮年龄、产次、初产年龄、初婚年龄和体重。

1. 遗传因素

乳腺癌的遗传因素包括良性乳腺疾病史、乳腺癌家族史和遗传易感性等。其中乳腺良性疾病病史是乳腺癌的最主要危险因素之一，尤其是增生性乳腺疾病。研究表明，曾患乳腺良性疾病的妇女患乳腺癌的危险性增加，OR值为10.87。乳腺患有严重非典型上皮增生的妇女比没有此类疾病的妇女患乳腺癌的危险性高4～5倍。可触到的囊肿、复杂的纤维腺瘤、乳腺导管乳头状瘤、硬化性腺病及中、重度的上皮增生都有可能增加患乳腺癌的危险性。

直系亲属中如有乳腺癌患者则会增加乳腺癌的相对危险度。若直系一级亲属中（母亲、姊妹、女儿）有1人患乳腺癌，其本人患乳腺癌的危险度增加1倍；若有2

人患乳腺癌,则其本人患乳腺癌的危险度增加5倍。亲属年龄越轻,其患病危险度越大。

另外,目前研究最多的是基因多态性与乳腺癌的遗传易感性之间的关系。肿瘤遗传易感性的生物机制可能与抑癌基因、DNA修复基因和影响致癌剂代谢的基因缺陷有关。乳腺癌的遗传易感性与基因的遗传和变异有关。现研究较多的是BRCA1和BRCA2基因,他们分别位于第17号和第13号染色体长臂上,这两个基因与乳腺癌和卵巢癌的遗传易感性有关。一般认为BRCA基因携带者在任何年龄发生乳腺癌的危险性都比非携带者大,年轻时的发病危险性更高。除了BRCA基因外,还有研究者发现了其他与乳腺癌发病有关的10个遗传基因和13个遗传多态性,其中可能与一些罕见的遗传综合征有关,如横纹肌肉瘤、多发性错构瘤综合征、共济失调微血管扩张症等。

2. 环境因素

(1)电离辐射和磁场暴露:电离辐射和乳腺癌之间的关系已在多项研究中被证实,乳腺的低剂量辐射,尤其是发生于年轻时期的辐射是一明显的乳腺癌致病因素。发生于30岁以前的影响比较大,随着暴露剂量的增加乳腺癌发病危险升高,如日本广岛和长崎的原子弹爆炸、肺结核荧光透视法、治疗中的放射治疗。虽然危险度和暴露时的年龄呈负相关,但是在绝经后暴露的危险度却较低。尽管放射治疗致使乳腺癌发病危险度增加不明显(近1%),但是在特定人群如共济失调毛细血管扩张症患者中就会表现出乳腺癌发病风险升高。理论上来讲,接受乳腺肿瘤切除术和放射治疗的乳腺癌患者和接受乳房切除术的患者相比,另一侧乳房患乳腺癌的危险性和出现其他恶变的可能性都较高。随访时间中位数为15年的研究结果表明,两种方式之间没有差别,但是增加另一侧乳房恶变的可能性。

目前,对于磁场暴露与乳腺癌的关系还不甚明了。一些流行病学研究发现磁场暴露可能增加乳腺癌的危险性,而另一些关于住宅的电磁场暴露与乳腺癌的研究认为,住宅电磁场暴露与乳腺癌尚无关联。动物实验研究结果表明,电磁辐射并不增加小鼠发生乳腺肿瘤的危险性。对体外培养细胞系,磁场暴露对肿瘤细胞系MCF-7的生长、生存、细胞周期和细胞形态等无影响,也不影响正常人成纤维细胞的增生活性等。也有动物实验表明,磁场暴露能明显增加大鼠乳腺上皮细胞的增生。

(2)生活方式与饮食因素:病例对照研究结果显示,高脂肪膳食会增加绝经后妇女乳腺癌的危险性。由于发展中国家女性摄入的能量较低而消耗的能量较高,所以发展中国家乳腺癌的发病率低于发达国家。膳食脂肪与乳腺癌的队列研究的结论不一。膳食类维生素A可抑制乳腺癌细胞的生长，不管在雌激素受体（ER）阳性或阴性的人乳腺癌细胞系，全反式视黄酸和13-顺式视黄酸均能抑制癌细胞生长。在体外培养的人乳腺癌细胞表达过氧化物酶增生体激动受体γ（PPARγ），膳食多不饱和脂肪酸可激活PPARγ的表达，在ER阳性或阴性的人乳腺癌细胞系，激活PPARγ可导致癌细胞凋亡。在致癌物诱导的小鼠模型，PPAR配体可抑制致癌物的诱导作用。膳食类维生素A和多不饱和脂肪酸可通过核受体PPAR相互促进，有可能在乳腺癌的预防中发挥协同作用。

目前，对饮酒及吸烟是否是明确的乳腺癌致病因素尚无定论。但一些流行病学调查指出，被动吸烟及饮酒亦增加乳腺癌的危险度。女性被动吸烟者患乳腺癌的危险性是无被动吸烟者的2.54倍；而每天饮酒3次以上的妇女患乳腺癌的危险性可增加50%~70%。Steven的研究发现，饮酒每天超过15g者患乳腺癌的风险将增加1倍，超过30g者的风险将增加2倍。

流行病学证据表明，高脂肪、低蔬菜、体重指数大、体脂含量高等因素可增加女性乳腺癌的发病率。对于绝经前女性，随着体重的增加，乳腺癌发病风险增加，随着体质指数（body mass index，BMI）的升高而降低，且与向心性肥胖无关。对于绝经后女性，乳腺癌发病危险的增加与所有人体形态学指标的升高都有关系，如身高、体重、BMI、腰臀比、腰围、体重增加等。对于没有使用过激素替代疗法（hormone replacement treatment，HRT）的绝经后女性，其乳腺癌的发生与肥胖呈正相关，体重减轻可以降低乳腺癌发病的风险，尤其是在中老年时期。BMI与绝经前女性和绝经后女性乳腺癌发病风险的升高分别呈非线性负相关和正相关。在一项由7个队列研究结合构成的研究乳腺癌发病危险与身高、体重之间的关联，发现绝经前BMI≥31kg/m^{2}的女性与BMI<21kg/m^{2}的女性相比，RR=0.54；而绝经后BMI>28kg/m^{2}的女性患乳腺癌的相对危险度也未见增加。临床上还发现低脂饮食和避免肥胖可以延长乳腺癌患者生存期。

（3）激素与生理生育因素：雌激素对乳腺的刺激与乳腺癌的发生有密切的关系。雌激素通过雌激素受体介导的信号传导促进细胞增生，细胞在DNA合成的过程中伴随增加突变的可能性。雌激素可影响抑癌基因BRCA1的活性，BRCA1也可能抑制雌激素受体的活性。雌激素与BRCA1的相互作用可能部分解释循环雌激素水平升高增加绝经后妇女乳腺癌的危险性。

研究发现，初潮年龄每提前一年以及绝经年龄每延迟一年都将使乳腺癌的发病风险增加 4% 左右。生育也对乳腺癌的发病有一定的影响，第一次生育在 35 岁以后与第一次生育在 20 岁之前的妇女相比，患乳腺癌的危险度约增加 3 倍。这是因为第一次妊娠可导致乳腺上皮细胞具有更强的抗基因突变能力。初产年龄增加可增加乳腺癌的危险性，多产（≥2 胎）可增加 ER（+）乳腺癌的危险性，但却降低 ER（-）乳腺癌的危险性。不生育和 30 岁以后生育妇女的危险性分别是 20 岁以前生育头胎的妇女的 1.67 倍和 2.23 倍。

还有研究结果表明，第一次怀孕以前使用避孕药物可使乳腺癌的患病风险轻度增加。对激素替代治疗的研究结果显示，绝经后少量摄入雌激素也会使乳腺癌的患病风险轻度增加，但停药后这种风险即消失。

（五）乳腺癌的分子流行病学

分子流行病学是传统的流行病学与分子生物学技术结合形成的一门边缘、交叉学科，它代表着流行病学发展的一个重要方向，对流行病学本身的发展和疾病的防治都将具有重要意义。正常乳腺细胞发生恶变的关键是遗传物质 DNA 发生了结构性改变，从而使正常细胞获得了异常的遗传特性。早期的改变只表现在细胞核酸、蛋白质和酶分子结构水平和细胞代谢的变化，长期致癌因素的刺激所导致的损伤，超过了机体的自我修复的限度，逐步开始了由量变到质变的过程。由于其代谢特征发生了变化，从而使细胞分裂的繁殖能力明显增强，成熟分化的能力明显减弱，最终出现了变异的分化增生。这种变异程度经细胞的多次遗传后越来越加剧，逐步形成了其特有的生长方式，并以这种方式无限制地繁殖，最后摆脱了机体对其的控制而成为不可逆的乳腺癌。

乳腺癌的遗传易感性与基因的遗传和变异有关。目前研究最多的易感性基因是高外显率的 BRCA1 和 BRCA2、P53、PTEN、ATM 基因等，及一些低外显率的基因如 CYP1A1、CYP2D6、CYP19、GSTM1 和 GSTP1、ADH1C、MTHFR、XRCC1 和 XRCC3、ERCC4/XPF、PR、ER、TNF-α 或 HSP70 等。约有 5% 的乳腺癌是由于某些高外显率基因（如 BRCA1、BRCA2、ATM、PTEN 和 P53 等）突变引起的，其中 BRCA1 和 BRCA2 突变存在于 50% 以上的遗传性和家族性乳腺癌中。尽管低外显率的易感性基因较那些高外显率的易感性基因对于个体乳腺癌的发病危险影响较低，但由于低外显率的变异基因在人群中的分布广泛，其人群归因危险度（population attributable risk，PAR）远远高于那些高外显率的基因，因此对这些基因的研究有助于确定正常人群中的癌症高危人群，具有更大的公共卫生学意义。

二、乳腺癌的病因

有关乳腺癌病因的研究，国内外学者在流行病学和实验室方面取得了许多进展，但迄今为止，其病因尚未完全弄清，各种危险因素在乳腺癌发病中的作用仍在探索中。研究乳腺癌及其相关因素，目的是寻找发病原因、提示高危因素、监护高危人群，以期做到三早（早发现、早诊断、早治疗）和干预控制，为乳腺癌的预防和治疗开辟新的途径。多数学者认为，月经初潮早、第一胎生育年龄晚、绝经年龄晚、有乳腺癌家族史、有乳腺良性疾病史，以及乳腺癌患者的对侧乳房是乳腺癌发病的高危因素，与乳腺癌相关的其他因素有婚姻、哺食、膳食、生活习惯、肥胖、某些药物、精神因素和病毒因素等。

1. 月经和婚姻

月经初潮年龄早是乳腺癌的重要危险因素，认为初潮年龄在12岁以前者，比13岁以后患乳腺癌的危险性可增加4倍以上，通常认为初潮年龄迟一年，则乳腺癌的危险性可减少约20%。初潮年龄则与儿童的营养、饮食有密切关系，营养得到改善，月经初潮年龄将逐渐随之提前，这可能与乳腺癌发病率上升有关。另外月经周期长短反映了人一生中所经历激素水平的变化次数，月经周期短，变化次数多，乳腺受雌激素刺激的次数也多，则乳腺癌发病的危险性就越高。绝经年龄晚增加乳腺癌的危险性，有人统计45岁绝经者比55岁绝经者患乳腺癌的危险性减少50%。绝经前，乳腺癌的危险性大，而绝经后乳腺癌的危险性较小，绝经后仅是绝经前患乳腺癌的1/6。人工绝经后乳腺的乳腺癌发病率降低。更年期长和月经不规则时间长的妇女，乳腺癌的危险性增大。未婚是乳腺癌的危险因素，事实证明未婚女性、结婚晚和婚后持续时间短的女性，乳腺癌的发病率均高。经研究得知，初潮年龄小、绝经年龄晚、行经时间长为各自独立的乳腺癌危险因素。

2. 产次和哺乳

产次是否为影响乳腺癌的因素，其结果尚不完全一致，多产次可降低乳腺癌的危险性，高产次对乳腺癌有保护作用，可能为胎盘有大量雌三醇产生，对妇女有保护作用。有人认为哺乳月数多对乳腺癌的发生有保护作用，考虑与产次的混杂造成的。近年有人研究认为，哺乳是独立作用的保护因素，尤其对绝经前妇女。但多产需有多哺乳的机会，多哺乳不能视为乳腺癌重要的保护因素。

3. 良性乳腺疾病

乳腺囊性增生病是否属于癌前期病变，目前尚有争议。有人认为这种疾病在结婚后或怀孕时可自行消失，即使复发，绝经后也可自愈。20世纪80年代乳腺良性病使乳腺癌的危险性可升高达3~6倍，以乳腺囊性增生和乳腺纤维瘤最重要。乳腺纤维瘤一直被认为不增加乳腺癌的危险性，但近年来研究提示趋向于是易发生乳腺癌的危险因素。

4. 内源性因素

乳腺癌是雌激素依赖性肿瘤，其发生发展与内分泌功能失调密切相关。雌激素主要来源于卵巢，其分泌雌酮、雌二醇、雌三醇三种成分，主要作用于乳腺导管。当卵巢分泌激素过多，长期作用于敏感的乳腺组织时，可导致乳腺细胞的增生和癌变。检查乳腺癌患者血中、尿中的睾酮和二氢雄脂酮，其雄激素平均值均高于对照组。伴有甲状腺功能低下或有甲状腺疾病的乳腺癌患者预后不良，对病情稳定的乳腺癌患者施行甲状腺手术可引起癌变突然播散。

5. 外源性因素

1982—1988年WHO进行协作研究，发现避孕药物与乳腺癌有一定的关系，生育期服用比不育期服用发生乳腺癌的相对危险性增高，低社会阶层比高社会阶层发生乳腺癌的相对危险性增高。观察第一次服用后间隔若干年未用者，不增加乳腺癌的危险性，而持续服用者或近期服用，可增加乳腺癌的危险性，在35岁以前妇女服用，则乳腺癌的危险性将增加。WHO还将不同类型的避孕药与组织类型不同乳腺癌的关系进行分析，无卵巢者服用雌激素增加乳腺癌的危险性，有卵巢者短期服用雌激素与乳腺癌无关，长期服用5年以上者，乳腺癌的危险性增加，有卵巢者每日服用剂量与月服用累计剂量和乳腺癌的关系认识尚不一致。研究发现乳腺癌患者硒的含量，吸烟者比不吸烟者低，月经初潮<13岁者比>13岁者低；另分析乳腺癌患者头发中锰和铬的含量比正常人高；乳腺癌组织中含钾量比正常组织高数倍。这些元素是乳腺癌的原因还是病变的结果，还需进一步的探讨。

6. 生活习惯

高脂肪膳食可提高乳腺癌的诱发率。高脂肪膳食对乳腺癌危险性的影响原因可能是：①长期高脂肪膳食可使肠道细菌状态发生改变，肠道细菌通过代谢可将来自胆汁的类固醇物质转化为致癌的雌激素；②高脂肪膳食可使催乳素分泌增加，进而使体内的雌激素分泌增加；③脂肪可使体重增加甚至肥胖，体重越大，患乳腺癌的危险性越高；④营养过度可使月经初潮提前，绝经日期延后，绝经后雌激素来源于脂肪组织。总之，高脂肪膳食可使月经初潮提前、肥胖等，这些均可增加乳腺癌的危险性。有人研究饮酒使乳腺癌的危险性升高 1.5～2.0 倍。生物学研究认为，乙醇能影响细胞膜的通透性，其代谢产物对乳腺有刺激作用，但至今未确定由乙醇引起乳腺癌的危险性到底有多大。

7. 病毒

1936 年 Bittner 发现了患乳腺癌的小鼠乳汁中有一种可遗传给后代的因子—乳汁因子。1958 年有人在鼠乳腺癌切片上发现了这一物质并把它分为 A、B 两型，这就是鼠类乳腺肿瘤病毒（MU-MTV）。10 年后 Bermbaro 证明了 MU-MTV 就是 B 型病毒颗粒，即 B 型 RNA 病毒。Schlom 等（1971 年）在乳腺癌患者的乳汁中也找到了与鼠的乳汁因子 MuMTV 形态相似的 B 型 RNA 病毒颗粒。Axel 等（1972 年）报道在乳腺癌患者的乳汁中发现了一种依赖 RNA 的反转录酶，而这种反转录酶只能在 B 颗粒的乳汁中发现。Hageman（1978 年）从患者乳腺癌组织中分离出 4 种抗原物质，它们与 MU-MTV 抗原有关，这就有力地说明了在人乳腺癌组织中存在着与 MU-MTV 相关的病毒。

8. 遗传

乳腺癌在家族中多发早已有统计学证实，有乳腺癌家族史者其发病率比普通人群高 3～5 倍。临床上经常见到母女俩或姐妹俩同时或先后患乳腺癌，且发病年龄在第二代人提前 10～20 年，母亲有乳腺癌其女儿患乳腺癌的危险性是无家族史者的 40～50 倍，显而易见，乳腺癌具有家族遗传倾向。在小鼠实验时已证实母鼠乳汁传播诱发乳腺癌具有遗传性。人乳腺癌的遗传证据逐渐增多，基因连锁分析发现染色体长短臂交换位点可能与乳腺癌的敏感基因有关。基因分离分析发现乳腺癌基因型传递方式与染色体显性遗传方式一样，然而大部分乳腺癌患者并无家族史，多数双胞胎并不同时患病，说明基因并非发病的唯一原因。

9. 体形

Deward 等报道体形瘦的绝经期妇女，乳腺癌的发病率并不随年龄而上升，但有国家报道肥胖开始的年龄与乳腺癌有关，年龄在 50 岁以下肥胖多与乳腺癌无关，而

60岁以上体重每增加10kg，乳腺癌的危险性增加80%。长期体育锻炼，防止体重增加而肥胖，可预防乳腺癌的发生。

10. 放射线

日本原子弹爆炸幸存者及暴露于医学X线人群资料，都显示高剂量放射线能升高乳腺癌的危险性。乳腺癌危险性的大小，取决于接受放射线的年龄和照射剂量。一般10~30岁为有丝分裂活跃阶段，对放射线照射效应最敏感，30岁以后危险性较小。第一次妊娠暴露于放射线患乳腺癌的危险性比在此期前或后都要高，未生育妇女，乳腺暴露于放射线而产生乳腺癌的危险性比生育妇女高。总之，妇女在月经期和妊娠期时对放射线敏感。关于乳腺暴露于放射线的潜伏期，估计最短5年，一般10~15年，年轻人潜伏期较老年人长。研究显示，低剂量放射线用来普查乳腺，发生乳腺癌的危险性甚小。

11. 受教育年限

受教育年限越长，发生乳腺癌的危险性越高，一般认为受教育年限长的人发生乳腺癌的危险性高是一个综合因素，这些人往往结婚晚、生育晚、产次少、口服避孕药、经济水平高、营养状态好等，以上因素对乳腺癌的发生都有促进作用。

12. 精神作用

当神经在焦虑紧张或压抑的强烈刺激下，作用于大脑皮层的中枢神经，使自主神经功能紊乱，免疫功能抑制，则可抑制抵抗癌瘤的免疫机制。如果大脑皮层因强烈刺激反复存在，使机体始终处于一种紧张状态，导致机体内环境失衡，最终将影响机体抗癌机制的功能。经研究表明，乳腺癌的危险性增高与情绪障碍有关。

三、乳腺癌的临床表现

现代科学研究表明，乳腺癌平均倍增时间为90天，一个癌细胞通过增生达到1cm，即10^9个癌细胞，需要数年，甚至更长的时间。这一研究结果表明，乳腺癌从开始发生到发展为临床较易触及的肿块之前，有一段较长的发生发展过程，这一阶段为乳腺癌的早期发现、早期诊断提供了充裕的时间。目前随着诊疗手段的不断完善和分子生物学技术的不断提高，对于检测出此阶段的亚临床病灶的研究正在深入进行中。

(一)症状

早期常无明显的临床症状,或仅表现为轻微的乳房疼痛,性质多为钝痛或隐痛,少数为针刺样痛,常呈间歇性且局限于病变处,疼痛不随月经周期而变化;至晚期癌肿侵犯神经时则疼痛较剧烈,可放射到同侧肩、臂部。

(二)体征

乳腺肿块为乳腺癌的最常见体征,约80%以上的乳腺癌患者以乳腺肿块为首发症状。多数患者为无意中触之,不伴或偶伴疼痛。随着肿瘤知识的普及,防癌意识的提高及普查工作的开展,越来越多的乳腺癌为患者自查或普查体检时发现。当肿瘤细胞继续生长,侵及局部相邻组织时,可引起一系列相应临床症状或体征。

1. 乳腺肿块

常是促使患者就诊的主要症状。80%以上为患者自己偶然发现,只有一小部分是查体时被医生发现。

(1)部位:乳腺肿块可发生于乳腺的任何部分,但肿块绝大多数位于乳房外上象限,其次为内上象限、上方及中央区,其他部位较少。

(2)大小:临床上所见肿瘤大小不一,以往因就诊较晚,肿块多较大。目前由于肿瘤知识的普及,临床上多以T_1、T_2期肿瘤多见。随着检诊技术的提高,早期癌甚至T_0癌也越来越多地被发现。此外,乳腺局限性腺体增厚也是常见但不被重视的重要体征。

(3)数目:乳腺癌一般多为一侧乳房内单发,偶见多发或双侧乳腺同时性乳腺癌。诊断多中心乳腺癌或双侧原发性乳腺癌,需经病理证实。

(4)质地:其质地并不完全相同,大多为实性,较硬,甚至为石样硬。但富含细胞的髓样癌及小叶癌常较软,黏液癌质地韧,囊性乳头状癌则呈囊状有波动感。少数发生在脂肪型乳房(多见于老年)的小型癌,因被脂肪包绕,触诊时给人以表面柔软的感觉。

(5)肿块形态、表面及边界:肿块形状多样,一般为不规则形,亦可见圆形、卵圆形等,边界不清,与周围组织粘连。但某些特殊类型的乳腺癌上述特征常不典型,可表现为形状规则,边界清楚的圆形肿块,与良性肿瘤表现相类似。肥胖者或肿块位于乳房后方部位较深者,肿块常呈扁片状或局限性腺体增厚,表面不光滑或呈颗粒感,边界不清楚。但应注意的是,肿块越小(<1.0cm),上述特征越不明显。此外,

第一章 概 述

有些特殊型癌，因浸润较轻，即使较大的肿块，也可表现为边界较清楚及活动度较好，如髓样癌、黏液癌、高分化腺癌等。

（6）活动度：与良性肿块相比，其活动度较差。如侵犯胸大肌筋膜，在双手用力叉腰使胸大肌收缩时活动度更小，如累及胸肌则活动性消失、晚期肿瘤累及胸壁（肋间肌）时则完全固定。但肿块较小时，活动度较大，肿块常与周围软组织一起活动是其特点。

2. 皮肤表现

根据乳腺癌病期的早晚可出现不同的皮肤改变。一些部位浅在的早期癌即可侵犯乳房悬韧带使其挛缩，或肿瘤与皮肤粘连使皮肤外观凹陷，酷似酒窝，临床称为"酒窝征"；癌细胞堵塞皮下淋巴管，可出现皮肤水肿，呈"橘皮样变"。肿瘤侵入皮内淋巴管，可在肿瘤周围形成小癌灶，称为卫星结节，如多数小结节成片分布，则形"铠甲样变"。晚期癌患者皮肤可出现完全固定甚至破溃，呈"菜花样"改变，经久不愈。炎性乳腺癌时局部皮肤呈炎症样表现，颜色由淡红到深红，开始时比较局限，不久即扩大到大部分乳腺皮肤，同时伴有皮肤水肿，触之感皮肤增厚、粗糙、皮温增高，酷似妊娠哺乳期乳腺炎，临床应注意鉴别。

（1）皮下受累：当肿瘤细胞侵犯皮下，累及连接腺体和皮肤的Cooper's韧带时，使其缩短、失去弹性，牵拉该处皮肤向深面凹陷，形成"酒窝征"，严重时则出现较大面积的皮肤凹陷。此体征的出现并非为肿瘤晚期征象之一，即使早期的乳腺癌，肿瘤并不明显时，如果其部位表浅，同样可出现上述体征。

如果癌细胞生长侵犯皮下淋巴管或癌栓阻塞淋巴管时，可引起淋巴循环不畅，造成相应区域的皮肤水肿，毛囊相对深陷，毛孔粗大，形成皮肤"橘皮样"变，该表现的出现表示癌细胞已经进入淋巴循环，发生远处转移的可能性大大增加，为乳腺癌局部晚期症状。

（2）表浅静脉曲张：生长速度较快的肿瘤生长至体积较大时，膨胀压迫使表皮变薄，若受压处血运丰富则表现为静脉曲张，一般多见于直径＞10cm的癌或肉瘤。

（3）炎症表现：癌瘤部位皮肤出现红肿等炎症表现，除见于肿瘤伴发感染外，也常见于炎性乳腺癌。皮下淋巴管中的癌栓造成皮肤水肿，淋巴管炎引起大片皮肤发红，颇似乳腺炎，该体征出现提示癌瘤生长迅速，预后较差。

（4）皮肤破溃：是乳腺癌局部晚期表现，癌瘤向乳房表面侵袭，局部皮肤正常结构被破坏，循环系统失常，进而发生坏死破溃，常伴有渗液、渗血和感染；溃疡较大时,则呈"火山口"样。

(5)卫星结节:亦是乳腺癌局部晚期表现,多因癌细胞沿皮下淋巴管向周围扩散,在原发灶周围形成新的皮内结节,其间有正常的皮肤间隔。结节较多时,随着病情的发展,散在结节可相互融合成片,最终整个乳房变得粗糙坚硬,形如铠甲。

3. 乳头溢液

乳腺癌的乳头溢液发生率较低,一般在10%以下,血性溢液中有12%~25%为乳腺癌,但50岁以上患者的乳头血性溢液,乳腺癌发生率可达64%。乳腺癌原发于大导管或为管内癌者,合并乳头溢液较多。有时仅有溢液,而触不到明显肿块,可为导管内癌的早期临床表现。但乳腺癌以乳头溢液为唯一症状者少见,多数伴有乳腺肿块。导管内乳头状瘤恶变、乳头湿疹样癌亦可伴有乳头溢液。乳腺癌的溢液多见于单侧乳房的单个乳管口,溢液可自行溢出,亦可挤压而被动溢出,其性质多为血性、浆液血性或水样溢液。

引起乳头溢液的原因可分为生理性和病理性溢液。除妊娠哺乳期的乳腺泌乳外,少数围绝经期妇女亦可见乳头溢液,这些均为生理性原因造成。临床所指的乳头溢液是指各种疾病所引起的各种病理性溢液,如血性、脓性、水样、浆液性、乳汁样溢液等。血性溢液可呈鲜血样或褐色溢液,可由癌引起,尤其是导管内乳头状癌,50岁以上患者发生血性溢液时,应给予密切注意。此外,导管内乳头状瘤也常出现溢血,导管扩张、乳腺上皮增生等亦可发生血性溢液。浆液性溢液常由乳头状瘤引起,亦可见于乳腺组织增生,少数浆液性溢液由乳腺癌引起。乳汁样溢液可见于部分妇女正常停止哺乳后的几个月,甚至几年。此外,乳腺增生、各种原因引起的泌乳素分泌过高及服用激素类药物也可出现乳汁样溢液。脓性溢液多为黄绿色或乳黄色,可带血性,多为乳腺炎症表现。

4. 乳头改变

(1)乳头回缩、固定:该症状并非乳腺癌局部晚期症状之一。发生于乳腺中央区的肿瘤,早期即可引起乳头回缩。癌瘤生长侵袭周围组织,使其硬化、挛缩,出现乳头回缩,并将乳头拉向癌灶方向。当癌瘤侵及乳头根部时,则乳头完全固定。

(2)乳头糜烂、脱屑:派杰氏病(Paget's病)早期表现即为乳头反复脱屑,继之糜烂结痂,痂皮脱落则又糜烂结痂,经久不愈,揭去痂皮,则出现渗血的糜烂面。若于糜烂面行切片、刮片细胞学检查或取活检,可为阳性。病灶继续发展,整个乳头可侵袭烂掉，并可沿导管向乳腺深面生长。

5. 乳房轮廓改变

由于肿瘤浸润，可使乳腺弧度发生变化，出现轻微外凸或凹陷。亦可见乳房抬高，令两侧乳头不在同一水平面上。

6. 腋窝及锁骨上淋巴结

乳腺癌早期未出现转移者，一般触摸不到腋窝及锁骨上窝淋巴结。若乳房肿块具有恶性征象，同时触及的腋窝及锁骨上窝淋巴结较大，质地较硬，活动性较差，或相互融合，则说明转移的可能性大。值得注意的是，隐性乳腺癌往往以腋下或锁骨上淋巴结肿大为首发症状，而乳房内原发病灶很小，临床难以扪及。

四、乳腺癌的诊断与鉴别诊断

（一）乳腺癌的临床诊断

1. 病史

年龄30岁以下的妇女，月经初潮于12岁以前，53以后绝经，未婚或婚后未育；30岁以后生育，生育后未哺乳，家族中有乳腺癌患者，应视为高危人群。

2. 症状

（1）乳房肿块：为乳腺癌的首要症状，大多为单发。肿块质硬，边缘不整，少数如橘皮样变，早期能推动，较晚则活动受限甚至固定。

（2）疼痛：不足1/3的患者有钝痛或刺痛感。

（3）乳头糜烂，有痂皮：要考虑头Paget's病。

3. 体征

（1）乳头回缩、固定或向病灶侧偏斜。

（2）皮肤出现凹陷，称"酒窝征"，晚期有"橘皮样"改变。

（3）腋下淋巴结肿大。

4. 影像学检查

包括X线、超声、CT、MRI及PET检查，此检查提示有乳腺癌可能者均应直到明确诊断，不可轻易排除乳腺癌。

5. 病理检查

包括乳腺针吸细胞学检查、空心针穿刺活检、B 超引导下穿刺活检、X 线引导下二维或三维立体定位穿刺活检。

6. 乳腺癌相关标志物的检测

（1）筛查标志物：①高危人群筛查：多数肿瘤的致病因素是环境因素，占 80% 以上，包括物理（如辐射）、化学（如苯并芘、烟草）及生物（如病毒、细菌、毒素）等因素。但是在接触了致癌物质的个体中，只有少数人患肿瘤，即个体的易感因素在发病过程中占重要地位。对于遗传易感基因的研究是针对那些可能会造成易感的已知基因（如代谢酶、修复酶、凋亡），筛查其单核苷酸多态性（single nucleotide polymorphism，SNP）和微卫星不稳定性，并分析它们与某种肿瘤发生的相关性，从而筛选易患该肿瘤的个体。另外，某些肿瘤相关病毒核酸和蛋白的检测可以用于筛查相应肿瘤的高危人群，如检测 HPV DNA 筛选易患宫颈癌的个体、检测 EBV DNA 筛选易患鼻咽癌的人群；②遗传性家族性肿瘤患者筛查：与其他所有定义为"遗传性疾病"的病种一样，遗传性肿瘤是由某一基因的异常使个体发生某一器官或多个器官肿瘤，并且在家族中由于异常基因的传递一代代遗传下去。这种基因的异常改变最初发生在生殖细胞或受精卵发育的早期阶段，即所谓胚系电突变，携带者的全身每一个细胞都有这个异常的基因，当然也包括他（她）的生殖细胞，因此就构成了疾病向下一代遗传的基础。遗传性肿瘤具有明显家族聚集现象、发病年龄早、多原发、伴非重要生命器官畸形等特点。在体细胞中检测到异常的致病基因可以作为直接的遗传标志，用于在有家族聚集现象的家族成员中判断携带者。如家族性视网膜母细胞瘤与 Rb 基因缺失相关，家族性乳腺癌患者常发生 BRCA1 和 BRCA2 基因突变。

（2）诊断标志物：由于目前临床常用的肿瘤标志物在诊断恶性肿瘤时，灵敏度和特异性不够高，因此目前主要用于肿瘤的辅助诊断，不能作为肿瘤诊断的主要依据，也不提倡对无症状人群进行普查。常用的乳腺癌诊断标志物包括：血清中 CEA（敏感性 10%~30%）、CA15-3（敏感性 20%~50%）、HCG（敏感性 30%）、性激素水平，以及肿瘤组织中 P53 基因突变（敏感性 20%~60%）、erbB-2 基因扩增（敏感性 15%~30%）等。

（3）预后标志物：肿瘤标志物最主要的作用是评价疗效、监测复发或转移和判断预后。目前，用于乳腺癌预后评估的标志物包括 ER、PR、erbB-2 基因扩增、P53

基因突变等。基因表达谱以其高通量性成为预后标志物基础和临床应用研究的热点，具有代表性的是两个荷兰的研究小组 Van't Veer 和 Wang 等均筛选得到可以预测淋巴结阴性乳腺癌患者和早期淋巴结阳性乳腺癌患者预后的预后预测基因群。

（4）化疗敏感性标志物：肿瘤标志物浓度变化与临床化疗疗效之间有一定的相关性。治疗前后标志物浓度变化，常有三种类型：标志物浓度下降到参考范围，提示抗肿瘤治疗有效；标志物浓度下降但仍持续在参考范围以上，提示有肿瘤残留和（或）肿瘤转移；标志物浓度下降到参考范围一段时间后，又重新升高，提示肿瘤复发或转移。目前 CA72-4 是监测胃癌进程和治疗效果的一个重要标志，若联合 CEA，特异度和敏感度均较好。血清 CA125 水平是监测浆液性卵巢癌病程及治疗反应的最重要的指标。

（二）乳腺癌的鉴别诊断

原发性乳腺癌在临床上一般需与下列疾病相鉴别。

1. 乳腺纤维腺瘤

多见于青年妇女（20～30岁），肿块多位于乳腺外上象限，圆形或扁圆形，一般在 3cm 以内。单发或多发，质坚韧，表面光滑或结节状，分界清楚，无粘连，触之有滑动感。肿块无痛，生长缓慢，但在妊娠时增大较快。

2. 乳腺增生病

该病是由于内分泌功能性紊乱引起，其本质既非炎症又非肿瘤，而是正常结构的错乱。一般有典型体征和症状，容易区别。而硬化性腺病常在乳腺内有界限不清的硬结，体积较小，临床上常难以与乳腺癌相区别，应通过多种物理检查来鉴别。

3. 乳腺结核

比较少见，临床表现为炎症性病变，可形成肿块，但见时小时大的变化，患者不一定有肺结核，也常伴有腋下淋巴结肿大，临床有 35% 的患者难以与癌相区别。

4. 乳腺囊肿

可分为积乳或积血。积乳多见于哺乳期或妊娠期妇女，根据病史和体征不难鉴别。积血多见于外伤，因积血堵塞乳管，未被吸收而形成肿块。

5. 浆细胞性乳腺炎

常由于各种原因引起乳腺导管堵塞，导致乳管内脂性物质溢出，进入乳管周组织而造成无菌性炎症。急性期突然乳痛、红肿、乳头内陷、腋淋巴结可肿大，易被误诊为炎性乳腺癌。当病变局限、急性炎症消退，乳腺有肿块且可与皮肤粘连，也易误诊为乳腺癌。

6.乳腺恶性淋巴瘤

较罕见，占乳腺恶性肿瘤的0.04%～0.52%，好发年龄为50～60岁，女性多见，常为单发。临床表现常为迅速增大的肿块，有时可占据整个乳房，肿块呈巨块或结节状、分叶状，边界清楚，质坚，有弹性，与皮肤及乳房等无粘连。肿块巨大时表面皮肤菲薄，血管扩张，并引起破溃。腋淋巴结亦可同时受累。临床诊断较困难，X线片常与其他恶性肿瘤不易区分，须经病理切片才能明确。

（三）乳腺癌早期诊断的现状与挑战

2002年，全球范围女性乳腺癌的发病率大约为37.5/10万，到2018年，其发病率上升为46.3/10万。近二三十年来，绝大多数国家的乳腺癌发病呈明显上升趋势。我国北京、上海和武汉三大城市1998—2002年乳腺癌发病率分别达45.0/10万、54.9/10万和27.0/10万，比10年前分别上升了62.5%、56.9%和52.5%。我国乳腺癌的发病比欧美国家提早10岁，大部分集中在50岁以下妇女。各国的经验表明，乳腺X线摄影为主的乳腺癌筛查方法，提高了早期诊断率，使50～69岁女性乳腺癌死亡率降低20%～35%，40～49岁的女性效果略低。因此，在我国积极开展乳腺癌筛查和早期诊断，对提高乳腺癌生存率和降低死亡率具有十分重要的意义。

1.我国乳腺癌早期诊断的现状

乳腺癌早期诊断的定义与早期乳腺癌定义不同，早期乳腺癌通常是指早期浸润性乳腺癌（early invasive breast cancer），即临床分期Ⅰ期和Ⅱ期乳腺癌，比Ⅰ期和Ⅱ期更早期的0期乳腺癌，通常称为乳腺原位癌或非浸润性乳腺癌，主要是导管原位癌（DCIS），也称导管内癌，是组织学上真正的早期乳腺癌；也有学者将DCIS、$T_{1a/b}N_0$或T_0乳腺癌统称为早期乳腺癌。乳腺癌在临床上能触及肿块即为临床发生，早期诊断是指在临床发生之前获得乳腺癌的诊断，包括早期发现疑似病变和进一步确定其性质，即早期发现和早期诊断。目前衡量乳腺癌早期诊断水平的主要指标是DCIS占所有乳腺癌的比例，次要指标是Ⅰ期和Ⅱ期乳腺癌的比例。随着DCIS检出率的增加，$T_{1a/b}N_0$乳腺癌的检出率也随之增加。

1983年以前，美国DCIS仅占全部乳腺癌的1%，随着乳腺X线摄片的乳腺癌筛查计划广泛开展，1996 年，美国 DCIS 新发病例已占乳腺癌新发病例的 13%，到 2002 年 DCIS 占乳腺癌新发病例为 21%，北美每 1300 例乳腺 X 线摄片普查检出 1 例 DCIS。我国尚未广泛开展乳腺 X 线摄片筛查，DCIS 的检出率极低，从 20 世纪 90 年代开始强调乳腺癌早期诊断的意义，并加强早期诊断技术的引进和早期诊断观念的转变，到 21 世纪初才有关于 DCIS 的报道，可见，我国乳腺癌早期诊断整体水平与美国相比差距还是很明显的。

2. 乳腺癌早期诊断方法及评价

（1）乳腺自我检查（BSE）和临床乳腺检查（CBE）：虽然研究证实 BSE 不能提高乳腺癌早期诊断率，也不能降低乳腺癌患者死亡率，但目前仍推荐妇女掌握正确的 BSE，自查发现异常到专科医院复查，可作为早期发现乳腺癌的一种较经济的方法。CBE 可用作筛查和诊断，对于无症状乳腺癌患者经济实用，但由于 CBE 敏感性仅 48.3%～59.8%，对于不可扪及肿块的乳腺癌检出率低，要结合其他诊断手段才能提高早期乳腺癌的检出率。

（2）乳腺 X 线摄影（MG）：MG 已经成为乳腺癌诊断、筛查及随访过程中最常用的标准方法，其筛查对降低乳腺死亡率的作用得到了大多数学者的认可，这与这些国家的乳腺癌发病特点有关。但是，我国 50 岁以下妇女乳腺癌多，MG 对致密型乳腺腺体中病灶显像差，乳腺癌的遗漏率偏高。MG 能检测以钙化为主要表现的乳腺癌，这是其他设备无法替代的，这类乳腺癌占 30%～40%，仅表现为钙化点的乳腺癌常常是早期乳腺癌，尤其是 DCIS，其中 90% DCIS 患者触摸不到肿块，仅由乳腺 X 线摄影发现特征性钙化而诊断。然而 MG 筛查仍有假阳性率 0.7%～6% 和假阴性率 20%～40%。近年来，乳腺断层融合技术和乳腺增强能谱摄影，可明显提高诊断符合率。

（3）乳腺 B 超检查（BUS）：随着 7MHz 以上高频探头二维超声显像及彩色多普勒等技术的引入及完善，该技术对乳腺肿块的诊断价值已有明显的提高，尤其对病灶部位一些钙化影和血流信号的显示，为诊断提供了更多的依据。由于其检查快捷、安全、灵便，成为最易为患者接受的乳腺检查方法之一，更由于其诊断准确率的提高，在部分国家 BUS 成为继 MG 后又一乳腺癌筛查手段。有报道 3626 例乳腺致密型患者 CBE 和 X 线摄片均为阴性的妇女接受 BUS，发现乳腺癌 11 例（0.3%），其中 9 例直径 < 1cm，BUS 检出的乳腺癌无论是大小还是分期上与 MG 检出的不能扪及的乳腺癌无差异，因此，BUS 不失为常规乳腺癌筛查的一种有效的辅助或补充检查手段。但 BUS 对微小钙化的检测敏感性不如 MG，MG 和 BUS 两种方法可以互补，被认为是乳

腺癌筛查和早期诊断的黄金组合，可以降低假阳性和假阴性率，提高早期乳腺癌的检出率。

（4）乳腺核磁共振成像检查（MRI）：由于 MRI 检查费用昂贵，检查时间也较长，且需要静脉注射造影剂，属有创检查，因此，更多应用于高危人群如有明显的乳腺癌家族史和 BRCA1 基因携带女性的筛查以及乳腺癌保乳治疗前后的评估。

（5）乳管镜检查（FDS）：FDS 是一种微型内镜，是乳管内病变最新的检测手段，在诊断、治疗和定位方面具有重要作用。FDS 具有操作简便、微创、直接观察病变等特点，基本解决了乳头溢液的病因诊断问题。利用这种技术可检测发现 9% 的血性乳头溢液是由 DCIS 引起，而 52% 的 DCIS 表现为血性乳头溢液，更重要的是以乳头溢血为主要表现的 DCIS 患者，有 50% MG 未发现恶性钙化灶或肿块等癌性征象，如果没有开展 FDS，这些以乳头溢液为主要表现的 DCIS 患者很容易漏诊。

（6）正电子发射计算机扫描/CT（PET/CT）和激光乳腺成像（computed tomography laser mammography，CTLM）是二项先进的肿瘤诊断技术，但其效果还有待验证，不能作为独立的乳腺癌早期诊断手段。

3. 目前存在的问题和面临的挑战

乳腺癌发病率上升已成为国家重大公共卫生问题，已引起政府、医务人员高度重视。在政府和保险公司推出增加妇女免费乳腺癌筛查计划之前，医疗机构则应提高一线医务工作者的乳腺癌预防意识，并进行早期乳腺癌诊断技术的培训。教育公众早期发现的乳腺癌是可以治愈的也有非常重要的意义，通过公开宣传有关乳腺癌的知识将帮助公众减少对乳腺癌的偏见。

早期乳腺癌的治疗是比较容易和有效的。0～Ⅰ期乳腺癌 5 年生存率达 90% 以上，出现淋巴结转移者 5 年生存率为 46%，远处转移者为仅 10%，因此，降低乳腺癌死亡率的关键在于增加早期乳腺癌的比例，这种方法被称为"重视早期发现"。美国 0～Ⅰ期比例则达 52%，0 期乳腺癌（DCIS）比例达 21%。但在我国的早期乳腺癌比例整体还是较低，所以要提高早期诊断水平，首先要转变传统诊断观念，改变"没有乳腺肿块不能诊断乳腺癌的传统观念"。随着 MG 的广泛开展，不能扪及肿块的早期乳腺癌，特别是 DCIS 检出率在明显提高，90% 的 DCIS 是通过 MG 诊断的，其中 72% 仅表现为钙化灶而不能触及乳腺肿块，但应引起注意的是我国诊断的 DCIS 中，有一半以乳头溢血为主要表现，当中有一半 MG 阴性，需通过乳管镜检查发现，所以，我国乳腺癌的早期诊断，不仅要加强 MG 技术的开展，而且还应推广 FDS 检查技术，才能真正提高我国乳腺癌早期诊断水平。

由于 MG 不能检测到每一个肿块，对 50 岁以上妇女乳腺癌瘤的漏检率为 10%，对年轻妇女漏检率甚至更高，MG 对年轻妇女敏感性低，更因为年轻妇女乳腺癌的发生率较低，故有专家不赞成该方法用于 50 岁以下的妇女进行普查，无论其价效比如何。但是，我国乳腺癌多数发生在 50 岁以下妇女，且死亡率呈上升趋势。为此，建立我国妇女乳腺癌风险预测数学模型，对我国乳腺癌高风险妇女进行乳腺 X 线和 BUS 联合筛查研究是势在必行。

组织学检查是乳腺癌早期诊断的金标准。通过影像学检查，可以在临床触及肿块以前查出乳腺异常，而如果在临床未触及肿块之前获得病理诊断，将是早期诊断的最后一步。20 世纪 80 年代手术切除活检仍是可扪及乳腺肿块的标准诊断方法。90 年代后经皮穿刺活检和影像学引导下的穿刺活检开始应用于临床可触及和不能触及乳腺肿块病变的病理诊断，手术活检不再是标准方法，但我国还有不少医院仍以手术活检为乳腺癌的标准诊断方法。推荐术前获得病理学诊断，特别是 DCIS 和 T_0 乳腺癌的病理诊断，已成为乳腺癌现代早期诊断方法的趋势，乳腺癌病理学诊断应首选针吸细胞学检查或空芯针穿刺活检，最后选择手术活检。对乳腺癌的现代诊断方法的推广还任重而道远。

4. 展望

总的来说，乳腺癌筛查仍然是目前乳腺癌早期诊断的重要手段。MG、BUS 和经皮活检"三联"诊断技术的推广将提高早期乳腺癌检出的比例。正在研究的多种癌症早期诊断方法，如基因芯片技术等，为将癌症控制在萌芽阶段带来了希望。

五、乳腺癌的治疗概述

近几十年以来乳腺癌的发病率在全球范围内呈上升趋势，但是其死亡率在一些发达国家像美国已经开始下降，发生这种情况的原因除了早期诊断的提高，综合治疗的进步也是重要原因之一。近年来随着辅助化疗、绝经后患者内分泌治疗、生物靶向治疗的进步，一系列高质量的临床试验的相继揭晓，乳腺癌的治疗已经摆脱了传统的经验医学模式，循证医学的观念已经深入人心。乳腺癌的治疗手段包括手术、放疗、化疗、内分泌治疗、生物靶向治疗等，保乳手术减小了手术创伤，降低了术后并发症，提高了生活质量；术后辅助放疗增加了局部控制率，减少了复发，改善了生存；化疗、内分泌治疗、靶向治疗等全身治疗手段减少了远处转移的发生，改善了生存。乳腺癌的辅助治疗依据肿瘤的分期、雌孕激素受体状态、月经状况、HER-2状态等高度个体化的选择综合治疗策略，避免了过度治疗。随着研究的深入，有望根据患者的基因表达谱更具针对性地选择治疗方案。

1. 外科治疗

到目前为止，手术在乳腺癌的治疗中仍具有其他治疗手段无法替代的地位。自1894年Halsted创立乳腺癌根治术以来，其经历了扩大根治术、改良根治术及近年发展起来的保乳手术，手术范围逐渐缩小。前哨淋巴结是乳腺癌淋巴引流的第一站淋巴结，目前的研究表明，对于前哨淋巴结活检阴性的患者可以不进行腋窝淋巴结清扫。保乳手术联合前哨淋巴结活检大大缩小了手术的创伤，减少了手术的并发症，使乳腺癌患者的生活质量有了较大提高。目前，保乳手术和改良根治术已基本取代了传统根治术，缩小手术创伤范围的治疗理念已被大多数临床医师接受。

（1）导管原位癌的治疗：目前有三种选择：保乳手术，不进行腋窝淋巴结清扫，术后全乳放疗；全乳切除＋腋窝前哨淋巴结活检，手术后乳房重建；单纯保乳手术，不进行腋窝淋巴结清扫和术后放疗（2B，循证医学分级，下同）。关于导管原位癌阴性病理切缘的定义目前仍存在较多分歧，普遍认为切缘＞1cm的可以认定为阴性；小叶原位癌的治疗大家意见较为一致，发现后密切观察。对绝经前后的患者内分泌治疗可以降低风险。特殊情况下可考虑双侧乳腺切除。多个临床试验证实，保乳手术联合辅助治疗的长期治疗效果与传统的根治术无明显差别。

（2）Ⅰ～Ⅱb期乳腺癌的治疗：可以选择保乳术和腋窝淋巴结分期手术，也可以选择全乳切除和腋窝淋巴结分期手术＋乳房重建。Anderson MD肿瘤中心的Chan报道了362例乳腺癌采用新辅助化疗后行保乳手术和术后辅助放疗的结果，中位随访时间65个月（10～180个月）。结果显示：5年无局部区域复发率（LRR）、无同侧乳腺癌复发率（IBTR）、无远处转移率分别为91%、94%和86%。乳腺癌新辅助治疗适应Ⅱa～Ⅲa期乳腺癌。有保乳意向者常规乳腺针取活检，淋巴结肿大者考虑细针针吸活检，淋巴结阴性者考虑腋窝前哨淋巴结活检。术前化疗3～4周期，达到完全缓解或部分缓解后可以实施保乳手术者进行保乳手术。未缓解、病情进展及部分缓解但未达保乳条件时考虑全乳切除抑或改变化疗方案再进行3～4周期的化疗，完全或部分缓解达到保乳条件者实施保乳；仍未达到缓解抑或部分缓解但未达到保乳标准者实施全乳切除。无保乳意向者考虑全乳切除及腋窝淋巴结分期手术。化疗前前哨淋巴结活检阴性者无须腋窝淋巴结分期手术。两种手术后继续化疗，根据具体情况进行化疗后的辅助放射治疗。如果雌激素受体阳性考虑内分泌治疗。

（3）Ⅲa（不包括T_3、N_1、M_0）、Ⅲb、Ⅲc期乳腺癌的治疗：首选蒽环类药物化疗，达到缓解者根据患者意向可实施全乳切除及腋窝Ⅰ~Ⅱ水平淋巴结清扫，或者实施保乳手术及腋窝Ⅰ~Ⅱ水平淋巴结清扫。

（4）Ⅳ期和复发、转移乳腺癌的治疗：局部复发出现时，初次治疗为保乳治疗者行全乳切除，术后考虑全身治疗；初次为全乳切除者若局部治疗有治愈可能则先行手术和放疗，之后行全身治疗亦或全身治疗后进行手术或放疗。

2. 放射治疗

为手术之外另外一个局部治疗手段，是乳腺癌综合治疗的重要组成部分。术后放疗与化疗的时间顺序安排还存在争议，通常采用先行化疗然后进行放疗的模式。随着乳腺癌手术范围的缩小，放射治疗作为局部控制的手段显得更加重要。导管原位癌保乳手术后可以考虑放疗亦或不放疗，对于肿瘤距离胸壁<1mm的切缘应需要提高局部放射剂量（2B）。

（1）Ⅰ~Ⅱb期乳腺癌保乳术后的患者要常规进行全乳照射和瘤床补量照射，腋窝淋巴结阴性则单纯全乳腺放疗，瘤床局部补量照射。腋窝淋巴结>4个阳性者则全乳及同侧锁骨上区放疗，瘤床局部补量照射，根据患者具体情况内乳区可以考虑放疗。腋窝淋巴结阳性在1~3个者全乳放疗及瘤床局部补量照射。同侧锁骨上区考虑放疗（2B），内乳区可以考虑放疗。

（2）Ⅰ~Ⅱb期乳腺癌全乳切除和腋窝淋巴结清扫术后放疗，根据病理检查结果分为：腋窝淋巴结>4个阳性者化疗后行胸壁及锁骨上区放疗，考虑内乳区放疗；腋窝淋巴结1~3个阳性者建议化疗后胸壁和锁骨上区照射，可以考虑内乳区放疗；腋窝淋巴结阴性者，但是肿瘤>5cm或切缘阳性者需行胸壁照射，锁骨上区考虑照射（2B），可以考虑内乳区照射；腋窝淋巴结阴性者肿瘤<5cm但切缘<1mm抑或者腋窝淋巴结阴性者肿瘤<5cm而且切缘>1mm但伴有脉管癌栓者考虑胸壁照射。

（3）Ⅱa~Ⅲa（仅限于T_3、N_1、M_0）的术后放疗可参照上述原则。

（4）Ⅲa（不包括T_3、N_1、M_0）、Ⅲb、Ⅲc期乳腺癌全乳切除及腋窝Ⅰ、Ⅱ水平淋巴结清扫术后行胸壁、锁骨上区放疗和内乳区（有转移时）放疗。即使内乳区未发现转移也可考虑内乳区放疗。采取保乳手术者术后行全乳、锁骨上区和内乳区（有转移时）放疗。

（5）改良根治术后的患者如果肿瘤直径>5cm，或者存在淋巴结转移、切缘不足1mm者要进行胸壁和锁骨上区的照射，可以考虑内乳照射。术后放疗可以增加局部控制率和改善远期生存，而对于保乳术的患者，联合放疗可以达到与根治术相似的局部控制效果。NSABP-06 研究随访 20 年的资料显示，全乳切除术和肿块切除+放疗的局部复发率分别为 10.2% 和 2.7%，区域复发率分别为 4.6% 和 5.4%，20 年生存率无明显差异。最近有一些研究显示，保乳术后局部放疗与常规放疗的疗效相似。Vicini 报道 199 例早期乳腺癌行保乳术后，仅进行瘤床照射，照射方法采用间质近距离照射，中位随访 65 个月，局部复发 2 例，同侧乳腺新发生乳腺癌 3 例，累积局部复发率为 1%。配对分析显示，局部瘤床照射与全乳照射患者的局部复发率无显著差异（$P=0.65$）。其中行瘤床照射治疗患者达到好和极好美容效果比例占 98%。此结论尚需大规模临床试验进一步证实。

（6）乳腺癌术后复发的患者，适当的局部治疗可以提高生存质量，延长生存期。照射方面，大野照射比小野照射疗效好，对于发展迅速的复发病例，应当使用放疗和化疗联合的综合治疗。发生远处转移的患者首先考虑化疗，适当地联合放疗可缓解症状，减轻患者痛苦。如骨转移的患者经放疗后可减轻局部疼痛，对胸椎、腰椎转移的患者，放疗还可以防止或延迟截瘫的发生。

3. 全身辅助化疗及生物化疗

乳腺癌是一种全身疾病，远处转移是患者主要的死亡原因。术后辅助化疗作为一种全身治疗手段，是综合治疗的重要组成部分。从早期的 CMF 方案到后来的蒽环类联合方案、紫杉醇类联合方案，再到目前的生物化疗，乳腺癌的辅助治疗已经取得了很大进步。辅助化疗除了减少远处转移的发生，还可以降低局部复发率，改善远期生存。

20 世纪 80 年代，蒽环类药物阿霉素开始用于乳腺癌的辅助化疗，NSABP B-15 研究比较了 AC 方案和 CMF 方案的疗效，发现术后 4 周期 AC 方案化疗与 6 周期 CMF 方案化疗的疗效近似。EBCTCG 对 14 000 例患者的分析显示，含蒽环类联合化疗方案与 CMF 方案相比，术后复发和死亡风险分别降低了 3.5% 和 4.6%，5 年和 10 年的绝对死亡率分别下降了 3.5% 和 4.6%。基于这些研究，20 世纪 80 年代以来，蒽环类药物为主的化疗已是乳腺癌辅助化疗的基础方案。Richard Peto 在 2007 年圣安东尼奥乳腺癌会议上代表 EBCTCG 指出，因蒽环类等药物的应用，早期乳腺癌的局部复发率和死亡率明显下降，同时 Peto 所做的 meta 分析（纳入 400 个临床试验的 350 000 例乳腺癌患者）同样表明，蒽环类药物的应用的获益是任何其他单药干预手段无法比拟的。目前常用的蒽环类联合方案有 CAF、CEF、CA、CE 等。

20 世纪 90 年代，紫杉醇类药物开始应用于乳腺癌的辅助化疗，使乳腺癌的辅助治疗效果进一步提高。早期的Ⅲ期临床试验显示含紫杉醇类的化疗方案能使淋巴结阳性的患者获益。同时分层研究显示，蒽环类序贯紫杉醇类的化疗要优于两药联合应用，TACT 这一Ⅲ期临床试验研究中，入组 4126 例高危乳腺癌患者，随机进入对照组（FEC 或 E-CMF）和试验组［FEC 后序贯多西紫杉醇（泰素帝）］，中位随访时间 51.8 个月，结果显示 DF 两组之间有明显差别，但是试验组 3~4 级毒性反应明显增加，但是亚组分析显示，对于 HER-2 过度表达、ER 阴性的患者有获益。CALB 9344 研究中，4 周期 AC 方案化疗的基础上继续予以紫杉醇单药化疗 4 周期，结果显示加用紫杉醇组的 DFS 和 OS 都显著的提高，复发和死亡风险分别下降了 17% 和 18%。GELCAM 9906 研究则显示在 4 周期 FEC 方案化疗后序贯紫杉醇单药每周方案化疗，可以使复发风险降低 37%，并使 DF 显著延长。以上临床研究奠定了紫杉醇类药物在乳腺癌辅助化疗中的地位。

进入 21 世纪以来，靶向治疗药物开始应用于乳腺癌的辅助治疗。HER-2 状态已经成为乳腺癌辅助治疗的重要选择。NSABP B-31 研究和 N9831 研究比较了 AC4 个周期序贯 T_4 个周期后加或不加曲妥珠单抗治疗 52 周的疗效，随访 3 年时的资料显示曲妥珠单抗治疗组的死亡风险降低 33%（$P=0.015$），两组的 DFS 绝对差异为 12%。这些研究显示，对于 HER-2 阳性的患者曲妥珠单抗可以使复发和死亡风险进一步降低。然而，更重要的是，靶向治疗和化疗联合在乳腺癌中治疗的成功是乳腺癌辅助治疗的一大变革，为其他恶性肿瘤的化疗提供了可供借鉴的模板，大大增强人们对靶向治疗的信心，使根据分子标志选择治疗方法的个体化治疗成为可能。

此外，剂量密度化疗也是目前研究的热点。CALGB9741 研究比较了增加剂量强度的剂量密集化疗和常规化疗的疗效。分别采用序贯方案 A-T-C 或者联合方案 AC-T，两种用法分别用 2 周方案联合 G-CSF 和 3 周方案。研究结果显示，在 AC 方案中加入紫杉醇，2 周剂量密度方案可以使 DFS（风险比 = 0.72，$P=0.0072$）和 OS（风险比 = 0.69，$P=0.013$）显著提高，4 年复发风险和死亡风险分别降低 26% 和 31%。研究结果初步显示，含紫杉醇的两周剂量密度方案优于传统的 3 周方案。

辅助化疗方案的选择可以根据 St.Gallen 共识的危险度分级进行。2007 版 St.Gallen 共识关于乳腺癌的危险度分级如下：①低危患者：腋窝淋巴结阴性，并且符合以下条件：肿瘤直径 ≤ 2cm、病理分级Ⅰ级、无血管及淋巴管侵犯、HER-2 无扩增或过表达、ER 和（或）PR 阳性、年龄 ≥ 35 岁；②中危患者：淋巴结阴性，合并有以下一条以上者：肿瘤直径 ≤ 2cm、病理分级Ⅱ~Ⅲ级、侵犯血管或者淋巴管、HER-2 扩增或过表达、ER 和（或）PR 阴性、年龄 < 35 岁。此外中危患者还包括腋窝淋巴结 1~3 个阳性，并且具备 ER 和（或）PR 阳性、HER-2 无扩增或过表达者；

③高危患者：淋巴结转移数目≥4个、淋巴结阳性数1～3个合并ER和（或）PR阴性或者合并HER-2扩增或过表达者。

对于低危患者可以选择CMF方案6个周期或者AC、EC方案4个周期；中危患者可以选择蒽环类为主的联合方案如CAF、REF6个周期；高危患者可选蒽环类联合或者序贯紫杉醇类的方案，如AC/EC×4序贯T×4，或者FEC×3序贯T×3，或者TAC/TEC×6。对于HER-2阳性的患者，特别是淋巴结阳性的，可首选含曲妥珠单抗的化疗方案。曲妥珠单抗与化疗联合时2mg/kg，首剂4mg/kg，每周1次；化疗结束时6mg/kg，每3周一次，用药总时间52周。由于与蒽环类联合应用时心脏毒性增加，曲妥珠单抗不和蒽环类药物同时用药。

2008年NCCN指南辅助治疗原则建议，组织学类型为导管癌、小叶癌、混合型癌和化生型癌的辅助治疗可分为以下几种。

（1）激素受体阳性、HER-2过表达：①腋淋巴结阴性，原发灶为pT_{1b}，分化好，无不良预后因素无须辅助治疗，但对有淋巴结内癌灶<2mm者应考虑内分泌治疗；原发灶为pT_{1b}，中低等分化或有高危因素者考虑内分泌治疗和化疗；原发灶>1cm者考虑内分泌治疗、化疗及曲妥珠单抗治疗的综合治疗；②淋巴结阳性者内分泌治疗、化疗和曲妥珠单抗治疗的综合治疗。

（2）激素受体阳性、HER-2低表达：①腋淋巴结阴性，原发灶为pT_{1b}，分化好，无不良预后因素无须辅助治疗，但对有淋巴结内癌灶<2mm者应考虑内分泌治疗；原发灶为pT_{1b}，中低等分化或有高危因素者考虑内分泌治疗和化疗；原发灶>1cm者考虑内分泌治疗及化疗。②淋巴结阳性者内分泌治疗和化疗。

（3）激素受体阴性、HER-2过表达者：①腋淋巴结阴性，原发灶为pT_{1a}以下不需要辅助治疗；但对有淋巴结内癌灶<2mm者考虑化疗；原发灶为pT_{1b}则考虑化疗；原发灶>1cm者考虑化疗和曲妥珠单抗治疗的综合治疗；②淋巴结阳性者化疗和曲妥珠单抗治疗。

（4）激素受体阴性、HER-2低表达者：①腋淋巴结阴性，原发灶为pT_{1a}以下不需要辅助治疗；但对有淋巴结内癌灶<2mm者考虑化疗；原发灶为pT_{1b}则考虑化疗；原发灶>1cm者考虑化疗；②淋巴结阳性者化疗。

组织学类型为黏液癌和管状癌的辅助治疗分为：激素受体阳性、淋巴结阴性或淋巴结内癌灶<2mm原发灶<1cm，不需辅助治疗；原发灶1～2.9cm考虑内分泌治疗；原发灶>3cm内分泌治疗。淋巴结阳性者无论原发灶大小均须内分泌治疗和化疗。

（5）激素受体阴性、淋巴结阴性或淋巴结内癌灶<2mm，原发灶<1cm则不

需辅助治疗；原发灶 1～2.9cm 考虑辅助化疗；原发灶＞3cm 则内分泌治疗。淋巴结阳性者需要辅助化疗。

4. 新辅助化疗和新辅助内分泌治疗

新辅助化疗是手术之前进行的化疗。在Ⅱa～Ⅲa期（仅限于 T_3、N_1、M_0）期乳腺癌患者中，新辅助治疗成为越来越流行的序贯治疗策略。这种治疗有以下优点：可以在体内评价肿瘤对特殊化疗方案的反应，可以从生物学上研究化疗反应的分子决定因素，可以为一些局部晚期原发肿瘤患者提供保乳治疗的选择，还可以早期治疗全身潜在的微小转移灶。对于肿瘤直径较大而有保乳倾向的患者来讲，新辅助化疗是一种不错的选择，化疗后肿瘤达到 CR 或者接近 CR 的患者可以进行保乳手术。乳腺癌新辅助化疗的主要意义在于提高切除率和保乳率，减小手术创伤，改善术后生活质量。此外，新辅助化疗可起到体内药敏实验的作用，避免术后药物选择的盲目性。NSABBP 及 EORTC 都进行了相对比较大的随机试验来比较Ⅱ期和Ⅲ期乳腺癌患者化疗和手术的序贯治疗效果，两项研究都得到同样的结论，即术前化疗能够增加保乳手术的比例，这种益处仅限于那些原发灶较大，在诊断时已不适合保乳术的患者。同时乳腺癌复发和局部复发有关因素有：临床 N_2 期或 N_3 期，初次肿瘤活检有淋巴血管侵袭，多病灶或残余病灶分散，残余病灶＞2cm。这些因素将被用于细化保乳术的标准。临床 T 分期与乳腺癌复发不相关，然而当 T_3 或 T_4 的肿瘤化疗后消散但留下散在的多中心残余灶时，乳腺癌的复发风险是 20%。

乳腺癌新辅助内分泌治疗疗效与病理类型、术后分期、Ki67 指数、ER 状况等相关。Ellis 等报道了对肿块太大无法进行保乳手术的绝经后 ER 阳性的Ⅱ～Ⅲ期乳腺癌患者进行新辅助内分泌治疗，然后建立疗效评价模型，通过 COX 风险比模型分析 Ki67 指数、ER 状况、肿瘤病理分期、组织学分级、淋巴结状况、治疗疗效等因素来预测疾病无复发和总生存率。其中新辅助治疗采用来曲唑和他莫昔芬，辅助治疗用他莫昔芬，中危患者随访 61.2 个月，经新辅助内分泌治疗后降为Ⅰ期的 ER 阳性的乳腺癌患者，术后 5 年无疾病复发生存率为 100%（$P=0.0006$）。根据以上资料建立疗效预测模型，无疾病复发生存率重新分为四个亚组，分别为 100%、82%、52%、0。结果显示：降期至 0～Ⅰ期，随访 5 年复发风险很低，同时 4 个月新辅助内分泌治疗后手术标本的分析可以预测绝经后 ER 阳性、Ⅱ～Ⅲ期乳腺癌患者的病程进展。

5. 辅助内分泌治疗

是乳腺癌综合治疗的重要组成部分。雌激素受体阳性小叶原位癌使用内分泌治疗减低了风险，导管原位癌术后使用降低了同侧乳腺风险。雌激素或者孕激素受体阳性的浸润性乳腺癌患者，不管其年龄、月经状况、淋巴结状况和HER-2表达情况，都应该进行辅助内分泌治疗。辅助内分泌治疗一般于放疗后进行，也可以与放疗同时进行，但化疗应该先于内分泌治疗。目前用于术后辅助内分泌治疗的药物有抗雌激素药、芳香化酶抑制药及促性腺激素释放素的类似物。

他莫昔芬是内分泌治疗的经典药物，其用于乳腺癌的辅助治疗已经有20余年的历史，疗效得到了公认，是迄今为止应用最为广泛的内分泌治疗药物。一项前瞻性的研究探讨了阿那曲唑和他莫昔芬转换的治疗效果，ABCSG 8和ARNO 95联合研究共纳入了3224例绝经后受体阳性乳腺癌患者，所有患者首先口服他莫昔芬2年，然后随机进入阿那曲唑组和继续他莫昔芬组，完成一共5年的治疗。中位随访28个月的资料显示：阿那曲唑的无事件生存优于他莫昔芬组（风险比0.60，95% CI 0.44～0.81，$P=0.0009$），单独对ARNO 95研究随访58个月的分析显示，阿那曲唑组的DFS（风险比0.66，95% CI 0.44～1.00，$P=0.045$）和OS（风险比0.53，95% CI 0.28～0.99；$P=0.045$）明显改善。BIG癌1-98试验为另外一个关于来曲唑辅助治疗的研究，此研究共纳入8028例激素受体阳性的绝经后乳腺癌患者，随机进入他莫昔芬5年组、来曲唑5年组、他莫昔芬2年序贯来曲唑3年组和来曲唑2年序贯他莫昔芬3年组，对于单药组随访1个月的结果显示，来曲唑较他莫昔芬降低复发风险18%，来曲唑组的DFS更高（风险比0.81，$P=0.003$）。IES 031研究是一个关于依西美坦的Ⅲ期临床研究。共有4742例绝经后受体阳性的乳腺癌术后患者进入试验。所有患者首先口服他莫昔芬20mg/d 2～3年，然后随机进入依西美坦25mg/d 2～3年组或者继续他莫昔芬2～3年组。随访55.7个月的结果显示，依西美坦组DFS具有优势（风险比0.76，95% CI 0.69～0.88，$P=0.0001$），亚组分析显示对于雌激素受体阳性的患者依西美坦组有OS更优（风险比0.76，95% CI 0.69～1.00，$P=0.05$）。

基于以上临床实验的结果，第三代芳香化酶抑制药已经成为乳腺癌辅助内分泌治疗的标准药物选择。对于绝经后的患者，辅助内分泌治疗可以有几种模式可供选择：直接用芳香化酶抑制药5年；他莫昔芬2～3年后序贯芳香化酶抑制药2～3年；他莫昔芬5年序贯芳香化酶抑制药5年；对于芳香化酶抑制药有禁忌证的患者可以选用他莫昔芬5年。对于绝经前的患者的选择：首先口服他莫昔芬2～3年。如果达到绝经，继续芳香化酶抑制药2～3年。如果未达绝经可以继续他莫昔芬5年；5年时如果达到绝经，可以继续芳香化酶抑制药5年；5年时仍未绝经者停止治疗。

6. 姑息化疗及内分泌治疗

乳腺癌出现区域复发和远处转移无法实施局部治疗时，若单纯为骨转移，可以使用双膦酸盐类进行治疗。此外，根据雌激素、孕激素受体和HER-2表达情况差异治疗也需要有所调整。激素受体阳性、HER-2过/低表达既往接受过内分泌治疗者绝经前对象实施卵巢切除/抑制，再按绝经后进行内分泌治疗；绝经后对象继续内分泌治疗直至病情进展，连续3个内分泌方案治疗无效或有症状的内脏器转移则行化疗；对出现内脏器危象者则直接考虑化疗。既往未曾接受过内分泌治疗者绝经前对象实施卵巢切除/抑制，再进行内分泌治疗或抗雌激素治疗；绝经后对象给予芳香化酶抑制药或抗雌激素治疗；内脏器官出现危象者直接考虑化疗。

激素受体阴性或激素受体阳性但内分泌治疗耐药、HER-2低表达者仅有骨/软组织转移或无症状内脏转移考虑化疗或者严格按照GCP原则试用1次内分泌治疗；否则，直接进行化疗。连续3个化疗方案无效者改为姑息性对症处理。激素受体阴性、HER-2过表达者若仅有骨/软组织转移或无症状内脏转移，可考虑严格按照GCP原则试用1次内分泌治疗抑或使用曲妥珠单抗±化疗；否则，直接考虑曲妥珠单抗±化疗。此前接受过蒽醌类、紫杉醇类或者曲妥珠单抗治疗过者可以使用卡培他滨+拉帕替尼，连续3个化疗无效者不再使用细胞毒性药物，改为姑息性对症处理。

随着分子靶向药物及免疫治疗的发展，各类肿瘤特定免疫分子的药物研究也不断取得突破。靶向药物主要是以肿瘤细胞上的致癌靶点为目标，特异性杀灭肿瘤细胞，确保高效性的同时还可以大大降低毒副反应，保障患者治疗的安全性。乳腺癌常用靶向药物主要包括以HER2为靶点的药物，如曲妥珠单抗、帕妥珠单抗、拉帕替尼、来那替尼等，以及以血管内皮生长因子（VEGF）为靶点的药物，如贝伐珠单抗、雷莫芦单抗、索拉菲尼、舒尼替尼等。乳腺癌个体差异大，部分亚型如三阴性乳腺癌，其发病率低，但复发率和死亡率较高，而大部分三阴性乳腺癌患者对化疗不敏感，预后效果较差，新型靶点的出现是开辟新的治疗途径的关键。目前，三阴性乳腺癌的治疗靶点主要包括长链非编码RNA与β-阻断剂。近年来，通过对PD-1/PD-L1信号通路进行研究，使其逐渐成为三阴乳腺癌免疫靶向治疗的新靶点之一。2015年，美国癌症研究协会（AACR）发布了新型免疫疗法MPDL3280A治疗转移性三阴性乳腺癌的研究成果，其中MPD-L3280A作为抗PD-L1单克隆抗体在Ⅰa期的临床试验中总体有效率达19%，无进展生存期达24周的占27%。在《中国抗癌协会乳腺癌诊治指南与规范（2019版）》中，对于免疫细胞PD-L1阳性的三阴性乳腺癌患者，一线除化疗外还可选择白蛋白结合型紫杉醇周疗并联合PD-L1单抗atezolizumab治疗。目前，分子靶向治疗主要作为乳腺癌晚期一、二线治疗效果不显著或出现进展的非常规治疗方式，广泛应用于临床治疗尚待进一步研究。

第二节 正常乳房的解剖

一、乳房的大体解剖范围

乳腺位于胸前部，内侧达到同侧的胸骨缘，外侧为同侧的腋中线，上缘达到第2肋骨水平，下缘到第6肋骨水平，大部分的乳腺位于胸大肌的表面，小部分乳腺位于前锯肌、腹外斜肌及腹直肌前鞘的表面，有时乳腺可向外上方延伸至腋窝，成为乳腺的尾部，又称为Spence腋尾（spence axillary tail），应与腋窝的副乳腺相鉴别，当其内有小叶增生或纤维腺瘤时应与腋窝的肿大淋巴结相鉴别。

二、乳房的组织结构（图1-1、图1-2）

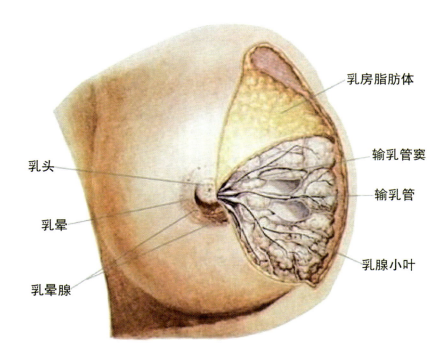

图1-1 乳房的正面解剖

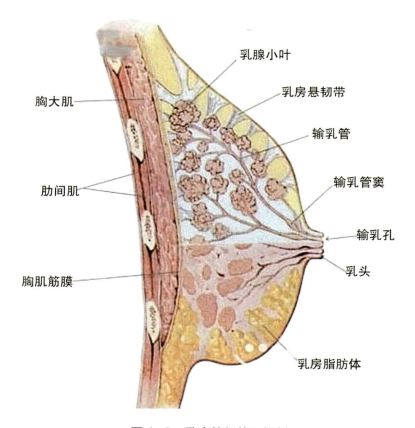

图 1-2 乳房的矢状面解剖

1. 基本结构

乳腺是由表面的皮肤、皮下的纤维结缔组织以及乳腺组织共同组成，乳腺组织内又包含着纤维结缔组织组成的间质和乳腺的小叶导管系统所组成的实质。性成熟期未生育女性的乳腺呈圆锥形或半球形，富有弹性，而已生育哺乳的女性及绝经期的女性则有不同程度的下垂，弹性降低。

2. 乳腺腺叶

乳腺本质上是一种复管泡状腺体，10～15个末梢膨大的腺泡、与腺泡相连续的腺泡管及与腺泡管相连接的终末导管共同组成了乳腺小叶，许多的乳腺小叶构成乳腺腺叶，15～20个乳腺腺叶构成乳腺的实质，乳腺腺叶呈放射状排列，腺叶之间无相交通的导管，故在手术时在切开乳腺实质，应取放射状切口，这样对乳腺腺叶的影响最小。而男性的乳腺与女性不同之处就是无小叶结构，故男性乳腺癌无小叶癌。

3. 乳腺输乳管

乳腺的导管系统是构成乳腺实质的重要结构，是乳腺腺泡分泌乳汁的排出通道，与腺泡直接相通的导管为腺泡管，向外依次为终末导管、分支导管、输乳管，输乳管在近乳头部与一个梭形膨大相连续，成为乳管壶腹部，或称为输乳窦，后者向外管径出现一个短距离的狭窄部后开口于乳头区。在临床的乳腺导管镜检查时，上述乳腺导管在乳腺导管镜下不易区分，其中终末导管不能窥见，有时仅能观察到终末导管向分支导管的开口，我们从乳头开始由浅入深以分支导管口为标志，将乳腺导管人为地分为大导管、Ⅰ级、Ⅱ级、Ⅲ级导管等，实际上我们对乳腺内镜下的导管分级标准，分别属于解剖学范畴的输乳管、分支导管。

4. 乳头、乳晕

位于乳腺的中央区，乳头是各乳腺腺叶的输乳管开口的汇聚点，故乳头上有15～20个乳腺导管开口，与乳腺腺叶的排列方式相似，乳管从周围放射状向乳头汇聚，到达乳头下方后转向前进入乳头，乳头、乳晕部的手术若有必要应垂直状切开乳头或放射状切开乳晕，对无病变的导管不应切除或切断。乳晕部含乳晕腺，常呈小结节状突出于乳晕的表面，部分女性可较明显，其可分泌油脂样物质保护乳头乳晕，此外乳晕还富含皮脂腺、汗腺和毛囊。

5. 乳腺分区

临床上以乳头乳晕为中心按水平线和垂直线将乳腺分为外上、外下、内上、内下及乳头乳晕所在的中央区，临床体检时可按一定的顺序进行，不应漏掉任何一个区域。

6. 乳腺纤维结缔组织

在乳腺的小叶内，乳腺腺泡及各级导管的基底膜外为疏松的纤维结缔组织所包绕，这些局限在乳腺小叶内的疏松结缔组织与乳腺实质一样，也随着月经周期的变化而增生复原。在乳腺增生性疾病中往往也伴随增生，该处的纤维细胞与其他部位的纤维细胞有所不同，在乳腺癌组织中的纤维细胞可表达一些金属蛋白酶以及芳香化酶等。前者的过度表达可促进乳腺癌细胞转移，而后者可在乳腺原位合成雌激素，从而造成局部的高雌激素微环境，促进雌激素依赖性乳腺癌细胞的增生。而位于乳腺小叶间纤维组织则为较致密的结缔组织，与其他部位的纤维组织相似，其不随月经周期的变化而变化。因此可见，乳腺小叶内的腺泡、导管由小叶内纤维组织包绕固定形成立体结构，而小叶间的纤维结缔组织包绕在小叶周围、腺叶周围，固定维系着小叶及腺叶之间的排列，除乳头乳晕外，整个乳腺再被一层皮下脂肪结缔组织所包绕，从而形成锥形或半球形的乳腺外形。

7. 乳腺悬韧带

在乳腺组织内，存在着垂直于胸壁的纵向条索状纤维结构，其向表面连接着浅筋膜的浅层，向深面连接着浅筋膜的深层，中间贯穿于乳腺的小叶导管之间，起着固定乳腺结构的作用，成为乳腺的悬韧带，当乳腺癌组织、术后的瘢痕组织或外伤引起的脂肪坏死等病变累及悬韧带时，由于悬韧带受到不同程度的牵拉可使病变表面的皮肤出现不同程度的凹陷（酒窝征），在临床体检中应予以注意。

三、乳房的动脉血供应

乳腺的动脉血供及静脉回流示意图如图 1-3 所示。

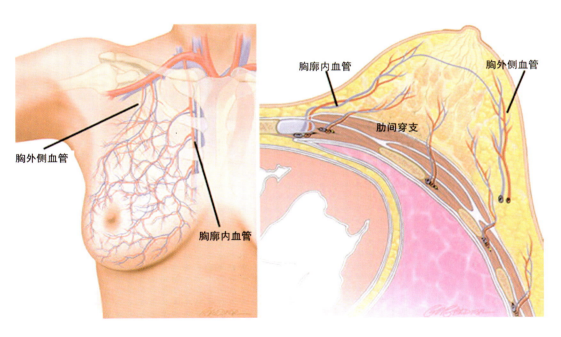

图 1-3　乳腺的动脉血供及静脉回流示意图

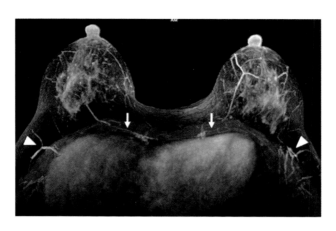

图 1-4　胸廓内外动脉 MRI MIP 图像

注：长箭头：胸廓内动脉；短箭头：胸外侧动脉

乳腺的动脉血供主要来源于胸肩峰动脉、胸外侧动脉、胸廓内动脉（图 1-4）、肋间动脉穿支等。

1. 胸肩峰动脉

多在胸小肌后方起自腋动脉，少部分人起自胸小肌上缘，穿梭胸筋膜或胸小肌后即分出数支肌支行于胸大小肌之间，除支配胸大小肌外，有乳腺支支配乳腺深面。

2. 胸外侧动脉

在胸小肌深面胸肩峰动脉起点的下方起自腋动脉的下壁，向外下紧贴胸壁前锯肌表面、沿胸小肌下缘向下，止于胸小肌的胸壁起点附近后侧，供应胸小肌、前锯肌等胸壁肌肉和皮肤以及乳腺外侧部分血供。

在多数患者中，在相当于肩胛下动脉起点上方、胸外侧动脉起点的下方，由腋动脉发出一支动脉，称为乳腺动脉，向内下前方向进入乳腺的外上方，支配该区域的乳腺。

3. 胸廓内动脉与肋间动脉的穿支

乳腺内侧的血供来源于胸廓内动脉和肋间动脉穿支。

（1）胸廓内动脉：起源于锁骨下动脉，行于肋软骨后方，壁层胸膜前，一般距胸骨缘 1～1.5cm，其在 1～4 肋间有穿支穿肋间肌、胸大肌后支配乳腺内侧乳腺组织。

（2）肋间动脉的穿支在 2～4 肋间较明显，其穿出点位于胸廓内动脉穿出点的外侧 2～3cm，支配乳腺胸肌及乳腺，由于其分支细小，对乳腺的血供意义不大，在乳腺癌根治术时注意结扎，以免术后出血。

四、乳房的静脉回流（图1-5）

乳腺的静脉回流是乳腺癌血运转移的最重要途径。在乳腺皮下浅筋膜浅层存在着丰富的乳腺静脉网，分为横向和纵向两种：横向的静脉网汇合向内形成胸廓内静脉穿支，伴随胸廓内动脉穿支穿胸大小肌、肋间肌注入胸廓内静脉，后者与同名动脉伴行。纵向浅静脉向上与颈根部的浅静脉相交通，可注入颈前静脉。

乳腺主要的深静脉回流途径有：乳腺内侧静脉主要回流至胸廓内静脉，该静脉最后注入同侧无名静脉；直接注入肋间静脉，而后注入奇静脉和半奇静脉；或直接注入腋静脉相应各属支，然后经腋静脉注入锁骨下静脉及无名静脉。进入血行的癌细胞可经以上三个途径进入上腔静脉，进而转移至肺及其他远处部位。此外，乳腺癌还有一个特殊的转移途径——椎静脉系统，椎静脉丛与每个肋间静脉均相交通，且椎静脉丛无静脉瓣，静脉压力低，因此，癌细胞在未经上腔静脉进入全身血液循环之前，就可以经过肋间静脉进入椎静脉系统，发生脊椎转移。并且，椎静脉系统上穿硬脊膜经枕骨大孔与硬脑膜窦相通，下与盆底静脉丛广泛交通，因此，当癌细胞经肋间静脉进入椎静脉系统时，便可直接发生骨盆、股骨上段、颅骨、肩胛骨及脑等部位的转移，而不必经过腔静脉系统。临床上不少患者有骨转移而引起的截瘫或脑转移引起颅内压增高，却未见肺转移，已证实了这一理论。

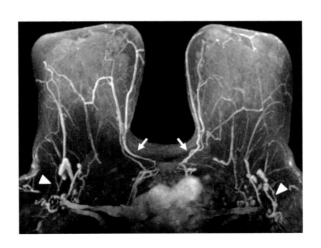

图1-5　乳腺胸廓内外静脉MRI图像

注：长箭头：胸廓内静脉；短箭头：胸外侧静脉

五、乳房的感觉神经支配

肋间神经是乳腺皮肤感觉的主要支配神经,具体为胸$_{3\sim6}$肋间神经的前后皮支支配。肋间神经的后侧支支配乳腺的外侧半,其内侧支支配乳腺的内侧半。乳腺的外侧的皮肤感觉由肋间神经的后侧支支配,内侧的皮肤感觉由肋间神经的内侧支支配,下部的皮肤感觉,也由肋间神经支配,上部感觉由第3、4颈神经的前皮支支配。第2肋间神经的外侧支较为粗大,在穿出前锯肌后与臂内侧皮神经相融合形成肋间臂神经,沿腋静脉的下缘行走,支配上臂内侧皮肤的感觉,在乳腺癌手术时可保留该神经,从而避免术后上臂内侧麻木、提高患者的术后生活质量,必要时也可切除。

六、乳房的淋巴回流(图1-6)

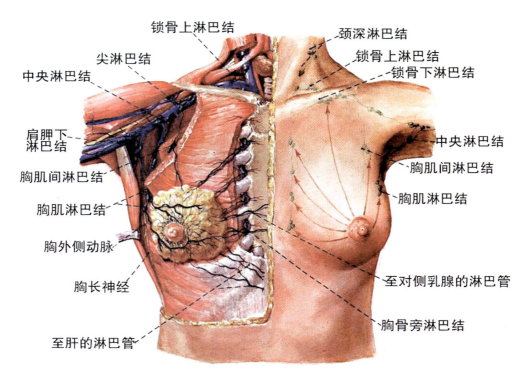

图1-6 乳房的淋巴

(一)乳腺内部的淋巴回流

乳腺表面皮肤的淋巴引流与其他部位的皮肤相似,由浅层和深层淋巴管网组成。浅层的毛细淋巴管网位于真皮乳头下层,无瓣膜;在浅层的深面为深层淋巴管网,含瓣膜。网状结构相对于浅层较疏松，而管径较粗，其在乳头乳晕下方形成相对致密的网状结构，称为乳晕下淋巴管丛。乳腺内的淋巴管起源于小叶周围，与各级导管相伴行，与乳腺的各级导管结构不同的是淋巴管之间相互吻合成网状，汇集成集合淋巴管，乳腺实质内的淋巴管网与乳晕下淋巴管丛相交通，而乳腺内的集合淋巴管可能伴随深静脉汇入相应的淋巴结。

（二）乳腺外部的淋巴回流

乳腺外的淋巴引流区在生理状态下主要包括两大部分，即腋淋巴结区和乳内淋巴结区。一般认为约 75% 的乳腺淋巴液流向腋淋巴结区，而约 25% 的乳腺淋巴液流向乳内淋巴结区。

1. 腋淋巴结传统解剖学分群

（1）外侧群淋巴结沿腋静脉的内侧排列的腋淋巴结，又称腋静脉淋巴结，在乳腺癌各式手术清扫该组淋巴结时无须打开腋鞘，这样可有效地避免术后的同侧上肢水肿。

（2）前群淋巴结位于前锯肌表面、胸小肌下缘，沿胸外侧动静脉分布，又称为胸肌淋巴结。

（3）后群淋巴结位于肩胛下动静脉及胸背神经周围，又称为肩胛下淋巴结，在清扫该群淋巴结时注意避免损伤胸背神经及肩胛下动静脉，结扎切断肩胛下血管的乳腺支，以避免术后出血。

（4）中央群位于腋窝中央的脂肪组织内，是临床体检最易发现的淋巴结群。当上肢内收放松时，可以触及该群淋巴结，本群是腋淋巴结各群中淋巴结最大、数目最多的淋巴结群。

（5）尖群淋巴结位于锁骨下肌下内方、胸小肌上缘及内侧、锁胸筋膜深面、Haslted 韧带外侧、沿腋静脉排列，其所处的位置是腋窝的顶端，因其又位于锁骨下，故又称锁骨下淋巴结，是乳腺癌根治术时必须清除的淋巴结群，其与锁骨上淋巴结相交通。

（6）胸肌间淋巴结位于胸大小肌之间的血管周围的脂肪内，沿胸肩峰血管肌支分布，又称为 Rotter's 淋巴结。

上述的腋淋巴结分群是按照解剖学的规律划分的，这样划分对于手术时各群淋巴结的清扫具有指导意义，各群淋巴结之间有着丰富的淋巴干相连接，各群淋巴结累计时均可以汇集到尖群淋巴结，而尖群淋巴结与锁骨上淋巴结、纵隔淋巴结相交通，其淋巴干可直接注入颈内静脉或锁骨下静脉，从而引发锁骨上、纵隔淋巴结转移或血道播散。但这样的分群对手术后病理科医师在对手术标本进行病检时将遇到腋淋巴结分群的困难，无法在标本上定位外侧群与前群等，故解剖学分群的临床意义受到限制。从乳腺癌的转移特征以及病理学角度出发的腋窝淋巴结分群目前已广泛应用于国内外的乳腺癌，临床是以胸小肌为标志三分腋淋巴结：①胸小肌下缘的所有腋淋巴结属于Ⅰ组或称下群；②胸小肌上缘的腋淋巴结属于Ⅲ组或称为上群；③胸小肌上下缘之间的淋巴结属于Ⅱ组或中群，包括胸小肌深面和胸大小肌之间的淋巴结。

2. 乳内淋巴结

乳内淋巴结与腋淋巴结一样，是乳腺癌引流的第一站淋巴结，乳腺的任何一部分均可引流至此，但以中央和内侧为明显，乳内淋巴结沿胸廓内动静脉排列，其向上通过淋巴干与锁骨上淋巴结相交通，分别注入胸导管（左侧）或右淋巴干（右侧），最终注入颈内静脉或锁骨下静脉，乳内淋巴结向下与肝前上部、膈肌前半及腹直肌上部等淋巴管网相交通。乳腺的淋巴管伴随着胸廓内动静脉的穿支进入胸内的乳内淋巴结，乳内淋巴结在1～3肋间较为恒定存在，其所处的层次同胸廓内动静脉。

以上为乳腺的主要淋巴液引流途径，其他还存在一些次要的引流途径，只是这些途径在肿瘤的转移中不起太大的作用，但在上述主要的引流途径因肿瘤转移、阻塞情况下，这些次要的乳腺引流途径会表现出不同的临床征象，应予以注意，他们包括以下几个途径。

（1）锁骨上淋巴结：由于锁骨上淋巴结与锁骨下淋巴结、乳内淋巴结相交通，故临床上锁骨上淋巴结转移较为常见，是乳腺癌术后随访的必查部位，不应遗漏。

（2）膈下淋巴结：乳腺内侧及下部的淋巴管以及乳内淋巴结链通过深筋膜淋巴管、腹直肌筋膜淋巴管均与膈下淋巴结相交通，乳腺癌可通过该途径引发肝脏、腹腔转移。

（3）肋间后淋巴结：该淋巴结位于脊柱旁、肋骨颈附近，当肿瘤侵犯胸壁或乳腺其他淋巴引流途径丧失时，乳腺或胸壁的淋巴液可沿伴随肋间血管穿支的淋巴管入该组淋巴结，最后通过淋巴导管或胸导管与锁骨上淋巴结注入血道。

（4）皮下淋巴管网：如前所述，乳腺皮肤的淋巴管网与身体其他部位的淋巴管网一样，其与周围的皮肤淋巴管网可以看作是一个整体，乳腺皮肤的浅深淋巴管网与乳腺实质内的淋巴管网相交通。当乳腺癌细胞进入乳腺皮肤的淋巴管后可向周围任何部位引流在皮内播散，常见的有同侧乳房表面皮肤内、对侧乳房皮肤，甚至上腹壁、背部、颈部、面部皮肤或皮下转移。当癌细胞在皮下淋巴管网引起阻塞诱发淋巴水肿时，乳腺的皮肤呈现出橘皮样变，而当皮内或皮下淋巴管内癌细胞引发皮肤的红、肿、热等炎症表现时成为炎性乳腺癌。

早期乳腺癌的腋淋巴结清扫与否争议已久，而前哨淋巴结活检手术似乎是解决了部分问题，所谓的前哨淋巴结是指原发肿瘤区域淋巴引流的第一个淋巴结，肿瘤的淋巴结转移状态是继发于这一淋巴结是否累及，如果该淋巴结已转移，则其他的腋淋巴结有可能存在癌转移，应行腋淋巴结清扫；反之如果该淋巴结未发现癌细胞转移，除极少数跳跃式淋巴结转移外，其他腋淋巴结有癌转移的可能性极小，而不必行常规的腋淋巴结清扫，随着这方面的临床研究的资料的积累，相信在不远的将来将有更明确的结论可供临床参考。

第三节　乳腺癌的病理及分子亚型

一、乳腺癌的国内分类与国际分类

（一）乳腺癌的国内分类

国内使用的四类十八型乳腺病理学分类方案，是在1983年全国乳腺癌病理分类工作会议上提出的，并在1984年天津国际乳腺癌会议上讨论通过，到2003年WHO《乳腺与女性生殖器官肿瘤病理学与遗传学》问世为止，这一分类方案在国内使用了20年之久，在中国乳腺肿瘤病理学和临床方面影响深远。这一分类方案反映了乳腺癌由非浸润性癌发展为早期浸润癌，再到浸润癌的一个生物学特点，各型有独特的大体特点、组织学特征、预后意义，为临床指导治疗和评估预后发挥了非常重要的作用。

（二）乳腺癌的国际分类

2003年WHO集中了世界40多位权威病理学家，继承部分传统分类，结合现代乳腺病理和临床实践需要，制定了《乳腺与女性生殖器官肿瘤病理学与遗传学》一书，该分类具有以下几个特点。

1. 分类趋于简化

首先，新版分类将非浸润性癌、导管内癌归入导管内增生性病变这一概念当中，而小叶原位癌归入小叶肿瘤当中，不再单独分类；其次，不设早期浸润癌和以导管内癌成分为主的浸润性导管癌，只保留浸润性癌，并且只作分型，不作分类；最后，将发生于乳头至 TDLU 系统的所有乳头状肿瘤，都归至乳头状肿瘤名下。

2. 提出新概念

导管内增生性病变是新版分类中新提出的一个概念，包含四个独具特点的病变，即普通型导管上皮增生（UDH）、不典型导管上皮增生（ADH）、平坦型上皮不典型性改变（FEA）、导管原位癌（DCIS）。其中，FEA 也是一个新确认的病种。

另外，浸润性导管癌的内涵与过去相比有了新变化，国内分类中的浸润性导管癌，其组织学特点是导管内癌占全部癌的一半以上，其余为浸润性癌。新版分类中的浸润性导管癌（非特殊型），包含了所有除小叶来源之外的非特殊类型癌，根据间质中细胞成分特点再做分型。

3. 明确新病种

（1）微小浸润癌：与新版分类中的早期浸润癌类似，但程度有所不同，其特点是：在非浸润癌的背景中，非特异化的小叶间质中存在一处或多处明确的、离散的、镜下小灶性浸润。

（2）浸润性小叶癌：除了经典型之外，增加了许多新的分型，如实性型、多型性和混合型等变异型。此处，混合型是指浸润性小叶癌与浸润性导管癌混合的类型，或者浸润性小叶癌与其他类型浸润性癌混合的类型。

（3）印戒细胞癌：作为一类具有特征性组织学表现的癌划分在产生黏液的癌的名目下，该项还增加了囊腺癌和柱状细胞黏液癌。

（4）神经内分泌癌：正式进入浸润性乳腺癌的分类，该肿瘤在乳腺内的组织学形态与消化道和肺部的神经内分泌癌相同。

4. 增加少见和特殊类型

增加一些特殊类型癌，如浸润性微小乳头状癌、浸润性筛状癌等。另外，一些少见类型癌，如皮脂腺癌、腺泡细胞癌也进入乳腺癌分类。

5. 从分子遗传学对乳腺肿瘤有新认识

新版分类的一个最大特点是增加了对每一型肿瘤的分子遗传学的最新研究进展，分子遗传学研究拓展了人们对乳腺肿瘤的认识，有助于乳腺肿瘤的分类和基因分型。例如：7% 的 UDH 显示了某种程度的非整倍体 DNA，然而，基因变化频率远远低于 ADH，50% 的 ADH 具有与同侧浸润性乳腺癌相同的杂合型缺失模式，这是证明 ADH 是癌前病变的强有力的证据。

6. 加入组织学分级——半定量分级法

新版分类正式采用了 1957 年 Bloom 和 Richadson 提出的，后又经过 Elston 和 Ellis 改良的分级法，所谓的半定量分级法是根据组织图像和核分裂象数记分，3～5 分为组织学Ⅰ级，属于高分化；6～7 分为Ⅱ级，为中分化；8～9 分为Ⅲ级，为低分化。

7. 对 pTNM 的新规定

新版分类中对乳腺肿瘤的病理学 TNM（pTNM）分期进行了明确的规定，与 UICC 相比有一定改动，例如：

（1）新版 pTNM 中的 T 是指浸润部分肿瘤的大小。

（2）微小浸润性癌称为 T1mic，指癌细胞突破基底膜，侵犯周围组织，浸润灶最大径 ≤ 0.1cm 的肿瘤，当有多个浸润灶时，用最大病灶直径对微浸润进行分类。

（3）当区域淋巴结仅有孤立肿瘤细胞团（ITC）时，应归于 pTN0（ITC 指单个的肿瘤细胞或小的细胞团，最大直径 ≤ 0.2mm）。

（4）前哨淋巴结检测阳性也作为确定 PN 的依据。

（5）锁骨上淋巴结转移归为 PN3，不再归于远处转移（M1）。

8. 使用 ICD-O 编码

ICD-O 编码是国际肿瘤疾病分类及医学系统性命名规定的形态学编码，简称 ICD-O（international classification of diseases for oncology）。新版分类对肿瘤性病变标明 ICD-O 分级，并按照医学系统性命名将各种病变进行了统一的编码，由此可使医学统计达到国际间的统一。

9. 新分类存在的有待解释的问题

首先，炎性乳癌作为一个临床病名，有其独特的临床表现，并非组织病理学类型；其次，乳头 Paget's 病不应简单地归为乳头病变，部分病例的临床表现可能局限在乳头，但实际上是乳腺实质癌累及乳头，不是孤立的乳头病变；再次，部分常见病在新分类中未被列出，如囊性增生病、乳管扩张症、肉芽肿性乳腺炎等，这些病变在临床表现和病理大体检查中容易与癌混淆。

二、乳腺癌病理学分期

乳腺癌分期是评价乳腺癌预后和选择治疗方案最广泛使用的方法，目前广泛使用的是 TNM 分期法，包括临床分期和病理分期，其分期的主要成分（如肿瘤的大小、局部淋巴结、有无远处转移）是根据肿瘤－淋巴结－转移（TNM）系统确定的。临床分期依据第一次针对性治疗前所收集的临床资料，包括来自体格检查的资料、影像学分析、活组织检查、手术探查和其他相关的检查结果。原发性肿瘤的体积大概是一种生长率和生长时间的体现，这与转移能力有密切关系。原发的乳腺癌大小和有可能腋窝淋巴结转移之间有直接的关系。腋窝淋巴结转移状况，能够证实癌的转移能力和提示潜在性可治愈的病例，是在临床分期中唯一最有预测的证据。临床医师在有些情况下估计肿瘤大小和腋窝情况不准确，因此在乳腺癌患者的临床分期研究中，原发肿瘤（T）和区域淋巴结（N）状况主要根据手术后病理标准。

病理分期依据通过手术获取的资料对临床分期所采用的资料进行补充和纠正，特别是切除的原发肿瘤、局部淋巴结和（或）远处转移灶的相关病理检查结果。肿瘤大小（PT）的测量采用的是镜下观察到的肿瘤大小，除在多发性局灶性肿瘤中无单个较大病灶的情况之外，应选择主要的（最大的）肿瘤浸润区进行测量。多发性局灶性肿瘤应采用整个肿瘤的大小（W）。淋巴结病理状态（PN）依据的是常规的 HE 染色切片所获得的信息。

近年来，新辅助化疗作为一种新的治疗理念渐渐被临床工作者接受，越来越广泛地应用于临床恶性肿瘤治疗。其对降低病期、争取保乳机会、筛选敏感的化疗药物和抑制外周微小病灶等方面的价值得到大家公认。然而，新辅助化疗后，患者乳腺癌原发灶明显缩小，腋窝淋巴结阳性率下降，病理分期可能与患者的实际病情不相符，这让临床医师在决定是否给患者实施放疗的时候感到很困惑。因为对于治疗前未能扪及肿大腋窝淋巴结的乳腺癌患者，根治术后放疗与否，很大程度取决于其术后病检所示的有癌转移的淋巴结数量。因此，对实施新辅助化疗的患者，应综合分析其临床分期和病理学分期，制订治疗方案。

（一）病理学分期 pTNM

1. pT 原发肿瘤

病理学分类要求原发肿瘤切缘无肉眼可见肿瘤，切缘仅有镜下可见肿瘤的病例也可进行 pT 分类。病理学的分类 pT 与临床分类 T 相一致。注：进行 pT 分类时，肿瘤大小指的是浸润部分。如果原位部分较大（如 1cm）而浸润部分较小（0.5cm），则归入 pT_{1a}。

（1）T_x：原发肿瘤无法确定。

（2）T_0：原发肿瘤未查出。

（3）T_{IS}：原位癌。

（4）T_{IS}（DCIS）：导管原位癌。

（5）T_{IS}（LCIS）：小叶原位癌。

（6）T_{IS}（PAGET）：无肿块的乳头派杰氏病（Paget's 病）。

（7）T_1：肿瘤最大直径 ≤ 2cm。

（8）T_{1mic}：微小浸润性癌*，最大直径 ≤ 0.1cm。

（9）T_{1a}：最大直径 > 0.1cm，≤ 0.5cm。

（10）T_{1b}：最大直径 > 0.5cm，≤ 1.0cm。

（11）T_{1c}：最大直径 > 1.0cm，≤ 2.0cm。

（12）T_2：最大直径 > 2.0cm，≤ 5.0cm。

（13）T_3：最大直径 > 5.0cm。

（14）T_4：无论肿瘤大小，直接侵犯胸壁或皮肤，见 T_{4a} 至 T_{4d} 所述。注：胸壁包括肋骨、肋间肌、前锯肌，但不包括胸肌。

（15）T_{4a}：侵犯胸壁。

（16）T_{4b}：患侧乳房皮肤水肿（包括橘皮样变）、溃破或卫星状结节。

（17）T_{4c}：T_{4a} 与 T_{4b} 并存。

（18）T_{4d}：炎性乳癌*。

注：*微小浸润性癌指癌细胞突破基底膜，侵犯周围组织，病灶最大直径 ≤ 0.1cm。有多个微浸润灶时，仅用最大病灶直径对微浸润进行分类（不用所有病灶直径的总和）。当出现多个微浸润灶时应当引起注意，因为可能伴有更大的浸润灶。

*乳房炎性乳癌的特征是皮肤弥漫性硬化，具有类丹毒边缘，通常无潜在的肿块。如果皮肤活检阴性，局部无可触及的原发肿瘤，T 分类为 pT_x，为临床炎性乳癌时病理分期为 T_{4d}。除 T_{4b}、T_{4d} 外，T_1、T_2、T_3 期也可出现酒窝征、乳头回缩等皮肤改变，并不影响分类。

2.pN 区域淋巴结

（1）pN_x：区域淋巴结无法分析（未切除或已切除）

（2）pN_0：无区域淋巴结转移。

（3）pN_{1mi}：微小转移（＞0.2mm，但最大直径≤2.0mm）。

（4）pN_1：同侧腋窝淋巴结1～3个转移，和（或）通过前哨淋巴结检测发现乳区淋巴结有镜下转移但临床上未发现。

（5）pN_{1a}：腋窝淋巴结有1～3个转移，至少有一个转移灶最大直径＞2mm。

（6）pN_{1b}：通过前哨淋巴结检测发现乳区淋巴结有镜下转移但临床上未发现。

（7）pN_{1c}：同侧腋窝淋巴结1～3个转移，并且通过前哨淋巴结检测发现乳区淋巴结有镜下转移但临床上未发现。

（8）pN_2：同侧腋窝淋巴结4～9个转移，或临床上发现同侧乳区内淋巴结有转移，但无腋窝淋巴结转移。

（9）pN_{2a}：同侧腋窝淋巴结4～9个转移，至少有一个转移灶最大直径＞2mm。

（10）pN_{2b}：临床上发现乳区内淋巴结有转移，但无腋窝淋巴结转移。

（11）pN_3：同侧腋窝淋巴结≥10个转移；或锁骨下淋巴结转移；或临床上发现同侧乳区有淋巴结转移，伴有≥1个腋窝淋巴结转移；或≥3个腋窝淋巴结转移，且乳区内淋巴结仅有镜下转移而临床尚未发现转移；或同侧锁骨上淋巴结转移。

（12）pN_{3a}：腋窝淋巴结≥10个转移（至少有一个转移灶最大直径＞2mm）；或锁骨下淋巴结转移。

（13）pN_{3b}：临床上发现同侧乳区有淋巴结转移，伴有≥1个腋窝淋巴结转移；或≥3个腋窝淋巴结转移，伴有乳区内淋巴结仅通过检测前哨淋巴结发现镜下转移而临床尚未发现转移；或≥3个腋窝淋巴结转移，乳区内淋巴结仅有镜下转移而临床尚未发现转移。

（14）pN_{3c}：锁骨上淋巴结转移。

注：区域淋巴结仅有分散肿瘤细胞（ITC）的病例归入PN_0。分散肿瘤细胞（ITC）指单个的肿瘤细胞或小的细胞团，最大直径≤0.2mm，通常以免疫组化或分子生物学方法检测到，但也可以通过HE染色验证。ITCS并不能说明转移活性（例如，增生或间质反应）。临床上未发现指经临床检查或影像学（不包括淋巴管闪烁摘星照相法）检查未发现。临床上发现指经临床检查或影像学（不包括淋巴管闪烁照相法）检查或病理大体检查发现。

3. pM 远处转移

pM 分类与 M 分类一致。

（1）M_x：远处转移无法确定。

（2）M_0：无远处转移。

（3）M_1：有远处转移。

（二）根据 pTNM 进行的临床分期（摘译自 WHO 2003 新版乳腺肿瘤组织学分类）

根据 pTNM 进行的临床分期见表 1-1。

表 1-1　根据 pTNM 进行的临床分期

分期	T	N	M
0 期	T_{is}	N_0	M_0
Ⅰ期	T_1	N_0	M_0
ⅡA 期	T_0	N_1	M_0
	T_1	N_1	M_0
	T_2	N_1	M_0
ⅡB 期	T_2	N_1	M_0
	T_3	N_0	M_0
ⅢA 期	T_0	N_2	M_0
	T_1	N_2	M_0
	T_2	N_2	M_0
	T_3	N_1，N_2	M_0
ⅢB 期	T_4	N_0，N_1，N_2	M_0
ⅢC 期	任何 T	N_3	M_0
Ⅳ期	任何 T	任何 N	M_1

1. 区域淋巴结

（1）腋窝（同侧）：肌间（rotter）淋巴结以及沿腋静脉及其分支排列的淋巴结，可分为下列水平。

1）水平Ⅰ（低腋窝）：胸小肌外侧缘以外淋巴结。

2）水平Ⅱ（中腋窝）：胸小肌内、外侧缘之间淋巴结以及肌间（rotter）淋巴结。

3）水平Ⅲ（高腋窝）：顶部的淋巴结，以及除了特别指出为锁骨下或锁骨上淋巴结以外胸小肌内侧缘以内的淋巴结。

（2）锁骨下淋巴结（同侧）。

（3）乳腺内（同侧）肋间隙沿胸骨缘排列的淋巴结。注：乳腺内淋巴结归为腋淋巴结，水平Ⅰ。

（4）锁骨上淋巴结（同侧）。

2. 病理学进行 N 分类

要求至少切除和检查低腋窝淋巴结（水平Ⅰ），检查一个或多个前哨淋巴结可用于病理学分类。如果分类仅仅依赖于前哨淋巴结的检查而未接着切除腋窝淋巴结，应当以 sn 注明是前哨淋巴结，如 $pN_1(sn)$。

三、乳腺癌组织学分级

新版 WHO 分类中浸润性导管癌及其他浸润性肿瘤病变通常依据小管/腺体结构、核的多形性和核分裂数来评价其组织学分级。许多研究证明了乳腺癌的组织学分级与患者生存率显著相关，是重要的预后预测因素，应作为一个必不可少的指标列入病理报道中。改良后的 Patley&Scarff 方法使得乳腺癌的组织学分级更为客观，该方法是由 Bloom 和 Richardson 首次提出，近来 Elston 和 Ellis 对其进行了改进的半定量分级法，见表 1-2 和表 1-3。主要用于占 80% 以上的非特殊型浸润性癌，而不适用于浸润性小叶癌、黏液腺癌和髓样癌等特殊类型癌。

表 1-2　乳腺组织学分级（半定量分级法，Elston and Ellis）

组织图像	记分
腺腔形成	
占肿瘤的大部分（>75%）	1
中等程度（10%~75%）	2
少和无（<10%）	3
核多形性	
小而规则一致的细胞	1
中等大小及异形性	2
明显异型	3
核分裂记数	
取决于显微镜视野	1~3

表1-3　3种不同显微镜视野核分裂象计数测量举例

视野直径（mm）	0.44	0.59	0.63
视野面积（mm²）	0.152	0.274	0.312
核分裂象计数（每10个高倍视野）			
1	0~5	0~9	0~11
2	6~10	10~19	12~22
3	>11	>20	>23

1. 组织学分级方法

组织学分级的评判标准包括肿瘤的三大特征：小管结构，即腺样分化、核的多形性和核分裂数。其可用计分方法（1~3）分别对每项指标进行评价。评判时应选择具有清楚的中央腔隙结构的小管和腺泡，截取腺体/肿瘤区75%的点和10%的点进行评分。核多形性可参照邻近正常乳腺组织上皮细胞的大小和形状的标准进行评价；另外，细胞核形状不规则及核仁的大小和数目的改变都是有价值的特征。核分裂计数要仔细，只需计算清楚明确的核分裂象，异染色质和核固缩均应排除，因为它们更可能提示凋亡而不是增生。核分裂计数要做到标准化选择固定的视野区，或是使用网格系统，结果计为核分裂总数/每10HPF。视野的选择应从肿瘤周边浸润区开始，如果存在异形性，要选择核分裂象明显增多的区域。选择要随机化进行，只有选择代表肿瘤特性的区域进行评价，才是有价值的。

2. 组织学分级的评分标准

（1）腺管形成的程度：细胞或多或少规则地聚集于中央腔隙周围，而呈明确的腺管或腺泡状排列。若肿瘤组织中75%以上形成腺管样结构为1分；10%~75%形成腺管样结构为2分；无腺管样结构或少于10%者为3分。浸润性导管癌中由于导管癌成分占半量以上，这一项记分为1或2分，无3分的情况。

（2）细胞核多形性：细胞核大小、形状相当一致，染色质匀细者为1分；约1/3瘤细胞核大小不一，形态不规则，核染色质较粗为2分；大部分细胞核呈明显多形性，可见单核或多核瘤巨细胞者为3分。

（3）核分裂象计数：计数应在肿瘤浸润前沿细胞生长活跃区进行，计算10个高倍视野中癌细胞的核分裂象总数，凡核分裂象在3个以内者为1分；4~5个为2分；6个以上为3分。

上述3项指标所确定的分数相加，3~5分为Ⅰ级（分化好）；6~7分为Ⅱ级（中度分化）；8~9分为Ⅲ级（分化差）。

由于多数浸润性乳腺癌可见到导管癌成分，那么导管内癌的核分级和其结构特点（亚型）对浸润性乳腺癌的组织学分级是否有影响，一些学者对此进行了探讨。国内外常用的是导管内癌Ⅲ级分级系统，将导管内癌分为3个级别：Ⅰ级：细胞一致，胞质丰富，细胞核小，核膜光滑，染色质一致，偶见到小核仁；Ⅱ级：细胞比Ⅰ级稍大，核稍不规则，核膜增厚，染色质不如Ⅰ级细胞均匀一致，大多数细胞有核仁，甚至可有巨大核仁；Ⅲ级：细胞多形性明显，核大，核膜不规则，至少有一个大核仁，染色质粗糙或呈块状。

Lampejo 和 Goldstein 等采用导管内癌Ⅲ级分级系统，将浸润性癌中的导管内癌成分分级，以期发现导管内癌的核级别与浸润性癌的组织学分级之间的关系。结果表明导管内癌Ⅰ级与浸润性癌分化好者有关，Ⅱ级与浸润性癌中等分化者有关，Ⅲ级与浸润性癌分化差者有关，即导管内癌的核级别与浸润性癌的组织学分级呈正相关，分化好的原位癌（核级别低）发展至浸润性癌时则浸润性癌的癌细胞分化也好。他们的研究还发现，导管内癌的组织结构即亚型包括粉刺型、实性型、筛状型、低乳头型等与浸润性癌的组织学分级无明显的相关性。

3. 组织学分级与预后

组织学分级是反映肿瘤侵袭能力的重要指标。在乳腺癌中，随组织学分级的增高，肿瘤大小、异倍体数目及细胞增生比率增大，说明组织学分级对乳腺癌有肯定意义。1995年Pereira等对1529例乳腺癌统计发现，组织学分级比组织学分类对判断预后更有意义。不同的组织学分级，淋巴结转移率有统计学差异，组织学分级越高，淋巴结转移率也越高；组织学分级与脉管内瘤栓关系密切，随着组织学分级的升高，脉管瘤栓数目也增多；肿瘤分期越晚，组织学分级越高。

四、乳腺癌的分子分型

（一）肿瘤分子分型的提出

肿瘤分子分型最早由美国国立癌症研究所于1999年提出，即通过综合的分子分析技术为肿瘤的分类提供更多的信息，使肿瘤的分类基础由形态学转向以分子特征为基础的新的肿瘤分类系统。基于这一观点，以肿瘤分子水平表达差异的分子分型研究相继在各类恶性肿瘤中广泛开展，其中部分已应用于临床，指导诊断及治疗，如非霍奇金淋巴瘤、胃肠道间质瘤等。

（二）乳腺癌的分子分型

目前为止，乳腺癌的分子分型研究仍在广泛进行中，尚无统一的结论。2000 年 Perou 等首次提出乳腺癌分子分型的概念，被公认为乳腺癌基因筛选成功的先例。Perou 等采用包含 8102 个基因的 cDNA 芯片对 65 个乳腺癌标本基因表达方式的特征进行分析，发现不同标本的基因表达存在一定差异，但某些基因在所有乳腺癌标本表达基本一致，即为筛选出的内在固有基因亚群，并据此将标本分为雌激素受体（estrogen receptor，ER）阳性组和阴性组。ER（+）组基因表达情况与乳腺腔上皮细胞表达相似，因此又被称为腔上皮型乳腺癌（luminal 型），并被进一步分为 luminal A 型［ER（+）/HER-2（-）］及 luminal B 型［ER（+）/HER-2（+）］两型。根据肿瘤基因表型 ER（-）组被分为 3 型：HER-2（+）型［ER（-）/HER-2（+）］、基底细胞样（basal-like）型［ER（-）/HER-2（-）］及正常乳腺样（normal breast-like）型。至此，Perou 等首先依据基因谱表达情况对乳腺癌进行分类，其提出的乳腺癌 5 种分型被更多的研究所证实，成为目前乳腺癌分子分型的基础。Luminal A（腔上皮 A 型，表达正常乳腺管腔上皮激素受体、细胞角蛋白和相关基因）、Luminal B（腔上皮 B 型，较 A 型激素受体水平低，组织学级别高）、HER-2 过表达型、basal-like 型（基底样型，表达乳腺上皮基底样或干细胞相关基因）、Normal breast like 型（正常乳腺样型）5 种类型，这 5 种分子类型除正常乳腺样型认为更可能是存在于标本中的正常乳腺组织的污染所致外，其他 4 种类型在之后大量的临床研究中，证实了各型具有临床、预后等方面的特异性，有利于判断乳腺癌生物学特性和指导临床治疗、预后评估，也受到越来越广泛的认可。

乳腺癌分子分型的研究最初主要在基因水平上，但基因检测技术复杂、难度大、价格昂贵，限制了分子分型的临床应用；而灵敏度高、特异性好、价格实惠的免疫组织化学技术，是目前临床广泛应用而成熟的技术，已有大量的蛋白受体、基因表达产物不断涌现，为临床实用的分子分型奠定了技术基础。2011 年 3 月，在 Gallen ST 召开的国际乳腺癌会议上，专家组达成共识采用 ER、PR、HER-2、ki-67 等 4 种免疫组织化学标志进行乳腺癌近似分子分型，有效地补充了目前临床使用的病理学分类，准确的评估对分类诊断及选择治疗方案、预测预后有着至关重要的作用；同时对乳腺癌分子分型进行了重新讨论，根据 ER、PR、HER-2、ki-67 表达情况将乳腺癌分为 Luminal A 型、Luminal B 型、ERBB2（+）型（HER-2 过表达型）、Basal-like 型（基底细胞样型）4 个亚型，乳腺癌分子分型对认识乳腺癌内在生物学本质及其临床价值受到专家组广泛认可。2013年，中国抗癌协会乳腺癌诊治指南与规范，也提出了乳腺癌分子分型标志物检测与判定及不同分子亚型的推荐治疗。

（三）各亚型乳腺癌的免疫表型及基因改变

Luminal型是乳腺癌分子分型中最多见的一种类型，包括luminal A和luminal B型乳腺癌，均属于ER阳性乳腺癌，同时均表达腺上皮型细胞角蛋白CK8/18，该型乳腺癌虽然也存在肿瘤的异质性，但几乎均有雌激素诱导的增生效应。

1.luminal A型

高表达ER和雌激素调节蛋白，低表达增生细胞核抗原-67（antigen identified by monoclonal antibody-67，Ki-67），肿瘤基因53（tumor protein 53，TP53）突变率很低（约13%），且与HER-2（+）基因的表达有高度的一致性。TP53是抑癌基因，正常组织中含量很低，高突变表示预后差。

2.luminal B型

表达低度至中度的腔上皮特异基因，包括ER等基因，Ki-67高表达（与管腔A型相比），也表达HER-2基因，此型与HER-2（+）型相似，但其浸润性却远低于HER-2（+）型。

3.HER-2（+）型

以HER-2阳性表达为特征，TP53的突变率也很高（40%~86%），通常Ki-67高表达，肿瘤分化较差。其分子特征是ERBB2基因明显扩增，同时伴有17号染色体上与ERBB2基因扩增相关基因如GRB7、TRAP100等表达上调，而RAD5、谷胱甘肽S-转移酶Pi（GSTP1）、RRM2等表达下降。

4.Basal-like型

是目前研究最为广泛的一种分子亚型，以ER（-）/HER-2（-）及基底上皮分子标志物，如CK5/6、CK14、CK17和（或）EGFR高表达为其特征。这类肿瘤75%有TP53突变及人类乳腺癌易感基因1（breast cancer 1，BRCA1）突变（BRCA1是一种抑癌基因）。

（四）乳腺癌分子分型与临床

1.Luminal A型

是临床上最常见的亚型，多为早期乳腺癌，复发率较低，对内分泌治疗敏感，对化疗不敏感，预后较好。

2.Luminal B 型

多见于高龄乳腺癌患者，组织学分级较 Luminal A 型高，导管癌中 50%～67% 的患者表现为 Luminal 型，且多数伴有 HER-2 基因扩增。对内分泌治疗（包括选择性雌激素受体调节剂和芳香化酶抑制药）敏感，但其化疗敏感性易变，且无明显集中的临床分期。

3.HER-2（+）型

多为晚期，原发肿瘤较大，复发转移较早，淋巴结转移较多，病理分期晚，病理分级高、浸润性强，恶性程度高，对化疗敏感，预后差。

4.Basal-like 型

即基底样型，常被称为三阴性乳腺癌，但两者并不完全等价，此型是目前研究最多的分子亚型，与 BRCA1 变异紧密联系，病理分级高、浸润性强。常见于晚期、年轻和绝经前女性，有家族史的患者较多，同时这些因素也都可能导致预后较差，该型肿瘤具有独特的转移机制，较少发生淋巴结转移，但发生转移后生存期较短，具有对化疗敏感及易复发转移等特点。

（五）乳腺癌分子分型与预后

Luminal A 型预后最好。Luminal B 型表达腔上皮基因的同时 HER-2 也扩增或过度表达，一般预后较 Luminal A 型差。Basal-like 型一般对化疗有较好的反应性，但预后一般较差。有研究提示，Luminal A 型、Luminal B 型、HER-2（+）型、Basal-like 型的 5 年存活率分别为 81.9%、72.8%、67.1%、62.4%。在美国北卡罗莱纳乳腺癌研究机构的报道中，乳腺癌总生存率是 Luminal A 型为 87%，Luminal B 型 84%，Basal-like 型为 75%，HER-2 过表达型 52%。Rakha 等的研究显示，乳腺癌的基底细胞特性是一项独立预后指标，成为除肿瘤大小外最重要的预后预测因子，无论有无淋巴结转移，患者无病生存率及总生存率均明显降低。Kim 等的研究提示，HER-2 过表达型的预后较 Basal-like 型更差。Cheng 等认为乳腺癌分子亚型对淋巴结转移、AJCC 分期有独立预测作用，分子分型能更好地了解乳腺癌的发生、发展、治疗和预后。Wong 等的研究提示不同分子亚型的淋巴结阴性乳腺癌预后不同，Luminal A 型预后最好，HER-2（+）型、Basal-like 型预后较差。

近年来，乳腺癌分子分型从提出到发展，取得了一定成效，有力补充了乳腺癌临床病理学分类，可以帮助预测乳腺癌复发、转移危险度、生物学特性、治疗敏感性，还能评估预后，为临床治疗的个体化、评估预后方面提供一个新启示，以分子分型来指导乳腺癌的临床个体化治疗和预后评估有良好的研究基础及应用前景。目前分子分型并不完善，由于遗传、分型方法和研究背景的不同，中国乳腺癌分子分型在流行病学、病理学、预后等方面与西方国家存在差异，仍需深入研究。其次分子分型定义和标准不明确，存在争议，某些亚型之间存在交叉性，仍有部分肿瘤不能分型。再者免疫组织化学法分子分型与基因表达之间存在一定差异，其不能完全代替基因芯片技术，只有准确、实用的分子分型，才能有效指导临床个体化治疗、预后评估。目前关于分子分型的研究主要集中在 Basal-like 型，很多时候又被称为"三阴性乳腺癌"，但两者并非真正完全等价，且此型预后较差，缺乏特异性治疗。部分地区已根据分子分型指导乳腺癌的内分泌治疗和靶向治疗，但在乳腺癌化疗方面仍缺乏有效指标，导致部分医疗资源的浪费、不必要的药物毒副反应及经济负担。

五、乳腺癌病理分类

1. 上皮性肿瘤

（1）浸润性导管癌（invasive ductal carcinoma，IDC）：非特殊型（NOS）导管癌中，浸润性成分不超过癌实质半量者；若超过半量，则以其浸润性成分的主要形态命名。

（2）浸润性小叶癌（invasive lobular carcinoma，ILC）：小叶癌明显向小叶外浸润，包括小细胞型浸润。癌细胞常呈单行线状，或围绕导管呈靶环状排列，亦可单个散布于纤维间质中，有时可见残存的小叶原位癌成分。

（3）小管癌（tubular carcinoma）：癌细胞立方形或柱形，大小相当一致，异形不明显，核分裂象少见，大部分癌细胞排列成大小比较规则的单层腺管，散乱浸润于间质中，引起纤维组织反应。

（4）浸润性筛状癌（invasive cribriform carcinoma，ICC）：癌细胞较小，成立方或低柱状，大小形态相对一致，核分裂象少见，癌巢由显著纤维化的间隔分隔，散在分布有多个边界清楚的圆形腔隙，形成类似筛状导管内癌的筛状结构。

（5）髓样癌（medullary carcinoma，MC）：癌细胞较大，胞质丰富、淡嗜碱，胞膜不清，常互相融合。癌细胞密集，常呈片块状分布，偶见乳头状结构或弥散分布。间质纤维组织少，癌周边界清楚，癌巢周围有厚层。

（6）黏液癌（mucin producing carcinoma）：癌实质中，上皮黏液成分占半量以上，黏液绝大部分在细胞外，形成黏液湖；偶见在细胞内，呈印戒样细胞。

（7）神经内分泌肿瘤（neuroendocrine tumours）：近年证实的一型，组织象不恒定，可似类癌、黏液癌或小细胞癌等。

（8）浸润性乳头状癌（invasive papillary carcinoma）：常发生在大导管，癌组织以乳头状结构为主，部分癌细胞也可形成腺管状或筛状结构，呈浸润性生长。

（9）浸润性微乳头状癌（invasive micropapillary carcinoma）：癌细胞较小，呈立方或柱状，胞质细颗粒状或均质嗜酸，排列成不含纤维血管束的微乳头状或形成圆形、卵圆形小巢团状。

（10）大汗腺癌（apocrine carcinoma）：细胞大，呈立方、柱状或楔形，胞质丰富、嗜酸、颗粒状，有时可见顶浆突起，胞核轻度到中度异形。癌细胞形成小巢、腺管或小乳头，间质常明显分离。

（11）化生性癌（metaplastic carcinomas）：乳腺组织中，偶见各种化生性改变，如部分腺上皮形成鳞状细胞；间质中出现骨、软骨成分等。这些肿瘤仍归原来的组织类型，但需注明化生成分。

（12）富于脂质癌（lipid-rich carcinoma）：癌细胞大，胞质透明或呈泡沫状，脂肪染色呈强阳性。胞核不规则，核仁显著，癌细胞排列方式不定，可伴有导管内癌或小叶原位癌成分。

（13）分泌型癌（secretory carcinoma）：癌细胞淡染，排列成条索，腺样或巢状，有显著的分泌现象。癌细胞内和腺样腔隙中，有耐淀粉酶 PAS 阳性的物质。

（14）嗜酸细胞癌（oncocytic carcinoma）：癌细胞大、圆形或多边形，细胞境界清楚，无顶浆突起。胞质丰富，内含大量弥散分布的强嗜酸性颗粒。

（15）腺样囊性癌（adenoid cystic carcinoma，ACC）：基底细胞样细胞形成大小、形状不一的片状或小巢，内有数目不等、大小较一致的圆形腔隙，腔面及细胞片块周边可见肌上皮细胞。

（16）腺泡细胞癌（acinic cell carcinoma）：癌细胞大，多边形且均匀一致，胞质丰富呈细颗粒状。细胞境界清楚，胞核圆形或卵圆形，染色质较粗，核分裂象较易见。免疫组化染色，癌细胞 CK、EMA 及溶菌酶均阳性。

（17）富含糖原透明细胞癌（glycogenrich clear cell carcinoma，GRCC）：癌细胞圆形、卵圆形或多边形，细胞边界清楚，胞质水样透明，糖原染色阳性，黏液染色和脂肪染色均阴性，且含糖原的透明细胞超过90%。

（18）皮脂腺癌（sebaceous carcinoma）：癌细胞明显向皮脂腺方向分化，肿瘤由体积小的基底细胞样的未分化细胞和体积大的较分化细胞组成，未分化细胞多位于周边，胞质淡嗜酸，较分化细胞分布于癌巢中部，细胞边界清楚，胞体大，胞质丰富。

（19）微小浸润癌（microinvasive carcinoma）：以非浸润性癌为主的病变中，在非特化的小叶间间质内存在一个或几个光镜下明显分离的小浸润灶。如果仅一个浸润灶，其最大直径不超过2mm，有几个浸润灶，则单个浸润灶最大直径不超过1mm。

（20）乳头派杰氏病（paget's）（paget disease of the nipple，PD）：乳头或乳晕区表皮内有散在或成巢、胞质淡染的癌细胞，早期癌细胞多位于基底层，尔后可侵至表层，乳腺其他部位皮肤被癌浸润者，不在此列。本型皆与导管癌或其他浸润性癌并存。

（21）鳞状细胞癌（squamous cell carcinoma）：癌组织绝大部分为典型的鳞状细胞癌结构，即可见细胞间桥和（或）角化者，诊断乳腺鳞状细胞癌必须除外其他型癌的部分鳞状细胞化生性改变及由乳区皮肤或表皮样囊肿发生的癌。

（22）印戒细胞癌（signet ring cell carcinoma）：癌细胞圆形，境界清楚，胞质充满微嗜碱性黏液或呈透明状，胞核被挤于一侧，呈典型印戒状。常呈单行线状排列，伴有小叶癌成分，癌组织内印戒细胞超过20%以上即可诊断。

（23）黏液表皮样癌（mucoepidermoid carcinoma）：常发生于老年妇女乳腺深处，直径最大可达5cm，质地坚实或囊性。光镜下癌组织形态与唾腺黏液表皮样癌相似。实性区和含黏液的囊性区均可见黏液细胞、不同分化程度的鳞状上皮细胞和中间型细胞以不同比例混合组成，排列成大小不等的巢状或腺样结构。

（24）腺鳞癌（adenosquamous carcinoma）：肿瘤发生于乳腺实质内，由浸润的腺样结构组成，肿瘤性腺体可浸润至导管之间或小叶内，并常有不同程度的鳞化，但细胞分化好，缺乏核分裂象。

（25）梭形细胞癌（spindle cell carcinoma）：癌组织以梭形细胞为主，并有数量不等的常见类型乳腺癌（以非特殊型浸润性导管癌多见）成分混杂存在。胖梭形或长梭形细胞呈束状或编织状排列，胞核异型可明显或不大明显，核分裂象少见。

（26）腺纤维瘤癌变（adenofibroma canceration）：病理形态表现为腺纤维瘤内的腺上皮细胞部分或全部呈恶性形态。腺管扩张，腺上皮增生呈实性、筛状或低乳头状,细胞异型,排列极性紊乱,肌上皮消失,有时可见肿瘤性坏死或钙化,常呈导管内癌或小叶原位癌图像。癌变一般均局限于腺纤维瘤包膜内。

(27)乳头状瘤病癌变(papillomatosis canceration):其主要见于重度乳头状瘤病。病理形态表现为乳头状瘤病的病变区出现灶性上皮成分恶变区,腺上皮细胞异型,排列极性紊乱或呈筛状结构,肌上皮细胞消失,出现肿瘤性坏死。

2. 恶性间叶肿瘤

(1)血管肉瘤(hemangioendotheliosarcoma):瘤组织是由互相联结的不典型的毛细血管构成。

(2)脂肪肉瘤(liposarcoma):主要由成熟的脂肪细胞所组成,细胞体积比正常脂肪细胞波动范围大,可见少数畸形细胞核。

(3)横纹肌肉瘤(rhabdomyosarcoma):可见数种发育不同阶段的横纹肌肉瘤细胞,主要为多形态的未分化细胞、圆形肌母细胞、带状和球拍样肌母细胞、具有肌原纤维和横纹肌成熟型瘤细胞。

(4)骨肉瘤(osteosarcoma):由成骨性结缔组织的肉瘤细胞、类骨组织、骨组织及软骨组成。

(5)平滑肌肉瘤(leiomyosarcoma):肿瘤主要为长梭形细胞构成,大小较一致,核稍大呈杆状,胞质淡红,平行排列或交织成囊状,核分裂象不多见。

3. 恶性淋巴瘤

(1)弥散大B细胞淋巴瘤。

(2)Burkitt淋巴瘤。

(3)结外MALT型边缘区B细胞淋巴瘤。

(4)滤泡性淋巴瘤。

第四节 乳腺癌影像与分子亚型关联

乳腺癌的影像学检查包括X线、超声、CT和MRI。目前临床上常用的诊断方法超声、X线。据文献报道,X线联合超声检查可检出97%的乳腺癌,MRI由于其敏感性高、假阴性率低,所以也越来越多用于乳腺癌的诊断。乳腺癌的影像学改变均有其分子生物学及病理学基础，不同分子亚型的乳腺癌其组织学病理学改变有所不同，进而可能影响其影像学表现。

乳腺X线检查能提高早期乳腺癌，特别是导管内癌的检出率，已被证实可降低20%～35%的乳腺癌死亡率，因而是乳腺癌诊断的常规检查方法，同时也被广泛用于40岁以上妇女的乳腺癌筛查。Harri Sihto等对用X线筛查发现的乳腺癌的分子分型进行了研究，发现X线筛查出的乳腺癌以LuminalA型为最多，其次为HER-2阳性型及三阴性型，提示X线检查对不同分子分型乳腺癌的敏感性不同。该研究结果发现，X线检查对Luminal B型乳腺癌的诊断符合率最低，与其他三种分子分型乳腺癌的诊断符合率有显著差异，这与Harri等的发现是一致的。梁晓燕等研究显示，Luminal型多表现为典型毛刺肿块征象，HER-2（+）型X线表现多样，钙化多见，三阴性型多表现为肿块，边缘清晰，少有钙化。三阴性型乳腺癌在超声上更多表现为边界清晰、边缘规则、后方回声衰减不明显的低回声团块，少见微钙化及高回声晕。三阴性型、Luminal型、HER-2过表达型肿块的边缘不规则分别占52.9%、85.9%、87.0%，相比Luminal型及HER-2过表达型，三阴性型乳腺癌更倾向于呈良性肿瘤的超声表现，这与其临床预后差的临床特点相反。MRI能显示不同断层的影像，可从多个切面观察肿块，与钼靶或超声比较，能更清楚、准确地显示肿块的大小、形态和边缘；MRI增强能清楚地显示肿块、结节的分叶、毛刺尖角状或触须突起、瘤周围结构及区分正常腺体与病变、肿块强化情况和内部结构等。韩敏等研究发现，乳腺癌毛刺征与癌细胞ER阳性表达存在正相关性，而肿块形态不规则可能与HER-2及P53表达相关，环形强化被认为与微血管密度有关。该研究中，MRI对各分子亚型乳腺癌的诊断符合率无显著差异，可能由于所有患者均有肿块。

探讨超声、X线和MRI影像学表现与乳腺癌分子亚型的内在联系，明确不同分子亚型乳腺癌的影像学表现特征，可为临床医师在未知晓病理结果时提供参考信息，将有利于对乳腺癌患者治疗方案的规划和预后评估，同时有助于了解乳腺癌完整的生物学特性。

第二章　乳腺疾病影像检查技术

第一节　乳腺 X 线检查技术

一、历史与进展

早在 1937 年，德国 Salomon 即开始进行乳腺癌 X 射线诊断的研究。稍后美国 Warren 采用细颗粒胶片及增感屏技术对乳腺标本及术前患者进行 X 射线摄影，以期提高照片的清晰度与对比度。与此同时，德、美、法等国的学者各自独立地对乳腺 X 线诊断问题做了细致的研究。Warren 及 Dominguze（1930 年）首先发现乳腺肿瘤在 X 线片上可出现钙化。Seabold（1931 年、1933 年）报道了月经周期中乳腺 X 射线上亦可呈现周期性的变化。Vogel（1932 年）讨论了慢性囊性乳腺炎与乳腺癌之间的 X 射线鉴别诊断问题。Ries（1930 年、1938 年）首先报道乳腺导管造影。但是上述这些研究，均采用普通钨靶 X 射线机，所摄照片大部分质量欠佳，影像模糊，缺乏清晰对比，致使大部分学者的热情很快冷却下来，认为乳腺 X 射线摄影难以达到临床诊断要求，前景暗淡。

1960 年，美国 Egan 在 Fletcher 教授指导下，经过 3~4 年的摸索，创造了用高毫安秒、低千伏及无增感屏的摄影方法（即所谓 Egan 摄影法），使照片的清晰度与对比度有了明显的提高，在 600 例 1000 次的摄影中，获得了惊人的诊断正确率，使乳腺的 X 射线诊断研究又开始风靡起来。

为了解决普通钨靶 X 射线机波长过短（0.2）、穿透力过强、不利于用作软组织摄影的问题，1970 年法国首先推出专供乳腺及其他软组织摄影用的钼靶（平均 X 射线波长为 0.7）X 射线机，这是乳腺 X 射线诊断中最关键性的一次突破。用钼靶 X 射线机所摄取的照片，其对比度与清晰度较 Egan 摄影法有了显著提高，一些微细结构和小病灶能在照片上清晰显示。之后，乳腺 X 线摄影技术发展迅速：1973 年自动曝光控制、压迫器在乳腺机上使用；1976 年滤线栅用于乳腺摄影；20 世纪 70 年代后期，应用单面增感屏 - 胶片投影系统，不仅增加了对比度和分辨力，而且大大降低了 X 线的辐射剂量；1981 年 0.1mm 焦点线管启用；20 世纪 80 年代后期以计算机化的 X 线为基础的数字乳腺 X 线检查（computer radiography，CR）出现，但是早期 CR 系统的量子探测效率（detective quantum efficiency，DQE）差和空间分辨力低，因此未获得广泛认可，随着新的专门的乳腺 CR 系统出现，逐步开始取代原有的屏/胶乳腺 X 线摄影（screen film mammograghy，SFM），乳腺 X 线摄影进入数字时代；1996 年使用电荷耦合器件（charge-coupled device，CCD）应用于乳腺机。

随着 DR 系统的推出及应用，2000 年全数字化乳腺 X 射线摄影系统（full field digital mammography，FFDM）获美国 FDA 批准进入临床使用。

2002 年计算机辅助诊断（computer assisted detection，CAD）用于乳腺影像诊断。计算机辅助检测（CAD）技术是近年来计算机技术在数字乳腺影像领域中应用的重大进展。所谓 CAD 是指通过影像学、医学图像处理技术以及其他可能的生理、生化手段，结合计算机的分析计算，辅助放射科医师发现病灶，提高诊断准确率的一种方法。

由于乳腺腺体组织与肿瘤组织在 X 线摄影条件下缺乏良好的对比，早期体积较小的肿瘤易漏诊，CAD 技术可选择性加强图像中某些信息，抑制另一些信息，使某些视觉难以分辨的结构达到人眼可分辨程度，从而在一定程度上扩大了人眼的视域，利于发现早期肿瘤。它实际上包括两方面的含义：即计算机辅助检测（简称 CAD 或 CADe）和计算机辅助诊断（简称 CADx 或 CADi）。前者重点是检测，计算机把异常的征象标注出来，并提供常见的影像处理技术，不进行诊断。计算机辅助检测是计算机辅助诊断的基础和必经阶段，而计算机辅助诊断是计算机辅助检测的延伸和最终目的。采用 CAD 系统有助于提高医师诊断的敏感性和特异性，因此，有人称 CAD 技术为医师的"第二双眼睛"。需要明确的基本概念是辅助诊断，而不是自动诊断。目前，国际上还没有成熟的计算机辅助诊断软件，大多处于计算机辅助检测阶段。

在产品结构上，乳腺 CAD 分为两类：第一类是数字化乳腺机＋数字化 CAD 乳腺工作站；第二类是普通乳腺机＋数字化 CAD 乳腺工作站。

1. CAD 的使用方法

当 CAD 用于屏胶系统传统乳腺 X 线胶片摄影时，每幅胶片需要通过专用的扫描仪转换成数字图像后再判读，这一过程会增加时间和操作人员的费用，同时会有部分的图像信息丢失。对数字乳腺 X 线摄影，CAD 仅需操作按钮完成，不增加其他费用。当使用 CAD 系统时，放射科医师首先要解读全部影像，再激活 CAD 对可疑病变区做标记。随后，放射科医师要认真检查标记区域，确定病变的有无。

乳腺 X 线检查，尤其是全数字化乳腺 X 摄影技术，是当今公认的乳腺癌诊断的"金标准"，对乳腺癌的早期检出率达 80%～90%，但这意味着仍有 10%～15% 乳腺癌被漏诊，这些漏诊病例有 70% 左右可以在回顾阅片中发现异常。分析漏诊的原因，可分为两类：Ⅰ型（主观漏诊），大量阅片造成视觉疲劳和注意力的降低，忽略一些微小病灶，或由于阅片者的个人经验的差异造成一定程度的漏诊；Ⅱ型（客观漏诊），病变无典型的恶性肿块或微钙化表现。

CAD 可以降低由于人为误差而漏诊癌灶的比率，这种下降趋势是由于 CAD 系统都有很高的假阳性率。一项在实际临床筛查背景下进行的研究显示，CAD 增加了癌灶检出的数目，在一年中癌灶的检出从 41 个增加到 49 个，增长率为 19.5%。8 个被 CAD 额外检出的癌灶中有 7 个癌灶含有钙化，这与多数研究结果相一致，即对观测误差而言，CAD 对钙化的检出比对肿块检出更敏感。同样由于 CAD 系统有很高的假阳性率，在实际工作中增加了患者被召回的概率，但它与额外检出的癌灶数目成比例，因此这一概率的增加被认为是合理的。尽管双阅片是另一种已知减少癌灶遗漏的方法，但 CAD 被认为是几乎最好和花费很少的方法。在国外尽管医疗保险总是拒付双阅片中额外一名医师的费用，但他们乐于支付使用 CAD 的额外费用。

研究表明，CAD 可以检测到 88%～96% 乳腺 X 线诊断阳性的乳腺癌病变；对于初次漏诊而有经验放射科医师再次阅片阳性的病例，CAD 检出率为 63%，其检测能力优于两个初级放射科医师独立或两者联合对病变的检测力。对于漏诊病例，30% 单纯表现为微钙化，21% 表现为微钙化合并肿块，47% 单纯表现为肿块，其中 64% 的肿块 > 11mm，57% 的微钙化面积 > 11mm，表明 CAD 主要是针对Ⅰ型漏诊。"双阅片"虽然比单人阅片加 CAD 软件对病变检出及诊断更准确，但是它是一项耗时、耗资的方法，我国人口众多，医疗资源不足，很难开展，因此可以考虑在合适的情况下采用 CAD 软件来辅助提高乳腺癌的检测敏感性。

2. CAD 技术对乳腺癌 X 线摄影检查的价值

CAD 检测系统的效能评价指标有：

（1）真阳性率（敏感性）：是 CAD 系统对异常病灶的检出能力，取决于对已知病变做出确切标记的百分比。敏感性越高，发现异常的能力越强。

（2）假阳性率：是 CAD 系统发现的假病灶，取决于在已知病变部位以外所做的错误标记的数量，一般以每幅图像或每一病例错误标记的数量表示。假阳性率和敏感性是相关的，系统的敏感性越高，出现的假阳性率也就会越高。

（3）可重复性：对同一幅影像图像用 CAD 系统进行处理，可能每次探测的结果都会有所不同。

CAD 软件对微钙化的检测较肿块更为敏感。组织学分析显示 30%～50% 的乳腺癌伴有微钙化，因此，微钙化团簇是早期乳腺癌的重要征象之一。微钙化是指乳腺组织内微小的钙沉积，在乳腺 X 线平片上显示为小亮点，直径 $<20\mu m$ 至 1mm，但仅在直径 $>0.5mm$ 时肉眼才能识别，所以，需要计算机辅助诊断系统来协助放射科医师进行早期诊断。应用 CAD 系统后乳腺 X 线摄影检测乳腺癌敏感性可提高 20% 以上。Freer 研究指出，应用 CAD 软件可以提高早期乳腺癌检测的敏感性，而没有增加回访率和活组织检查的阳性预测值。特别是在致密乳腺组织中，常常可检测到人眼所不能分辨的微小钙化灶。数字乳腺 X 线摄影技术的应用，进一步推动 CAD 技术的应用。辅助应用 CAD 系统可以提高乳腺癌检测敏感性，已被认为是乳腺 X 线成像的理想配套技术，在欧美得到广泛应用。

3. 乳腺密度对 CAD 乳腺癌检测效能的影响

乳腺密度是影响乳腺 X 线摄影敏感性的重要的独立因素。在脂肪型乳腺中，X 线摄影检查仅仅有 2% 漏诊，而在致密型乳腺中，乳腺癌漏诊率达 52%。

随着乳腺密度增高，乳腺 X 线摄影检查漏诊机会增加。在致密型乳腺中，乳腺 X 线摄影的敏感性明显降低，仅为 30%～48%，其应用受到了限制。近年来，乳腺癌发病率日益增高和年轻化，随着乳腺密度的增加，乳腺 X 线摄影敏感性下降而乳腺癌的发病率却相应增高。

多项研究结果肯定了 CAD 系统在乳腺癌 X 线检测中的作用，可以提高乳腺癌检测敏感性。Brem 研究结果显示，增高的乳腺密度不会影响 CAD 系统对乳腺癌检测的敏感性。在各型乳腺中 CAD 对表现为微钙化的乳腺癌均能检出，有较高敏感性。而对于表现为肿块的乳腺癌，应用 CAD 后，肿块型乳腺癌在非致密乳腺中检出率较高（89%），在致密乳腺中的检出率为 83%。

4. CAD 对放射科医师的影响

尽管多数研究结果肯定了 CAD 系统在乳腺癌 X 线检测中的作用，但部分文献报道应用 CAD 后，敏感性下降，且假阳性率明显提高，CAD 系统的应用并没有改变乳腺癌的检出率。有学者认为，有经验的放射科医师应用 CAD 软件前后对乳腺癌微钙化检测的敏感性和特异性均没有统计学差异。Haiart 和 Henderson 通过比较放射科医师、放射科技师及临床医师的敏感性、特异性，认为应用 CAD 后，三组敏感性相近，特异性明显不同，放射科医师最高。更多的研究结果显示，CAD 作用明显依赖参与诊断者的经验，对初级放射科医师的作用更加明显。CAD 的作用主要是向放射科医师指出可能病变区域，再由放射科医师做出最后诊断结果。

关于应用 CAD 软件能否提高乳腺癌检测的敏感性，不同的研究结果也不相同。其原因可概括为：①研究所包括病例数目和病变大小不同，肿块及微钙化比例不同；②阅片使用的显示器分辨率的差异；③参与研究的放射科医师数目和医师个人能力的差异；④参与者使用 CAD 软件熟练程度的差异；⑤选用不同版本 CAD 软件的差异；⑥研究是否遵从双盲和独立的原则的差异等。

放射科医师在应用 CAD 软件过程中，约有 97% 的标记被排除，过多的假阳性标记会增加放射科医师二次阅片的工作量，分散他们的注意力，对于初级放射科医师，这种作用尤为明显，使其自信心受挫，且过多的假阳性标记使一些不易明确诊断的病变需要再次摄片或行局部点压放大摄影，给患者带来了更大的经济及精神压力，从而限制了 CAD 软件的临床应用。根据制造商的经验，每幅图像 3 个假阳性标记将不能被使用者接受。软件性能明显影响观察者的检测能力，性能好的 CAD 软件有助于医师的诊断活动，而性能差的软件则使医师的能力下降。随着软件技术的发展，CAD 的假阳性标记有望降至更低水平。

5. CAD 问题及展望

目前 CAD 的研究焦点几乎均集中于钙化及肿块影的检测上，两者的检测方法不能互相借用，缺少对同一受检对象的系统化研究和比较。对乳腺癌的其他 X 线征象，如皮肤、乳头、导管等相关的一些重要特征，几乎未见涉及。虽然 CAD 在临床应用中已经取得了一些令人鼓舞的成绩，但这些都还只是停留在小样本且大多是回顾性分析的基础上，普遍存在假阳性率过高的缺点，缺乏更具说服力的大样本前瞻性研究。鉴于一些早期癌的肿块很小，或者由于乳腺组织过于致密，其在 X 线上常表现为很低的信噪比和复杂的背景结构，因此，对于肿块特别是细小肿块的检测分析仍是该领域研究最困难的任务之一。目前得到的乳腺 X 线图像均是一幅二维的平面图，能否融合其他技术得到三维立体图像，使得计算功能从多个角度去分析肿块特征，从而提高诊断的准确性还有待研究。此外，没有统一的 CAD 系统评价标准，原因之一是不同的 CAD 系统采用了不同的数据采集进行训练和测试。CAD 是国际上较成熟的产品，其厂商主要集中在美国、欧洲等少数国家，并且已经建立了标准的高分辨率乳腺图像数据库，这对于比较和评价不同的检测方法提供了极大的便利条件，但国内尚没有建立起反映东方女性特点的可靠的数字乳腺 X 线图像数据库，这亦是我国研究者所面临的一项艰巨而紧迫的任务。

2004 年，三维乳腺摄影技术进入实验阶段；2006 年，数字化乳腺断层融合成像（digital breast tomosynthesis，DBT）技术用于乳腺检查。它通过 X 线管在多个角度下曝光摄影，获得被检侧乳腺多个角度下的影像，然后利用这组多个角度的乳腺 2D 影像数据重建出一系列高分辨力的体层图像。重建出来的乳腺断层融合图像，消除了 2D 乳腺 X 线摄影中组织重叠和结构噪声的问题。

数字乳腺断层融合摄影时，X 线管在设定的角度范围内沿弧形运动，其每经过一定度数就会进行一次曝光，整个采集过程结束后就会获得一组 2D 数字乳腺 X 线影像。不同的乳腺 X 线摄影系统生产厂家在数据采集的实现方式上还是略有不同。

（1）探测器运动与否：一种方式是探测器会随着 X 线管的运动而做相应运动，采用这种方式最大限度地保证了整个乳腺组织在每个角度的乳腺 2D 影像中都能显现；另一种方式是在 X 线管转动曝光过程中，探测器固定不动，这种方式可能会在大角度下不能将整个乳腺组织的影像完全采集到。

（2）X 线管运动方式：一种方式是数据采集过程中 X 线管不停顿地连续转动，采用这种方式要求每次 X 线曝光时间短，以避免图像模糊；另一种方式是 X 线管间断地转动，这种方式则要求 X 线管曝光时，机架必须完全静止，不能有振动，否则也会引起图像模糊。

（3）线管转动角度大小：一种方式是 X 线管较大角度采集，如 X 线管转动角度范围为 50°；另一种方式是 X 线管较小角度采集，如 X 线管转动角度范围 25°，以较大的角度范围采集，可以使重建图像中结构分离的效果更好，更有利于发现致密乳腺中的肿物。但是，分离程度的增加，也会使原本成簇的钙化分散显示在不同的层面上，从而削弱了对微钙化群的正确评价。

数字化乳腺断层融合摄影之所以采用 X 线管沿弧形运动，并在不同角度下对被检侧乳腺进行摄影，是因为乳腺中不同层面高度的组织在不同角度摄影时显示在影像中的位置是不同的。也就是说，应用这种成像方式可将乳腺中不同高度的组织结构分开。在获得了这些将乳腺中不同高度的组织结构分开的图像数据后，依一定的重建算法对这些数据进行重建，得到突出显示乳腺某一层面的断层融合图像，重建算法较早采用的是反投影法。新一代乳腺 X 线摄影系统则应用迭代算法，其数据收集能力进一步加强，提升了信噪比，降低了辐射剂量。

乳腺断层融合图像可以像 CT 重建的体层图像一样连续显示，供医生浏览、诊断。乳腺断层融合图像可以分为薄层显示和厚层显示两种显示模式。薄层图像是以 1mm 层间距重建出的乳腺断层融合图像，10 幅层间距为 1mm 的薄层图像融合成 1 幅厚层图像。

乳腺断层融合图像降低了乳腺组织对肿物的遮挡，可以更清晰地观察到肿物病变，尤其是对致密型乳腺其优势更为突出。断层融合图像为 3D 成像方式，对病变在乳腺组织中的定位更为精确。

20 世纪 80 年代，Watt 等将数字减影血管造影技术用于乳腺，依靠强化程度来辨别病变的良恶性，然而由于当时技术的限制，并未有更多的研究跟进，之后 CESM 发展为时间减影和能量减影两种技术。Skarpathiotakis 等于 2001 年首先报道了关于时间减影技术，在注射对比剂前后，分别获得一张增强前的蒙片和一系列增强后的图像，再通过图像后处理对两者进行减影，最后得到的是一系列减影图和一条动态增强曲线。

2003 年，Jong 等对 22 例女性的初步研究结果表明，这一技术在识别致密型乳腺的病灶中有潜在的价值。随后陆续有研究者报道了对这一技术的初步临床研究结果，肯定了它的临床价值。但时间减影技术存在以下几个问题：①检查时间长，长时间的压迫会造成患者的不适，同时也会增加运动伪影的产生；②一次注射只能获取一侧乳腺、一个位置的图像；③辐射剂量大。这些问题最终限制了它的进一步发展。

能量减影技术又称双能量技术，是指注射对比剂后对双侧乳腺进行低能量（低于碘的 K 值 33.2keV）和高能量（高于 33.2keV）曝光，分别获得低能图和高能图，通过图像后处理对两者进行减影，最终得到包括双侧乳腺头尾（cranio caudal, CC）位、内外斜（medio latera loblique，MLO）位的低能图及减影图，共 8 幅图像。随着技术的不断进步，对这一技术的研究越来越多，并且研究方向趋于多元化。

随着人工智能技术的进步与发展，AI 被越来越多的应用在医学领域。AI 技术在未来乳腺摄影及诊断上可能在以下几个方面发挥作用：①密度评估；②病灶检出；③提升医生读片效率；④良、恶性疾病分类；⑤分子分型预测；⑥靶区勾画；⑦化疗疗效预测；⑧提供额外信息。

二、适应证与应用范围

当前，乳腺 X 线摄影技术已日臻成熟，是目前国际公认首选最有效的乳腺影像学检查方法，世界各国普遍将其作为乳腺癌的筛查的首选手段。在我国，数字化乳腺 X 线摄影系统在临床工作中正逐步普及。数字化图像可进行计算机图像后处理，进一步提高照片的清晰度和对比度，提高诊断的准确性，减少辐射剂量，并可实现 PACS 管理及与 HIS/RIS 系统联网，实现远程会诊。有资料显示，屏胶系统的乳腺 X 线检查敏感性和特异性均在 60% 以上，但受外界影响因素干扰较多。全数字化乳腺 X 线摄影的敏感性在 70% 以上，特异性在 80% 以上。最近几年新推出的数字化乳腺断层融合成像和乳腺对比增强能谱摄影，其敏感性和特异性均在 90% 以上。乳腺 X 线检查敏感性的高低与影像的对比度、分辨率、压迫方法正确与否、摄影方法等检查技术关系密切，因此，了解与乳腺成像有关的基础知识，对诊断医师来说是非常必要和重要的。

（一）全数字化乳腺 X 射线摄影系统

1. 适应证

诊断性乳腺摄影，特别是不均匀致密型乳腺及致密型乳腺的检查。

2. 适用年龄及检查频次

（1）年龄低于 25 岁：一般不推荐行乳腺 X 线摄影。

（2）年龄为 25 ~ 35 岁：临床检查怀疑为乳腺恶性病变。

（3）年龄高于 35 岁：临床检查怀疑为乳腺良、恶性病变。

（4）正常人群普查：36 ~ 40 岁及 55 岁以上妇女每 1.5 ~ 2.0 年行乳腺 X 线摄影检查 1 次，高危人群检查周期可缩短为每年 1 次；41 ~ 54 岁妇女每年建议行乳腺 X 线摄影 1 次。

3. 最佳检查时间

在病情允许的情况下,检查尽量避开经前期。最佳检查时间是月经来潮后 7~10 日。绝经期妇女检查时间不做特殊要求。

4. 一般禁忌证

孕妇通常不进行乳腺 X 线摄影检查,除非因为怀疑恶性钙化等特殊情形,且不能采用其他检查方式替代。6 个月内准备妊娠的妇女也不宜行此检查。

(二)数字化乳腺断层融合成像

1. 适应证

诊断性乳腺摄影,特别是不均匀致密型乳腺及致密型乳腺的检查。

2. 适用年龄与检查频次

与全数字化乳腺 X 射线摄影系统的要求相同。

3. 最佳检查时间

同全数字化乳腺 X 射线摄影最佳检查时间。

4. 一般禁忌证

孕妇通常不进行乳腺 X 线摄影检查,除非因为怀疑恶性钙化等特殊情形,且不能采用其他检查方式替代的患者;6 个月内准备妊娠的患者;硅胶假体植入患者。

(三)乳腺对比增强能谱摄影

1. 适应证

(1)乳腺实质内异常,有无肿块,肿块性质、结构扭曲、不对称致密或可疑的微钙化性质。

(2)术前评估乳腺病灶数目。

(3)新辅助化疗疗效评估。

(4)致密性乳腺良恶性病变鉴别。

(5)保乳术后复查。

(6)乳腺癌高危因素患者筛查。

2. 适用年龄

适用于所有年龄段的乳腺疾病患者。

3. 最佳检查时间

在病情允许的情况下,检查尽量避开经前期。最佳检查时间是月经来潮后 7～10 日。绝经期妇女检查时间不做特殊要求。

4. 禁忌证

肾损害、孕妇和对比剂过敏史患者;硅胶假体植入患者。

三、检查技术

(一)全数字化乳腺 X 射线摄影系统

1. 检查前的准备

进行乳腺检查的患者近 100% 为女性,在做此检查时常存在心理顾虑,尤其是年轻未婚女性,并且检查时需去除上身衣物,更容易造成被检者精神压力增大,心理紧张,全身肌肉紧张,很难配合摆位。因此,做好检查前的解释工作是十分必要的。摆位过程中,在用手扶持或牵拉患者乳腺时,手法要轻柔,在压迫乳腺的时候,用力要适度。乳腺 X 线摄影的最佳检查时间为月经后一周,在做好心理疏导的同时,还应询问患者月经情况,以便适当调整摄影条件。

2. 摄影体位

(1)内外侧斜位(mediolateral oblique,MLO):为标准的摄影体位,如摆位操作得当,可使全部乳腺组织得以显示。在此体位中,影像接收器平面须与水平面呈 30°～60°角。X 线束从乳腺的内上向外下方向投射,接收器平面的角度须根据每个患者体形加以调整,以求获得最大量的乳腺组织影像,高而瘦的患者所需的角度为 50°～60°,矮胖患者为 30°～40°,中等身材患者所需的角度为 40°～45°,同一患者左右乳摄影所需角度基本相同,极少数患者可有差异。有些单位在胶片上记录 MLO 位摄影时所需的角度以利于下次检查时采用。

MLO 位摄影时具体步骤如下:①应用可移动组织向固定组织推移的原理,提升要检查的乳房,然后向前、内方向牵拉乳腺组织及胸大肌。此时患者受检测的手应放在机架的手柄上;②调节影像接收器托盘的高度,使它的拐角恰好在腋窝后方皱褶的背阔肌前方、胸大肌的后方,但不可超过肩部;③将患侧手臂放在影像采集器托盘的后方,肘部屈曲以松弛胸大肌;④向影像接收器方向旋转患者,使托盘边缘代替技师的手,向前承托乳腺组织及胸大肌,然后用手牵拉乳房离开胸大肌以免组织的重叠；⑤开始用压迫板，压迫板的上角应稍低于锁骨，技师的手逐渐撤离摄影区域，在撤离过程中，手仍持续在乳头下方承托乳房前部。手的此种组合动作称之为"向外及乳头向上操作法"。技师应将乳头推向影像接收器托盘的顶部，直至压迫器能保持乳房在此种位置为止。如果承托的手撤离过早，乳房就会下垂，导致乳腺组织的不能充分分离。"向外及乳头向上操作法"亦不能过分强调；⑥为避免非检侧乳腺的影响，可让患者将非检侧乳腺推向外侧；⑦最后一步是，将接收器前方的腹部组织向下牵拉，以便展开乳腺下方皱褶。

如果达到下述标准，表明 MLO 位摄影摆位合适：胸大肌充分显示，上部比下部宽，呈向前方外凸形，延伸至或低于后乳头线（PNL）；深部和表浅乳腺组织被充分分离；乳房无下垂；仔细观察无运动模糊；乳腺下方皱褶被展平；可见到所有的乳腺后方组织，如乳后脂肪。如向外及乳头向上操作法操作不当将会造成乳房下垂。

（2）头尾位（cranio caudal，CC）：亦称轴位、上－下位或正位，为标准的摄影位。在 CC 位上要确保在内外侧斜位（MLO）中可能会被遗漏的组织能显示出来，特别是乳腺内侧组织，因此，在 CC 位上应显示出所有的内侧组织并有尽可能多的外侧组织。具体操作步骤如下：①技师站在受检乳房内侧，注意乳房内侧组织；②用手托起乳房下方皱褶（IMF）至乳房自然可允许移动的高度，此移动距离为 1.5～7cm；③提升含暗盒或影像接收器的托盘使与已抬高的 IMF 缘接触。令患者稍前倾，使乳腺组织尽量离开前胸壁。将一手放在乳腺下方，另一手在上方，轻柔地将乳腺拉离胸壁，并将乳头置于影像接收器的中央。此两手轻拉方法可将乳腺组织拉离胸壁，可最大量地摄影出乳腺的上方及下方组织；④一手置乳房后缘抵住肋骨，使乳房保持此位置，使患者头部转向非检侧，此时患者可靠在乳腺机上近胸壁的上方乳腺组织可被显示出；⑤转动患者直至影像接收器紧贴胸骨，此动作需将对侧乳房提起置于影像接收器托盘的拐角而不是放在托盘的后方，此手法可使乳腺后内方组织显示；⑥令患者将健侧手臂向前握住机架上的手柄，技师的手臂放在患者后背，手放在检查侧的肩上，使患者肩部放松，同时轻推患者后背，防止其乳房从托盘上滑出；⑦用手指牵拉锁骨上皮肤，以缓解在最后对乳房压迫时的皮肤牵拉感；⑧对乳房实施压迫，在进行压迫时，固定乳房的手向乳头方向移动，同时向前平展外侧乳腺组织，消除皮肤皱褶。成像一侧的手臂下垂，肱骨外旋，亦可有助于消除皮肤皱褶。如仍有皮肤皱褶，可用手指在压迫板与托盘之间滑动用它辗平外侧的皮肤皱褶。压迫要达到使乳腺充分扩展、伸开的程度。

优良的 CC 位乳腺片的标准应包含：所有的乳腺内侧组织均可见；乳头位于影像中心；可见胸大肌影（约 30% 病例中可见）或后乳头线（PNL）测量值与在 MLO 位上的测量值相差在 1cm 以内。

（3）90° 侧位：亦称真正侧位、纯粹侧位，是最常用的辅助摄影位。90° 侧位与头尾位结合构成三角形定位，可对乳腺病变做出相对精确定位。当 MLO 位上见到有异常而 CC 位上见不到，或 CC 位上见到而 MLO 位未见，则首先应确定它是否真正异常，是否为重叠的组织，是否为胶片或皮肤上的人工伪影，有时稍改变角度重拍 MLO 位或拍 90° 侧位即可提供这些信息。

根据 MLO 位及 90° 侧位上病灶位置与乳头距离的变化，可用来确定病灶是位于乳房的外侧、中央或内侧。例如：如 90° 侧位上病变相对于乳头的距离有上移或较 MLO 上的位置高，表明病变位于乳房内侧；如 90° 侧位上病变相对于乳头距离下移或低于 MLO 上的位置，则病变位于乳房外侧；如 90° 侧位上的病灶位置与 MLO 位上的位置无明显移动，则病变位于乳房中央。

90° 侧位亦可用来发现液平面，如钙乳的重力依赖性钙化。

90° 侧位可分内外侧位（mediolateral，ML）和外内侧位（lateralmedial，LM），目的是为提供最短的"目的物"至影像接收器的距离，以减少几何模糊。由于大多数乳腺癌位于外侧，与外内侧位（LM）相比较，最为适宜的侧位是内外侧位（ML）。

ML 位具体操作步骤如下：球管旋转 90° 呈水平位，受检侧手臂外展 90° 跨越托盘置于其后方，肘屈曲，手握手柄，使胸大肌放松；将托盘上角放在腋窝背阔肌的前方；运用可移动组织向固定组织推动原则，牵拉乳腺组织及胸肌向前向内；轻轻牵拉乳腺使其离开胸壁，同时提起乳房使其向外、向上；开始向托盘方向旋转患者并开始压迫；当压迫板已经过胸骨后，继续使患者旋转，直至乳房呈真正的侧位且位于托盘的中央；继续加压，直至乳腺组织绷紧；最后，轻轻向下牵拉腹部组织，使乳房下皱褶展平，X 线束自内侧向外侧投射。

LM 位的具体操作步骤如下：球管架旋转 90°，影像接收器的顶部处于胸骨上切迹水平，患者胸骨紧贴托盘边缘，颈部前伸，下颌放在托盘顶部，肘部屈曲以松弛胸肌；牵拉可移动的外、下方组织向上并拉向中线；令患者开始向托盘方向旋转；下降压迫板经过背阔肌；继续旋转患者，直至乳房处于真正的侧位和托盘的中心；抬高受检侧手臂，使超过托盘；轻轻牵拉腹部组织，使乳房下方皱褶展平。

（4）点压乳腺摄影：点压乳腺摄影操作简单，值得推广应用，它对致密组织区域内模糊或有可疑病变的发现特别有帮助。与全乳压迫相比，定点压迫可使局部感兴趣区域压得更薄，使乳腺组织能更好的分离。有不同大小的点片压迫装置，特别是较小的点片压迫器能更有效地进行局部压迫。

点压乳腺摄影的具体操作步骤如下：技师首先要测量异常区域距乳头的距离，以便确定小的点片压迫器的放置位置，至少要做3个测量：在原始CC位乳腺片上，首先测量从乳头向后至异常区的距离；第2个测量是从乳头向内侧（或外侧）至感兴趣区距离；第3个测量是从感兴趣区至表面皮肤的距离。在MLO位或90°侧位的乳腺片上3个测量点分别是：首先测量从乳头向后至可疑异常区的距离；其次测量从乳头向上（或向下）至感兴趣区距离；最后测量从感兴趣区至皮肤缘距离。必须要注意，在估算测量时，技师须用手模拟乳房的压迫，因为从乳腺片上获得的测量值均是在乳腺压迫下取得的。点片压迫位通常宜结合微焦点放大摄影以便提高乳房细节的分辨率。

（5）夸大头尾位（exaggerated craniocandal laterally，XCCL）：夸大头尾位可显示出乳腺外侧深部的病灶，它可显示乳腺的腋窝部，包括大部分腋尾部乳腺组织，通常在标准CC位上这些组织是无法显示的。XCCL位的具体操作步骤如下：开始按标准头尾位摆位；在提升完乳房下方皱褶后，旋转患者直至乳房外侧紧贴影像接收器托盘；将乳腺的外侧与乳头面向影像接收器托盘的对角；如肩部稍有阻挡压迫板，可将球管向外侧旋转5°角，以保证压迫板可越过肱骨头；不要向下牵拉肩部，双肩应处于同一水平。

（6）乳沟位（cleavage view，CV）：亦称乳谷位或双乳压迫位，是为了显示乳腺后内方深部病变。患者头部转向感兴趣侧的对侧方向，技师站在患者背后，弯曲双臂环绕患者并前伸触及患者双乳；或站在前方受检乳房的内侧。技师无论是站在患者前方还是后方，都必须确保提起双侧乳房的下方皱褶，并将双乳置于影像接收器托盘上。必须记住牵拉双乳内侧组织向前，以便于乳沟成像。如果用自动曝光技术，则感兴趣乳房必须放在光电管上而乳沟稍偏离中心；如自动曝光探测的光电管位于乳沟开放位置的下方，则须用手动曝光技术。

（7）腋尾位（axillary tail view，AT）：过去亦称为Cleopatra位，即以斜位摄影方式显示乳房的整个腋尾部及外侧的大部。旋转球管臂的角度使影像接收器托盘与腋尾处于平行。转动患者，使腋尾部紧贴托盘，摄影侧的手臂置于托盘顶部的后方并将肘部弯曲，手握手柄上，轻轻牵拉乳腺腋尾部，使之离开胸壁，放置在托盘上。技师用手将腋尾固定在这个位置上，同时慢慢对乳腺进行加压。

（8）切线位（tangential，TAN）：是用于显示临床上触及而乳腺片上却被周围致密腺体组织包围而模糊不清的病变，是改善病变显示的最有效方法。摄影时，应先在可触及肿块或乳腺片上异常区表面放置一铅标志（BB）。旋转 C 形臂及转动患者，使 X 线束与肿块或 BB 标志呈切线，此手法可使可触及的肿块直接处于皮下脂肪层上而使病变得以显影。切线位也可用来证实乳腺 X 线片上所见的钙化是否位于皮肤内。用含有不透 X 线罗马数字的带孔板或含有多孔的压迫板作为引导，将铅标志 BB 直接正确放置在感兴趣区表面的皮肤上，标志的正确放置（是乳腺的上方还是下方，内侧还是外侧）十分重要。旋转 C 形臂或乳腺组织（或两者），直至 BB 处于 X 线束的切线位。此方法与点压摄影一起应用时效果更好。

（9）旋转位（rolled lateral rolled medial，RLRM）：是用来分离开重叠的乳腺组织，目的是用来证实有无异常，使病变显得更为清楚，或对仅在某一个标准位上见到的异常进一步确定其部位。旋转位是在显示病变的摄影位上进行重新摆位，技师将手放在乳房两侧，沿相反方向"旋转"乳房，用压迫器使乳房保持在此旋转位置。旋转方向，如向外侧旋转（RL）、向内侧旋转（RM）、向上旋转（rolled superior，RS）及向下旋转（rolled inferior，RI），均应在照片上标明。

（10）尾头位（from below，FB）：亦称下上位或反 CC 位。由于缩短了目标物至胶片的距离，从而使位于乳房最上方的病变能更清晰地显影。因为压迫装置来自下方，FB 位能包含乳腺上部后方的固定乳腺组织，因之能显示出较靠后的组织。它亦能用于穿刺定位，提供抵达下部病变的较近途径；还可最大限度地显示瘦体形的小乳腺、男性乳房、驼背妇女及装有起搏器的患者的乳腺组织。然而，有腹水或大腹便便的男性或女性，无法行 FB 位摄影。

摄影时，球管臂旋转 180°，患者面向 X 线机，腿放在球管旁。提升乳房下方皱褶，调节球管高度，使乳腺的上缘与影像接收器紧密相贴。技师的双手置于乳房的上、下方轻轻牵拉乳腺组织离开胸壁，并将乳房置于托盘中央压迫器缓慢加压。

（11）外内斜位（lateral medial oblique，LMO）：亦称反斜位，它与常规的内外斜位（MLO）正好相反，X 线束是从乳房的外下方射向内上方。由于缩短了乳腺内侧组织的物片距，减少了几何模糊，故可改善乳腺内侧组织的显影。与摄影 MLO 位时一样，影像接收器须与胸大肌平面平行，此时可显示出理想的乳腺组织量。在此摄影位时，乳房的放置比较舒适，所以对胸部凹陷、近期做过开胸手术、装有心脏起搏器的患者、男性乳腺、瘦体形的小乳腺，可以有较多的乳腺组织被显影。

LMO 位的具体操作步骤如下：旋转球管臂至适当角度，使 X 线束自外下至内上方向；调节托盘高度，将乳房放在托盘中央；令患者前倾，使影像接收器托盘的边缘抵住胸骨；轻柔地牵拉乳房向上向外离开胸壁，确保所有乳腺内侧组织位于托盘前部；开始向影像接收器方向旋转患者；移动压迫装置越过背阔肌，直到所有乳腺组织均位于中心后停止旋转患者；乳房被充分压迫后，轻轻向下牵拉腹部组织，打开乳房下方皱褶；患者手臂上抬放在托盘的顶部，肘屈曲。

（12）上外向下内斜位（superolateral-inferomedial oblique，SIO）：SIO 位有时被误称为"反斜位"，摄影时中心线直接自乳房的上外方射向下内方并非是 MLO 位的反方向。作为全乳的摄影，可用于显示乳腺内侧及位于内侧上部的肿块。由于它在拍摄时与腋尾（AT）位呈 90°，故可作为 AT 位时发现但 CC 位或 XCCL 位未被发现的病变的活检定位之用。

（13）丰乳后乳房：用盐水或硅胶植入后乳房的影像检查是个特殊问题，因植入物密度高、厚度大，常规的 CC 及 MLO 位需要手动增加曝光参数，而压迫量则受制于植入物的可压迫性。丰乳患者除摄影常规的 CC 及 MLO 包括植入物位外，还应摄影植入物置换位（implant displaced，ID）。

丰乳后头尾位（CC-ID 位）的具体摆位步骤如下：令患者尽量弯腰前倾，以便前方组织与假体分离，轻拉乳腺组织向前，同时用手指将植入物向后推。一旦乳腺组织被前拉，患者即可站直；当植入物被推移后，请患者将另一只手放在影像接收器边缘与肋骨之间的缝隙内；将乳腺组织放在托盘上，应感觉到托盘边缘顶住你的手指保持乳腺组织向前；使患者前倾身体紧靠在手上，此姿势可使植入物向上及向后移动，因为托盘的边缘已顶住植入物后部的下方，可撤去握住植入物下方的手；对前方组织施加压迫，同时缓慢将手指移向两侧，如用压舌板，可使此最后步骤更易操作。在施压之前，将压舌板的边缘顶住已被移位的植入物，然后将压舌板上翻，使其与胸壁平行；应用压迫板，一旦乳房受压，即可撤出压舌板，此时压迫装置已代替压舌板将假体保持在后方。

丰乳后内外侧斜位（MLO-ID 位）的摆位步骤如下：首先行包括植入物的 MLO 位，使患者体会 MLO 摆位时的感觉；令患者前倾，轻拉乳腺组织向前，同时用手指将植入物推向后，一旦组织被前拉，患者即可站直；患者的手放在手柄上，影像接收器的拐角位于腋的后方，犹如包括植入物的 MLO 摄影那样；将乳房靠在托盘的边缘，询问患者，感觉到托盘边缘是顶在乳房还是肋骨，如感到顶在乳房，则开始操作下一步骤，如顶在肋骨，则应重新操作，因植入物没有被充分推移；患者身体倾斜，紧贴影像接收器，此时可见移植物向上向内隆起，表明托盘已将移植物向内向上移位，所以可将手撤出；应用压迫器，同时滑出手指，如 CC-ID 摄影那样，用压舌板更易操作这一步骤，用压舌板顶住已移位的植入物，上翻压舌板使其与胸壁平行，技师用空出来的手牵拉更多的上部组织进入到摄影野内；应用压迫器，一旦乳腺组织已达理想的压迫，即可滑出压舌板压迫器现已代替压舌板使假体保持内及上方移位。如 90° 侧位 ID 位可显示出更多的乳腺组织，则 90° 侧位 ID 位可代替 MLO-ID 位。对无症状而有丰乳植入物妇女的筛查应同时拍摄包括植入物位及推移植入物位。虽然对丰乳妇女的筛查是为了检出早期乳腺癌，但亦应考虑是一诊断性检查。因此，摄片时放射科医师必须在场，需要时应亲自检查，决定是否需其他摄影位。上述植入物推移摄影的操作，对胸壁后植入物，即位于胸大肌后的植入物较为容易。但对于肌肉前植入物，即腺体下或乳房后植入物，常难以对植入物进行推移。对那些乳房组织发育不良的患者，推移植入物的操作亦十分困难。如植入物不能充分推移，则在常规 CC 位和 MLO 位植入物推移摄影后应附加 90° 侧位。

（14）乳腺切除术后的乳腺摄影：乳腺切除后，手术侧拍片的价值有争议。赞同者建议摄影的部位包括切除侧皮肤的 MLO 位，任何关心区域的点片位，以及腋部位。

（15）腋窝位（axillary，AX）：该体位主要是为了更清晰地显示腋窝淋巴结和腋窝部分病变。让患者受检侧倾斜 20° ~ 30°，上臂外展 90° 抬起，使部分上臂、肋骨及全部腋窝进入照射野中。

3. 摄影条件

乳腺摄影的摄影条件随乳房大小及致密程度而定。一般摄影条件的范围是：电压 22 ~ 35kV，30 ~ 300mAs。新推出的乳腺机最高摄影电压可达到 49KV。

对于青春期、妊娠期及哺乳期的妇女和多数未婚、未育或产后未曾哺乳的育龄妇女以及乳房有明显致密增生的妇女，乳房的腺体组织较厚而致密，摄影条件宜增加（30 ~ 35kV、100 ~ 300mAs）。月经期的腺体因腺泡增生，小叶周围充血、水肿，摄影条件宜稍增加，年老松弛及断乳后退化的脂肪型腺体，因乳腺已为大量的脂肪组织或结缔组织所替代，摄影条件宜降低（25 ~ 30kV，50 ~ 100mAs）。双乳摄影条件尽量保持一致，以便读片时两侧进行比较，若两侧乳房因生理或病理原因失去对称性，则应根据具体情况调整摄影条件。此外，乳房摄影条件亦应随压迫后的厚度而作适当增减，一般以 5cm 厚度作为基准，若乳房较大，压迫后超过 5cm 厚度，宜增加 2～4kV，反之则相应酌减。

目前临床应用的乳腺机大都设有自动曝光及手动曝光两种系统，对于中等及较大乳房，计算机控制自动曝光系统均能摄影出优质的乳腺片，但对乳房较小的患者，则显得曝光不足，因而需人为手动设置摄影条件。

4. 注意事项

摄影时，患者可取立位、坐位、侧卧位或俯卧位。立位摄影比较方便，但体位容易移动，特别是年老、体弱或情绪紧张的妇女，容易因身体颤动而影响图像质量，此时，宜采用坐位或侧卧位摄影。侧卧位摄影患者较舒适，体位不易有移动，尤其对年老、体弱患者在进行侧位像摄影时卧位能暴露出较多的乳腺组织，但在患者上下床及摆位时较费时间，故一般较少采用。俯卧位摄影须设计一特殊床面，床面上设置一或两个圆孔，患者俯伏其上，使乳房因重力关系自圆孔处下垂，即可摄得较多的乳腺组织。俯卧位摄影较适合小而松弛的乳房，但一般亦很少采用。总之，立位和坐位是常规的摄影体位，侧卧位及俯卧位只在特殊情况下采用。

一般常规乳腺摄片应包括双侧乳腺，以利于对比。摄影原则是病变部位应明确被包含在胶片或探测器内，且尽可能贴近胶片或探测器。操作时应力求最大限度地显示乳房各部分结构，乳头应处于切线位置，避免乳房皮肤产生皱褶而使其影像与皮肤局限性增厚相混淆。

乳房呈锥形，前部薄，底部厚，乳腺摄影用 X 线属于低能 X 线，穿透力较弱，若摄影时对乳房不加压迫，必然会造成前部曝光过度而底部曝光不足，因而在乳腺 X 线摄影时，必须用压迫板对乳房施加压迫，造成比较均匀一致的厚度再行曝光。压迫减少了射线穿透的组织厚度，这样在减少乳腺所受曝光量的同时，也减少了散射线，进一步提高腺体组织间的对比度和分辨率，增加影像锐利度，同时分离了乳腺构造的重叠部分，有利于诊断。应注意，加压时动作要轻柔，逐渐增压，压力亦不宜过高，以免引起疼痛或严重不适。对于乳房较大且致密的患者不宜超压强力压迫，以免引起疼痛。

（二）数字化乳腺断层融合成像

数字化乳腺断层融合成像（digital breast tomosynthesis，DBT）检查前准备、摄影体位与全数字化乳腺摄影一致。以 Senographe Essential 型号的乳腺机为例，乳腺断层融合成像时机器曝光角度为 −12.5° 到 +12.5°，共曝光九次，在进行乳腺 CC 位摄影时机头从内侧向外侧旋转，重建后图像显示方向为足侧到头侧，进行乳腺 MLO 位摄影时机头从头侧向足侧旋转，重建后图像显示方向为外侧到内侧。重建图像分为厚层和薄层两种，厚层图像为每层 10mm，薄层图像为每层 1mm。

现阶段具有数字化乳腺断层融合成像摄影的乳腺机进行乳腺断层融合摄影时摄影条件必须使用自动条件，不能使用手动条件。同时进行投照时机头的起始位必须在水平位之上，否则不能曝光。在常规乳腺 X 线摄影时，为减少乳腺组织重叠需对被检侧乳腺进行高强度压迫，而断层融合影像可减少组织重叠，故乳腺断层融合摄影对压迫乳腺的力度要求并不高，其对被检者造成的痛苦较小。同时需要注意的是，假体植入患者原则上不允许进行数字化乳腺断层融合成像检查。

（三）乳腺对比增强能谱摄影（图 2-1）

乳腺对比增强能谱摄影（contrasted enhanced spectral mammography，CESM）检查前需空腹 2 小时以上。CESM 检查后，嘱咐患者多饮水并观察患者 30 分钟以上，以确定有无含碘对比剂的过敏反应。

操作流程：①使用高压注射器自上肢静脉注入碘对比剂（类似于 CT 增强造影）；②对比剂用法及用量：碘浓度：300mg/ml，剂量：1.5ml/kg，速率：3ml/s；③注射开始后 2 分钟开始行双乳 CC/MLO 位摄影，5 分钟内按照先健侧后患侧的原则完成双乳四个位置的摄影，必要时可对患侧乳腺进行延时摄影。

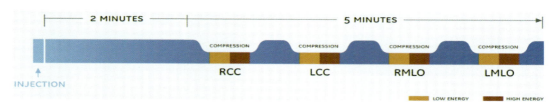

图 2-1　乳腺对比增强能谱摄影

（四）乳腺导管造影

适用于有乳头溢液的患者，为经溢液的乳腺导管在乳头的开口注入对比剂使乳腺导管显影的 X 线检查方法。通常患者可取坐位或仰卧位，常规消毒并清除乳头分泌物后，轻挤患乳，使乳头有少量液体流出，识别出溢液的导管口，一手固定乳头并轻微上提，将顶端磨钝的针头垂直缓慢插入溢液的导管口，先滴入数滴对比剂至针座充满（以免空气注入影响诊断），而后将抽有对比剂的注射器插入针座，即可缓慢注入对比剂，推入对比剂 0.5～2ml 至患者有胀感时止，避免压力过大使对比剂进入腺泡，后拔出针头，擦净溢出的对比剂即行 X 线摄片，完毕后嘱患者挤压乳房使对比剂尽量排出。乳腺导管造影所用对比剂可选择 40% 碘化油或 50% 的水溶性碘制剂，如泛影钠、泛影葡胺等，由于水溶性碘对比剂黏稠度低，容易注入，易与溢液混合，不会形成碘珠，细小的末梢分支导管亦能充分充盈，因此近年来被普遍采用。通过乳腺导管造影可发现导管内的变化，如导管有无扩张、截断、充盈缺损、受压移位、走行僵直、破坏、分支减少及排列紊乱等。

1. 适应证

X 线平片不能显示其病变者的一侧性或两侧血性或浆液血性乳头溢液患者。大多数妇女在乳腺或乳头用力挤压后，可能会出现少量溢液，通常并无临床意义，而自发性溢液多系病理改变，按其性质可细分为血性、浆血性、浆液性、水样、乳汁样、黏稠或脓样。用血红蛋白测试棒可快速测出溢液是否为血性，而血性溢液多为导管内乳头状瘤、导管增生或癌所致。据文献报道，在乳头溢液患者中，由癌瘤引起的比例占 3.2%～33.3%，其中以血性溢液的比例较高。浆液性溢液多由大导管乳头状瘤引起，极少数由癌引起。乳汁样溢液常为双侧性，多由于内分泌原因或服用激素类药物所致。黏稠溢液多见于更年期或青年女性性腺功能低下者，亦见于乳腺导管扩张症。脓性溢液则多为炎症所致，亦见于导管扩张症。对于某些乳腺癌患者，虽无乳头溢液，亦可行乳导管造影检查。

乳导管造影的临床价值仍存有争议。某些外科医师直接切除溢液的导管而不做术前乳导管造影，而另一些外科医师则愿术前做乳导管造影，将其作为"路标"，以便术前明确病因及确定术式。必须指出，乳导管造影并非一完美的诊断手段，它的假阴性率及假阳性率约各占 20%。故多数作者认为，即使乳导管造影正常，对乳头血性溢液患者亦应做手术切除；仅少数人认为，如导管造影及溢液细胞学检查均正常，则只需临床随访观察，不必活检或手术。

2. 禁忌证

①妊娠第 6～9 个月期间可能出现良性的溢液，不必做乳导管造影；②急性期乳腺炎行乳腺导管造影可导致炎症加重；③对碘过敏者；④过度虚弱、焦虑、不能配合者；

⑤严重乳头内陷或乳头、乳晕区曾有手术史的，此时乳导管可能已被切断、变形。

3. 检查方法

患者取仰卧位或坐位。用75%的酒精常规消毒并擦拭乳头，轻挤患乳，使乳头有少量液体流出，识别出溢液的导管口，然后轻轻捏起乳头，轻柔地将顶端已磨钝的细注射针头或顶端剪成斜坡状的细塑料管插入到溢液的导管口内，深约1cm，接上1ml容量针管，先做抽吸排出针管内空气，如有液体流出，即可证明位置正确，确系在病变的乳导管内，即可缓慢注入造影剂，至患者有胀感为止。一般需注入0.5～1ml。注毕拔除针头，迅速行侧位及头尾位摄片各一张，摄影时要注意控制压力不宜过大，以免造影剂溢出。摄影电压可比平片略高。

4. 操作注意事项

①病变导管口的选择必须正确，若误插入正常导管口，可造成假阴性表现。若无把握，不妨多检查几支乳腺导管；②操作时应谨慎，先在针头内或塑料管内充满造影剂，切勿将小气泡注入乳腺导管内，否则可造成假性充盈缺损，影响正常诊断；③若乳头溢液量较多，在注入造影剂前务必将溢液尽量抽净，以免造影剂被溢液冲淡而影响对比；④要注意仔细寻找导管口，并注意导管方向，针头不宜插入过深，不然很易刺破管壁发生造影剂外溢而导致造影失败。若注射时感到有阻力，且患者主诉有痛感，则表示插管不当，针头可能刺破导管壁，人为造成一假管腔，应立即停止注射；⑤注射造影剂时应缓慢、轻柔。针头进入导管，患者一般不会有剧烈疼痛感，缓慢注入造影剂后，患者可有轻度胀感。若有明显胀感甚至胀痛后，胀感突然消失，则可能为导管破裂，造影剂进入间质，故术者应避免过大过快增加压力。经拍片证实确系外溢，如所用的是水溶性碘造影剂，应等待半小时左右再重新检查；⑥对少数临床上无溢液的患者需做造影检查时，可根据可疑病变的方位选择造影的导管口。如病变在外上方时，可选择外上方的乳管开口做造影检查。为提高造影的阳性率，应多检查几支导管，目前很少应用；⑦如放射科医师插管失败，应请另一医师进行尝试。如B超下见到扩张的导管，不妨在B超引导下插管。

造影表现：正常乳导管呈树枝状分支逐渐变细，最后终止于腺泡。从乳头开口处进入，初为较狭窄的主乳管，走行2～3cm后有一梭形膨大，称为壶腹部，为乳管内乳头状瘤的好发部位，其后为大乳管，走行一段距离后，开始分支复分支为若干中导管、小导管及末梢导管，终止于腺泡。每支末梢导管可与10～100个腺泡相通。

末梢导管、腺泡及小叶内间质组成乳腺小叶，是乳腺的基本单位。正常乳导管的管径因人而异，无统一标准。

并发症：乳导管造影是一简便、安全的方法，文献中尚无出现严重并发症的报道。它的潜在并发症可能有：①导管迷走神经反应：操作过程中因患者精神紧张或疼痛，可发生患者晕厥、大汗淋漓，插管前要向患者介绍造影全过程；②造影剂过敏：在操作的全程中，医师勿离开患者，一旦发生不良反应可及时处理；③造影剂外渗：多系导管被刺破后所致，对比剂多聚集在乳晕下区域，由于对比剂的量少，一般不会造成任何危害，半小时后即可完全被吸收。若使用碘化油作对比剂，则可能长期潴留并形成异物肉芽肿。

第二节 乳腺 DR 摄影质量控制

一、乳腺 DR 摄影参数优化

1. 影响乳腺密度的主要因素

其主要因素如下：

（1）体重：乳腺密度随着体重增加而降低。

（2）年龄：乳腺密度随着年龄增加而降低。

（3）服激素史：长期服用雌激素的人，乳腺密度较高。

（4）乳腺增生史：有乳腺增生史的患者，乳腺密度较高。

（5）月经周期：经前期由于乳腺充血密度增高。

（6）哺乳：哺乳期乳腺密度升高。

（7）青春期：青春期由于乳腺增生发育，乳腺密度增高，常常呈致密型。

2. 影响两侧乳腺密度不对称的主要因素

其主要因素如下：

（1）图像质量。

（2）腺体的重叠。

（3）先天变异。

（4）病理因素。

3.参数优化具体内容

（1）根据患者年龄、体重、生理状况、病史、乳房大小、硬度等因素，选取摄影条件，如管电压、管电流量、平均腺体剂量（mGy）、自动曝光控制（auto-exposure control，AEC）、靶/滤过板选择、压迫器选择等。

如有的设备的器官程序中设置了3种靶/滤过板（Mo/Mo、Mo/Rh、W/Rh）模式和4组不同KV值的AEC模式。不同能谱的射线束适用于不同厚度和密度的乳腺摄影，不同靶面材料和滤过组合适用于不同密度腺体摄影。通常采用Mo靶/Mo滤过，随着乳腺密度、厚度增加，应依次选择：① Mo/Mo：低密度乳腺；② Mo/Rh：中等密度乳腺；③ W（Rh）/Rh：高、较高密度乳腺；④ W（Rh）/铝：极高密度乳腺（植入物）。

（2）根据压力、乳腺压迫厚度和组织密度来决定曝光量，不同厂家乳腺DR采用了电离室或模拟电离室的方式进行AEC控制。植入假体患者、术中组织一般采用手动摄影条件。

（3）乳腺DR采用钨靶/铑（W/Rh）组合，平均腺体剂量明显降低（2mGy以下），图像对比度明显提高。

（4）乳腺DR平板探测器空间分辨力一般在5～7.14LP/mm的范围。

（5）乳腺DR定期做探测器校准和图像可见对比度检测。

二、乳腺DR图像质量控制

1.MLO位影像的合格标准

（1）左右照片对称。

（2）乳头的轮廓可见。

（3）胸大肌要延伸到或低于后乳头基线（posterio nipple line，PNL）附近。

（4）乳腺后方的脂肪组织被很好地显示出来（特别是乳腺组织的内下角不能被切掉）。

（5）胸壁组织被包进来，乳腺下部折叠处的组织伸展。

（6）乳腺无皱褶。

（7）摄影条件适当。

（8）无伪影。

（9）无运动模糊。

（10）照片标记正确。

MLO 位影像的摄影盲区：乳腺上部内侧以及乳腺下部组织却容易成为盲区。

2.CC 位影像的合格标准

（1）左右照片对称。

（2）乳头的轮廓可见。

（3）有时无论如何乳头轮廓都不显示，又需要观察乳头附近病变时，应考虑追加摄影。

（4）必须显示出内侧乳腺组织，外侧也尽可能包括进来。

（5）乳腺外侧的病变出现缺失时，要追加外侧头尾摄影位（exaggerated craniocaudal laterally，XCCL 位）。

（6）胸壁的深处要尽量包括进去（屏/胶系统胸大肌可见病例约 20%，DR 到胸大肌出来的程度）。

（7）乳腺无皱褶。

CC 位影像的摄影盲区：乳腺上部组织容易形成盲区。

三、乳腺 DR 图像可见对比度质控

1. 材料

（1）乳腺模体 Mammo AT，可选用美国 INOVISION 公司产品，型号 18-222NAD。模拟乳腺形状、组织等效的乳腺摄影质量控制检测模体，厚度 4.5cm，50% 腺体组织，还包含模拟钙化点、纤维钙化点和肿瘤组织等（图 2-2）。

（2）18×24 压迫板。

2. 乳腺模体质控用模体显示包含的内容

（1）纤维索条：7。

（2）模拟钙化：7。

（3）肿块：7。

3. 方法

在 DR 摄影模式下，将模体置于 DR 摄影平台上，采用常规曝光模式 27KV/AEC 模式/Mo/Mo（或 W/Rh）进行摄影。

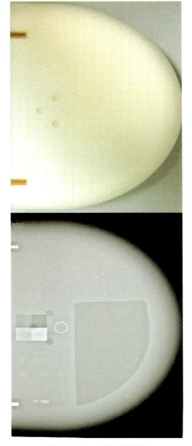

图 2-2 乳腺模体

注：A：乳腺模体；B 乳腺模体摄影片

观察图像可见对比度的正常情况为：①屏/胶系统由美国放射学院乳腺摄影认定程序(ACR MAP)要求：至少可见 4 条最大的纤维，3 个最大的斑点以及 3 个最大的肿块。（ACR RMI-156 乳腺模体）［摘自乳腺摄影质量控制手册（中文版）P162］；②西门子乳腺 DR 质控要求：纤维：5 条、斑点：4 个、肿物：4 个。（ACR RMI-156 乳腺模体）［摘自西门子乳腺 DR 质控手册］。

总之，通过对数字化乳腺 X 线摄影的规范，大大提升了图像质量，提高了医师诊断正确率。

四、乳腺 DR 图像阅读要求

乳腺数字化图像目前大都采用软阅读方式，采用 5M 以上医用专用显示器。但有的医院采用软阅读和硬阅读同时对照的方法。如果使用硬阅读，要求观片灯亮度均匀且大于 3500cd/m² 以上，有遮光及亮度调节功能。视读照片的环境照度最好在 50lx 之下。

五、乳腺三维图像质控要求

1. 基本质控要求

乳腺三维断层融合摄影，体位设计要求同二维摄影。

乳腺 3D 摄影机架，以 GE 乳腺 DR SenoClaire GE Breast Tomosynthesis 为例，在 +15.6°～-15.6° 范围内运动，实际曝光角度范围为 +12.5°～-12.5°，旋转曝光 9 次，融合成像。

常规位置成像角度范围：① RCC：+15.6°～-12.5°；内－外；② LCC：-15.6°～+12.5°；内－外；③ RMLO：-15.6°～+12.5°；上－下；④ LMLO：+15.6°～-12.5°；上－下；⑤ RML：-15.6°～+12.5°；上－下；⑥ LML：+15.6°～-12.5°；上－下。

每个体位重建为两组图像，一组图像为 planes 1mm 一层，层厚 1mm；另一组为 slabs 10mm 一层，层厚 10mm，并且将 3D 图像重建成 2D 图像。

2. 体位及影像质控要求

（1）体位要求：更换 3D 摄影台，选择 3D 按钮，体位设计与二维基本一致，注意患者头不要接触机架，机架偏转 15.6°，不同体位旋转方向不同。检查完毕，退出文件夹。

（2）影像要求：①重叠组织与病变充分显示；②乳腺无皱褶，无下垂，乳头呈切线位轮廓可见；③ CC 位要求从头端到尾端分层显示：皮肤及皮下脂肪上层、腺体乳头水平上层、腺体乳头水平层、腺体乳头水平下层、皮肤及皮下脂肪下层；④ MLO 位要求从内上到外下分层显示：皮肤及皮下脂肪内上层、腺体乳头斜面上层、腺体乳头斜面层、腺体乳头斜面下层、皮肤及皮下脂肪外下层。

六、乳腺对比增强摄影质控要求

1. CESM（contrasted enhanced spectral mammography，CESM）操作流程质控要求如下：

（1）更换二维压迫板及摄影平台。

（2）打开高压注射器，准备好高压注射针筒和高压连接管。

（3）准备好对比剂，并依据患者的公斤体重计算用量。

（4）选中患者→CESM→填写信息→对比剂名称［如：碘海醇（dhc）］、对比剂浓度300/370mgi/ml→1.5ml/kg/1.22ml/kg、对比剂总量，点击Save进入检查界面。

（5）高压注射器抽取对比剂，排气，连接延长管。

（6）患者静脉穿刺，放置静脉留置针，连接高压注射器。

（7）设置高压注射器参数：流速3ml/s、总量1.5ml/kg、300mg/ml(1.22ml/kg，370mgi/ml)对比剂，150psi。

（8）注入对比剂2分钟后开始曝光（CC、MLO），5分钟之内完成4个体位曝光，每个体位得到两张图像（低能图、减影图）。摄影次序按照健侧CC位、患侧CC位、健侧MLO位、患侧MLO位。根据情况需要加照患侧CC位或MLO位，一般加照1次。特殊情况，需要多次加照，一般摄影总时间不超过9分钟。

2. CESM图像质控要求

（1）低能图质控要求：按照CC位和MLO位的二维图像质控要求。

（2）减影图质控要求：①体位要求同CC位和MLO位的二维图像质控要求；②同时观察背景图像和组织增强图像。一般观察健侧CC位、患侧CC位、健侧MLO位、患侧MLO位四个体位的图像。有加照图像时，一并观察，测量增强区域灰度值，判断有无强化，如果有强化，判断属于"流出型""流入型"或"平台型"强化。

第三节 乳腺MRI检查技术

一、概述

尽管乳腺钼靶X线摄影检查目前仍为诊断乳腺疾病的主要手段，但在某些方面，如对致密型乳腺、乳腺成形术后或手术后瘢痕的评价等，存在很大的局限性。自20世纪70年代末80年代初磁共振问世以来，许多学者试图利用其较高的软组织对比特性来发现和鉴别各种乳腺病变，但结果发现乳腺良、恶性病变的组织信号强度上存在着很大的重叠。1985年，Heywang等人首先开展顺磁性造影剂Gd-DTPA应用于乳腺 MRI 诊断的研究，特别是快速梯度回波成像序列与顺磁性造影剂同时结合应用时，使乳腺良、恶性病变的鉴别诊断水平有了一定程度的提高。目前，乳腺 MRI 检查已发展为多参数成像，包括反映乳腺癌形态学和血流动力学特点的动态增强 MRI、反映组织内水分子扩散运动的 DWI、反映微血管密度及对比剂渗透速度的 MRI 灌注成像以及在体、无创地分析体内生化代谢信息的乳腺 MRS。此外，乳腺 MRI 还具有多种图像后处理技术，如减影、动态曲线绘制、三维立体重组等，均有助于病灶的检出、定位和定性诊断。

乳腺 MRI 检查的应用价值和限度如下：

1. 乳腺 MRI 检查具有以下优势

（1）乳腺 MR 检查无创、无辐射，双侧乳腺同时成像。

（2）MRI 能任意三维成像，可使病灶定位更准确，显示更直观，对乳腺高位、深位病灶的显示好。

（3）乳腺 MRI 增强扫描发现病灶的敏感性高达 95%～100%，可以发现小于 5mm 的病灶，特别是对钼靶 X 线片评价较为困难的致密型乳腺。

（4）对多中心、多灶性病变的检出、对胸壁侵犯的观察以及对腋窝、胸骨后、纵隔淋巴结转移的显示较为敏感，可为乳腺癌的准确分期和临床制订治疗方案提供可靠的依据。

（5）乳腺 MRI 动态增强检查可了解病变血流灌注情况，有助于良、恶性病变的鉴别。

（6）因无辐射损伤，可以多次重复进行，可用于随诊观察病变的变化情况。

（7）可准确观察乳腺肿瘤、乳腺癌术后局部残留或复发，乳房成形术后乳腺组织内有无癌瘤。

2. 乳腺 MRI 检查的限度

（1）微小钙化不敏感，而此种微小钙化常是诊断乳腺癌的可靠依据，因此，乳腺 MRI 仍需结合乳腺 X 线摄影进行诊断。

（2）MRI 检查比较费时，费用较高。

（3）良恶性病变的 MRI 表现存在一定的重叠，特别是 MRI 对部分导管内癌和新生血管少的肿瘤的检出仍存在困难，因此对 MRI 表现不典型的病变还需要进行活检。

二、适应证

1. 病变的定性诊断

当乳腺 X 线摄影或超声影像检查不能确切地显示病变及确定病变性质时，可以考虑采用 MRI 进行进一步检查明确性质。

2. 病变范围的判断

由于 MRI 对浸润性乳腺癌的高敏感性，有助于发现其他影像学检查所不能发现的多病灶和多中心病变，对病变范围的显示的准确性优于传统影像学检查及临床触诊，特别是浸润性小叶癌。因此，在制定外科手术计划时，尤其是当考虑保乳治疗时，MRI 能提供非常有价值的信息（图 2-3）。

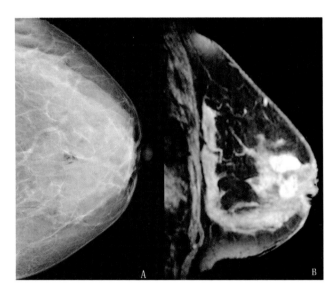

图 2-3　同一病变在乳腺钼靶和核磁上的影像学表现

注：图 A：左乳钼靶 CC 位示乳晕后方簇状分布的微钙化灶，未见明显肿物影；图 B：左乳增强 MR 矢状位图像，可清晰显示微钙化区的异常强化肿物影的数量及范围

3. 浸润深度的判断

MRI 有助于显示和评价癌肿对胸前筋膜、胸大肌、前锯肌以及肋间肌的浸润，有助于手术计划的制订（图 2-4）。

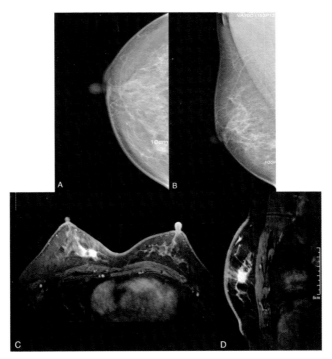

图 2-4　右侧乳腺癌钼靶和 MRI 影像学表现

注：图 A、B、C、D 为同一病例，右侧乳腺癌。图 A、B：右乳钼靶 CC 位和 MLO 位显示右乳内下肿物，病灶位置深在，无法显示病灶与乳后脂肪间隙及胸肌的关系；图 C、D：乳腺增强 MR 清晰显示病灶未侵及后方胸壁，并可见皮下脂肪层内条索状异常信号影，考虑皮肤受侵

4. 评估新辅助化疗疗效

对于确诊乳腺癌、进行新辅助化疗的患者，在化疗前、化疗中及化疗结束时 MRI 检查有助于评估病变对化疗药物的反应，判断化疗后残余病变的范围。大量研究表明，MRI 优于乳腺 X 线摄影及超声。

5. 腋窝淋巴结转移，寻找原发灶

对于腋窝转移性淋巴结而乳腺内临床检查、X 线摄影及超声都为阴性的患者，MRI 有助于发现乳房内隐匿的癌灶，确定位置和范围，以利于进一步治疗；阴性 MRI 检查结果可以帮助排除乳房内原发灶，避免不必要的全乳切除。

6. 除外对侧乳癌

美国的循证医学证据表明，在新诊断乳腺癌患者中，有 4%～5% 的患者 MRI

发现对侧乳房中存在同时性癌，而这些病变往往为临床检查、乳腺 X 线摄影阴性。

7. 保乳术后复发的监测

对于乳癌保乳手术（包括组织成形术）后，临床怀疑局部复发，但临床检查、乳腺 X 线摄影或超声检查不能确定的患者，MRI 有助于鉴别肿瘤复发和术后瘢痕。

8. 乳房假体植入

对于乳房假体植入术后乳腺 X 线摄影评估困难者，MRI 有助于乳癌的诊断和植入假体完整性的评价（图 2-5）。

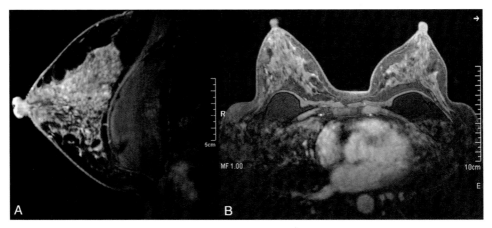

图 2-5　乳腺假体植入术后患者增强 MR 图像

注：图 A、B：右乳 MR 矢状位及轴位图显示双乳腺体致密，双侧胸大肌深面植入的假体完整

9. 高危患者的普查

最近的临床试验表明，MRI 能够在有乳癌遗传基因缺陷的高危人群中发现乳腺 X 线摄影不能显示的隐匿癌。

三、检查技术和方法

1. 乳腺 MRI 检查前准备

患者均无 MRI 检查禁忌证，乳腺 MRI 检查时间为月经后 1～2 周，检查前体温正常，常规禁食 4～6 小时，向患者交代检查持续时间，消除其紧张情绪，并训练患者平静呼吸，最大程度减少运动伪影。

2.乳腺 MRI 检查方法

乳腺 MRI 必须采用专门的乳腺相控阵线圈。推荐采用高场强（1.5T 及以上）MRI 机并行采集技术，可以实现双乳同时成像。患者俯卧于乳腺表面线圈上，双侧乳腺自然下垂于双穴内，调节双穴大小，使乳腺适度固定。扫描范围：包括双侧乳腺组织、相应水平胸廓前部及腋窝。

3.乳腺 MRI 检查的基本脉冲序列

（1）FSE/T$_2$WI、SE 或者 FSE/T$_1$WI 平扫：单纯乳腺 MRI 平扫检查除能对囊实性病变做出可靠诊断外（图 2-6），在定性诊断方面与 X 线检查相比并无显著优势，故应常规行乳腺 MRI 增强扫描。

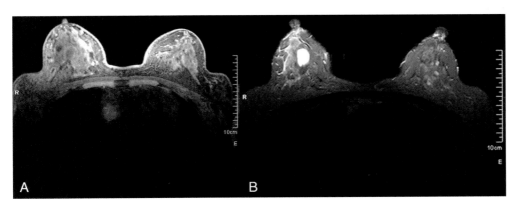

图 2-6　乳腺 MRI 平扫图像

注：右乳囊性增生性病灶在轴位 T$_1$WI（图 A）上呈类圆形低信号影，轴位 T$_2$WI（图 B）上呈高信号，信号均匀，边界清

（2）动态增强扫描：采用高压注射器先经肘前静脉注射：马根维显 0.1mmol/kg，3ml/s，再注射生理盐水 20ml，3ml/s。笔者研究时采用注药后无间断扫描 6 次，56～58 秒/次。动态增强序列采用三维扰相梯度回波序列，多时相重复扫描，优先选用脂肪抑制的三维增强扫描序列。

（3）扩散加权成像（DWI）：DWI 是目前唯一能够检测活体组织内水分子扩散运动的无创性方法。在使用 1.5T 设备时，b 值取 800～1000s/mm^2 时，信噪比和对比噪声比可以满足诊断要求，恶性病变与良性病变和正常腺体之间的 ADC 值差异较大。

脉冲序列设置的基本原则：以患者舒适为中心，尽可能缩短检查时间，建议全部检查时间＜25分钟，提高患者的配合程度，使患者在检查期间较少运动，提高图像质量。腋窝是乳腺检查的必需部位，横轴位和冠状位扫描需能够覆盖乳腺和腋窝的范围。横轴位或者冠状位比矢状位扫描节省空间，从而提高了空间分辨率或缩短扫描时间。T_1WI、T_2WI和动态增强扫描使用同一扫描方位（推荐横轴位），有利于判断病灶MR的信号特征。脂肪抑制序列优先选择频率选择化学饱和法，反转恢复法为备选序列。压脂效果不佳时，可添加局部匀场。

四、空间分辨率

高空间分辨率是准确诊断的需要，形态学特征是判断乳腺疾病良恶性的主要依据，在BI-RADS描述词汇中，更加强调了病灶边缘、内部强化特征及其对鉴别诊断的重要性，因此扫描参数的设置应该首先满足高空间分辨率的要求。

病灶的形态特征需要从多个角度进行判断。例如，小叶节段病灶在一个角度呈小叶节段分布，而在另一个角度可能显示为区域分布，而小叶节段样分布在诊断上更多地提示恶性特征，这就要求同时获得横轴位、矢状位、冠状位甚至斜位的图像以满足多方向观察的要求。其技术方法是设置各向同性体素的空间分辨率，完成图像采集后进行任意层面的MPR重建，即可以实现同一时相的多平面显示。

目前，多数设备的成像能力均能实现空间分辨率≤1.2mm的各向同性体素扫描，如果辅助以插入算法，实现的空间分辨率可以达到0.5mm，为小病灶的形态特征判断提供良好的空间分辨能力。为了达到高的空间分辨率设置，建议使用横轴位进行动态增强扫描。

五、时间分辨率

多时相动态增强的目的是获得时间-信号曲线，以评价病灶的血流动力学特征，即肿瘤血管形成、造影剂进入肿瘤、造影剂在肿瘤廓清等。在DCE-TIC众多的分析参数中，最有鉴别诊断价值的是早期强化率和延迟期的廓清，后者是提高恶性病灶判断特异性不可或缺的重要指标之一。因此建议进行一个完整的多时相动态增强扫描，注药后连续扫描时间不小于8分钟，这样才能合理显示DCE-TIC曲线的轮廓特征。

时间分辨率指每一个时相所需要的时间。理论上，时间分辨率越高，越容易绘制出平滑的DCE-TIC曲线。但是时间分辨率和空间分辨率是一对互相制衡的因素，追求高的空间分辨率会降低SNR和时间分辨率，合理的参数设置需要在空间分辨率、时间分辨率和 SNR 之间达到平衡，而且时间分辨率的设置还与病灶的血流动力学特征和脉冲序列特征密切相关。

从循环的生理特征上，自肘静脉注射造影剂后，需要 25～30 秒达到乳腺的供血动脉，注射后 40～50 秒完成首剂通过，约 150 秒造影剂已经充分渗入血管外细胞外间隙，血管通透性增高的恶性肿瘤的实质被造影剂"染色"，肿瘤床充分强化，是判断肿瘤形态特征的时机。

六、DWI 扫描与 DWI-ADC 值测量

1. 概述

MRI 扩散加权成像（diffusion weighted imaging，DWI）是一种检测活体组织水分子微观运动的成像方法。DWI 扫描使用 EPI（echo planar imaging，EPI）序列，通过多个弥散梯度的图像拟合计算，获得反映弥散特征的定量描述指标 ADC 值，即表观弥散系数，单位为 mm^2/s。不同的弥散梯度用 b 值来表示，主要与梯度施加的时间和强度有关，单位为 s/mm^2。理论上，弥散系数（D 值）是组织的固有属性，DWI 用通过施加不同的弥散梯度获得不同的 T_2 加权对比的弥散图像，拟合计算 DWI-ADC 值。由于理论计算、实际弥散梯度施加的差别和弥散现象的复杂性，很难直接获得组织的真实 D 值，D 值与 DWI-ADC 值的关系类同于 T_2 值与 T_2WI 信号强度的关系。

DWI 序列容易产生各种伪影和畸变，故提高图像质量一直是研究的重点。b 值的选择是研究热点，b 值的选择有一定的原则，但是设备不同难以统一。通常同时进行低 b 值和高 b 值扫描，b = $0s/mm^2$ 作为低 b 值，b ≥ $500s/mm^2$ 为高 b 值。采用较高 b 值（如 b = $1000s/mm^2$）时，图像质量（空间分辨率、信噪比等）明显下降，但此时获得图像受血流灌注影响较小，能较好地反映水分子的布朗运动真实状况；采用较低 b 值时，图像受血流等因素影响较大，但是信噪比、空间分辨率及对比度较 b 值高时为佳。目前常进行多 b 值成像，其研究目的包括两个方面：一是优化参数以获得较好的图像质量；二是利用多 b 值提取弥散之外的信息，如灌注，后者尚在研究中。

2.DWI-ADC值测量与解释

一般认为DWI-ADC值与细胞密度呈负相关，恶性肿瘤增生快，细胞排列密集，细胞外间隙减小，细胞膜对水分子吸附阻挡作用使水分子弥散受限，DWI-ADC值显著降低。良性肿瘤则轻度受限或不受限，DWI-ADC值轻度降低或不降低。但需注意，脓肿与积乳囊肿的DWI-ADC值也降低，原因在于脓肿脓腔内充满大量炎性细胞，亲水蛋白含量高，液体黏稠，水分子弥散受限。而黏液腺癌成分以中等分子的黏液为主，水分含量较少，不具备上述水弥散的特征，故其DWI-ADC值较高，甚至高于正常腺体组织。

此外，将肿块和非肿块样病变进行分析时发现，肿块病变的DWI-ADC值普遍低于非肿块样病变，是因为与肿瘤的组织病理相关，但是更主要的原因是非肿块样病变的测量误差所致。由于非肿块样病变中可以夹杂正常的脂肪和腺体，不可避免存在测量误差，导致DWI-ADC值偏高。这种现象在新辅助化疗后也存在，肿块经化疗后退变分散为非肿块样病变，DWI-ADC值的测量也存在同样的偏差问题，而不单纯是组织病理改变的结果。因此，肿块性病变DWI-ADC值测量准确性好，诊断价值大；非肿块样强化病灶测量偏差大，干扰因素包括部分容积效应，需要结合增强图像具体分析。

七、T_2WI 与 T_1WI 平扫

MRI对乳腺疾病的显示和诊断主要基于动态增强后的形态学和血流动力学特征，但T_2WI、T_1WI等反映组织特征的信息是不可或缺的重要内容。例如囊肿，没有常规的T_2WI，囊肿可能会被漏诊，一些病灶在T_2WI的表现有特征性，对鉴别诊断有提示意义，例如多数纤维腺瘤在T_2WI信号比乳腺癌高，在T_2WI上可以显示纤维腺瘤的低信号纤维分隔。另外，乳腺假体植入后的评价、脂肪坏死、乳管扩张，在平扫都有特征性，T_2WI是必需序列。

T_1WI的作用包括两个方面：①用于划分肿块和非肿块样病变类型，如果一个病灶有明显的推压脂肪效应，则按照肿块进行描述和测量处理；非肿块样强化病灶的特征是在T_1WI与正常的腺体交叉，不能被分辨；②帮助淋巴结的显示和鉴定，没有脂肪抑制的T_1WI腋窝伪影少，淋巴结的形态显示清晰，淋巴结门的脂肪影是否存在有助于鉴别淋巴结有无转移。

这些常规的平扫序列可以和动态增强序列全部采用横轴位扫描，方便图像观察

时采用空间同步方式，又可以将乳腺 MRI 检查的时间控制在 20 分钟内，简化了扫描操作，缩短了扫描时间，提高了检查效率和患者的耐受性。

八、MRS

磁共振波谱成像（magnetic resonance spectroscopy，MRS）是利用核磁共振现象和化学位移作用，进行特定原子核及其化合物定量分析的方法，是目前唯一能提供病变内生化信息的无创性检测手段，能从分子水平上反映肿瘤、坏死组织和健康组织的不同生化代谢信息。由于细胞的生化代谢改变先于形态或临床改变，故 MRS 有助于早期发现病灶。乳腺病变 MRS 研究主要包括磁共振磷谱（^{31}P-MRS）和氢质子波谱（^{1}H-MRS）两种，目前常用的是 ^{1}H-MRS。

MRS 采集的信号是自由感应衰减（free induction decay，FID），FID 经过傅里叶转换可以得到各个体素的波谱信息。波谱包含一系列相对比较窄的峰，峰面积对应于所探测到核的数量。其横坐标代表共振频率，采用百万分率（ppm，ppm 表示 10^{-6}）为单位，纵坐标表示 MR 信号强度。目前大多数乳腺 MRS 研究应用的是单体素（single-voxel proton MRS）技术，多体素 ^{1}H-MRS（multi-voxel proton MRS）的应用仍处于早期阶段。

由于乳腺病灶的不均质性，选择单体素兴趣区放置时需要经验和技术，应该选择病灶强化最明显的区域，尽可能避开周围的脂肪组织和正常的腺体。乳腺病灶的部位和病灶内部结构对 MRS 检查成功率及结果有一定的影响，如病灶靠近胸壁会受心脏和呼吸运动的影响，病灶内部存在液化坏死或囊性成分也会影响 MRS。

MRS 分析一般要计算以下几个特性：谱线的共振频率、谱峰高、半高宽（full width at half maximum，FWHM）及谱线下面积等。乳腺波谱曲线图主要有胆碱峰、水峰和脂肪峰。胆碱峰在 3.2ppm，水峰在（4.2～5.2）ppm，集中在 4.7PPm，脂肪峰至少有 2 个，分别在（0～2.5）PPm 和（5.1～5.7）ppm。体外研究表明 3.2ppm 处的胆碱峰是由几个生化物质的信号组成的复合胆碱峰，包括磷酸胆碱（3.21ppm）、甘油磷酸胆碱（3.22ppm）、游离胆碱（3.19ppm）、牛磺酸（3.25ppm）、肌醇（3.27ppm）、磷酸乙醇胺（3.23ppm）和葡萄糖（3.24ppm）。而在体内这些物质并不能区分开，所以在 3.2ppm 处表现为单一的胆碱峰，即总的胆碱复合物（total choline，tCho）。

癌细胞迅速生长及增生是其胆碱水平较正常组织增高的主要原因，乳腺癌磷酸胆碱的含量可以是正常乳腺上皮细胞的 16～27 倍。3.2ppm 处由胆碱和含胆碱复合物组成的复合胆碱峰，可以作为恶性肿瘤的标志。也有文献报道无论良恶性病变，只要在短期内迅速生长，细胞增生加快，膜转运增加，复合胆碱峰水平就可以升高。进一步的分析发现，在恶性乳腺癌中增高的胆碱峰位于 3.23ppm 处，主要由磷酸胆碱组成。而在良性乳腺病变和部分哺乳期及健康志愿者中，波峰位于 3.28ppm 处，主要由甘油磷酸胆碱、肌醇和牛磺酸组成。因此，观察每个体素 3.2ppm 处是否有增高的波峰，根据胆碱及其代谢产物水平的变化进行波谱分析可作为一种良恶性病变的鉴别方法。

此外，乳腺 MRS 的另一个非常有前景的用途是预测与评估乳腺癌新辅助化疗反应。乳腺 MRS 细胞代谢改变可以出现于所有形态学改变之前。2001 年 Jaganathan 等首次报道使用 1H-MRS 监测乳癌治疗反应，他们发现接受新辅助化疗后，89% 的患者胆碱共振峰消失或变小。Meisamy 等研究发现乳癌患者在首次注射以表阿霉素为主的化疗药后 24 小时即可出现复合胆碱峰的改变，而病灶大小要到化疗 4 个周期后才有变化（平均 67 天，62～72 天）。因此，胆碱水平的变化可能是乳腺癌对新辅助化疗反应的颇具价值的指标。

但 MRS 不能替代 MRI 单独对乳腺疾病进行诊断，仅可作为乳腺 MRI 检查技术的重要补充，结合动态增强 MRI，在乳腺疾病的诊断和鉴别诊断以及监测乳腺癌对治疗的反应等方面将展现出潜在独特的应用价值，为乳腺影像检查提供更加广阔的应用前景。

九、图像后处理

图像后处理包括三维重建与病灶的测量、DCE-TIC 测量、DWI-ADC 值测量、必要的减影等方面。部分配置计算机辅助诊断（CAD）的工作站，可以将动态增强的信息按照强化幅度、达峰时间、强化爬升斜率等分析参数，以参数图的形式呈现，有助于病灶的检出和分析。在前面的扫描中，DCE-TIC 的测量和 DWI-ADC 值的测量已经介绍，本部分主要介绍三维重建与病灶的测量、图像减影。

1. 三维重建与病灶测量

三维重建的目的是为了从各个视角观察病灶的形态学特征。三维重建的方法很多，有 MPR、MIP、VR 等，这些重建方式用途不同。MPR 主要是提供不同视角的病灶形态学细节，是诊断的主要依据，强调用薄层扫描；MIP 图像提供病灶在乳腺的空间位置，可以帮助定位和二维测量，以及观察病灶周围的血管分布；VR 主要是用于病灶的体积测量。一般通过阈值筛选后提取强化的部分，计算病灶的体积。在获得了各向同性体素的高空间分辨率图像后，这些三维重建处理方式均可以轻松实现。

测量包括病灶自身径线，体积的测量及病灶与周围皮肤、胸壁、乳头的空间关系测量。径线的测量一般在 MIP 图像进行，按照 WHO 和 RICIST 标准，一般测量最大径线和与此垂直的径线，多个病灶计算最大径线的总和，主要用于治疗评价。

2. 图像减影

因为早期的序列没有脂肪抑制脉冲，图像减影操作的初衷是消除脂肪信号。在具备脂肪抑制脉冲技术后，图像减影成为一个选项。只有在平扫出现高信号时，为了判断其中可能的强化和形态，采用减影消除高信号的影响，准确判断病变强化情况。

十、MRI 引导的乳腺穿刺活检

MRI 发现了很多超声和乳腺 X 线摄影检查不能确定的隐匿病灶，尤其是 BI-RADS-MRI 4 类的病灶，临床处理很棘手，对这些病灶不能用超声或 X 线引导下穿刺定位，若病灶为可疑恶性时，可利用 MRI 引导穿刺完成定位、真空辅助活检。MRI 引导下穿刺定位及活检成功率达 93%～100%，病灶手术后诊断为癌者达 31%～73%，此技术已在美国和欧洲得到广泛应用。美国癌症协会相关指南规定，由于一些乳腺癌仅见于 MRI，因此能以 MRI 行乳腺癌筛查的机构必须同时具有 MRI 引导下乳腺病变穿刺活检的能力，欧洲乳腺影像协会的乳腺 MRI 指南也有同样规定。然而受国内经济水平及国人乳腺特点的影响，MRI 引导下乳腺病变穿刺活检术鲜见报道，其主要问题是乳腺固定困难，无论是国外引进的产品还是自己仿制或改进的产品都存在类似的问题，原因包括乳腺体积小固定不稳固、致密型腺体穿刺导致移位、压迫后乳腺厚度不能满足真空活检器材的需要等。

第四节　乳腺 CT 检查技术

一、概述

随着影像技术的发展，乳腺疾病的检查手段越来越多，CT 为乳腺疾病的诊断提供了新的途径。美国 GE 公司曾专门设计出乳腺 CT 检查专用的样机，称之为

CT-M。CT检查具有较高的空间分辨率和密度分辨率，对乳腺疾病的检出以及乳腺良、恶性病变的鉴别有较大价值，对乳腺癌术前分期及手术预后的判断均至关重要。但是CT检查费用相对昂贵，对微细钙化这一重要X线征的显示远不如钼靶X线片。随着钼靶X线机性能的改进以及容积断层技术的出现，配合立体定位活检，已基本能解决乳腺疾病的诊断问题。所以，在临床工作中CT用于乳腺诊断较少，只作为一种辅助诊断手段。

二、检查方法

1. 仰卧位扫描

与常规胸部扫描体位相同，双肩高举，屈曲抱头。扫描范围自双乳下界向上作连续扫描，直至腋窝顶部。仰卧位扫描体位与手术体位相似，可以提供更为准确的病灶定位。

2. 俯卧位扫描

患者俯卧于检查床上，双臂上举，身体下方垫放一预先设计好的凸面装置，并在相当于双乳位置开两个"窗"，内放水囊，使双乳悬垂于囊内，或在乳房上下方各垫一泡沫塑料块，使乳房自然下垂。俯卧位扫描不如仰卧位舒适，垫得不好会使乳头、皮肤显示欠满意，但更有利于显示乳房后部结构，对老年松软乳房尤为适用。

3. 侧卧位扫描

一般较少使用。检查时，患者侧卧，患乳在上，扫描范围和层厚与仰卧扫描相同。

三、扫描条件

120～130kV，80～100mA，扫描时间1～3秒，在平静呼吸下屏气时扫描。观察时窗宽取300～500Hu，窗位30～50Hu。

增强扫描：增强扫描在乳腺病变的诊断中相当重要，某些病变的鉴别诊断需依靠强化后的表现而定，有些微小癌灶或平扫时不明显的癌灶，亦需靠强化扫描才发现。强化扫描采用静脉内团注法。选用碘造影剂，用高压注射器经肘前静脉注药，注药速度2～3ml/s，造影剂用量70～80ml，注射后60秒内进行扫描，亦可行多期动态扫描。

四、CT 在诊断乳腺疾病方面的优势及适应证

1. 当钼靶片难以确定病例的良、恶性而患者又不愿做立体定位活检时，可行 CT 平扫及增强扫描。

2. 在致密型或有明显结构不良的乳房，当临床触到肿块而钼靶片上未能明确显示时，通过 CT 断层观察可有利于发现被致密影遮盖的病灶。

3. 乳腺不宜作加压的情况下，如急性乳腺炎、炎性乳腺癌等，CT 可作为首选的检查方法。

4. 对位于乳腺高位、尾叶、深位的病灶，钼靶 X 线摄影常难以把病灶投照出来，或仅有部分边缘被投影在胶片上，造成漏诊或诊断困难，此时应行 CT 检查。

5. 钼靶片上难以确定肿物为囊性或实性时，可通过 CT 检查衰减值的测量予以明确。

6. CT 是检测有无腋淋巴结增大的较佳方法，优于临床触诊，特别是位于胸小肌后内侧的淋巴结。对于观察有无内乳区淋巴结的增大，则只能依赖 CT 或 MRI 检查。

7. 当癌瘤部位较深，临床需了解有无胸壁的侵犯时，则必须行 CT 检查观察。

8. 乳房成形术后观察植入物有无破损或并发症，以及成形术后的乳腺组织内有无癌瘤，CT 检查也是一种比较敏感和可靠的检测手段（图 2-7）。

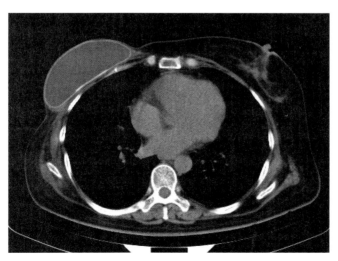

图 2-7　右乳癌术后义乳成形术后

注：CT 清晰显示义乳轮廓、边缘及完整性

9. 乳腺癌术后亦宜以 CT 作为定期随访手段，它可发现早期胸内转移（包括肺、胸膜、纵隔等），有无局部复发，以及发现对侧乳腺的病灶等。

第五节　乳腺核医学检查技术

一、概述

ECT（emission computed tomography）是发射型计算机断层显像的简称，按使用放射性核素的不同，分为 SPECT（single photon emission computed tomography）和 PET（positron emission tomography），以及图像融合设备 SPECT/CT、PET/CT、PET/MR 等。SPECT 为单光子发射型计算机断层显像仪，PET 为正电子发射型计算机断层显像仪。

ECT 与传统影像设备 X 线 CT 成像原理不同，ECT 是某一脏器摄取放射性核素或其标志物，以脏器内外或脏器与病变之间放射性核素浓度不同而形成的图像，主要反映人体某脏器及病变的生理、生化改变，属于功能显像。

ECT 显像方法可以分为全身显像与局部显像、平面显像与断层显像、静态显像与动态显像等。

1895 年伦琴（Roentgen）发现 X 射线、1896 年贝克勒尔（Becquerel）发现铀（^{238}U）的天然放射性，打开了核物理学的大门。1898 年，居里（Curie）夫妇成功提炼出镭（^{226}Ra）和钋（^{218}Po）放射性核素，揭开了核医学的序幕。1930 年，加速器问世，实现了人造放射性核素。1942 年，原子能反应堆建成，使人造放射性核素的产量及品种增多，价格降低，为核医学发展打下了基础，如 ^{131}I、^{125}I、^{32}P、^{99m}Tc 等。目前全世界应用的显像药物中，^{99m}Tc 及其标记的化合物占 80% 以上，广泛用于心、脑、肾等多种脏器病变的检查。

20 世纪 50 年代，甲状腺功能仪、肾功能仪、闪烁扫描机的应用，揭开了核医学显像的序幕。20 世纪 80 年代以来，SPECT、PET、符合线路 SPECT、SPECT/CT、PET/CT 不断问世。PET 是目前临床核医学领域中最先进的显像仪器，2000 年被美国《时代周刊》评为 20 世纪最具有创意的三大发明之一。近几年又推出 PET/MR，并开始了临床应用。PET/CT、PET/MR 在研究人体生理、生化、代谢、受体等方面显示出独特优势，具有广阔的临床应用前景。^{18}F 标记的氟代脱氧葡萄糖（^{18}F-FDG）是目前临床应用最为广泛的 PET、PET/CT 显像剂。

放射性核素靶向治疗经过几十年的发展，^{131}I 治疗甲状腺功能亢进症、分化型甲状腺癌转移灶、^{131}I-MIBG 治疗嗜铬细胞瘤、^{89}SrCl$_2$、^{153}Sm-EDTMP 及云克治疗转移性骨肿瘤等仍然是目前临床治疗的有效手段。

二、乳腺 SPECT 检查

目前临床上，SPECT 在乳腺疾病中的应用主要是用于良恶性肿块鉴别诊断、乳腺癌术前分期、前哨淋巴结探测等。

1. 适应证

（1）经患者自检发现或临床医生检查后怀疑乳腺肿瘤者。

（2）乳腺肿瘤良恶性鉴别诊断，尤其是经钼靶、超声或针吸细胞学检查难以确诊的乳腺肿瘤。

（3）术前了解腋窝等淋巴结转移情况。

（4）术前了解有无骨转移情况。

2. 检查方法及检查前准备

（1）受检者一般无须特殊准备，无须禁食水。

（2）检查前受检者去除身上的金属物品，双手上举，仰卧于检查床上，范围包括两侧乳腺和两侧腋窝及锁骨上淋巴结区。先行平面像，必要时行侧位平面像或局部断层显像。如果乳房过大下垂，可用胸罩固定；也可采用俯卧位，用专用乳托固定。

（3）所用显像剂：^{99m}Tc-MIBI、^{99m}Tc-（V）DMSA、^{99m}Tc-tetrofosmin、^{99m}Tc-HL91 等。

（4）显像方法：静脉注射显像剂 1~2 小时后行局部平面或断层显像，也可分别采集早期（15~20 分钟）和延迟（1~2 小时）平面或断层显像。使用低能高分辨准直器或低能通用型准直器，能峰 140Kev，窗宽 20%，Zoom 1.0。采集矩阵 256×256，采集计数（5~8）×10^5，也可按时间进行采集，可采集 5~10 分钟。断层显像矩阵为 64×64，Zoom 1.0，探头步进式旋转，旋转 180°（双探头）或 360°（单探头），每帧图像旋转 5.6°，共采集 32 帧或 64 帧图像，每帧采集时间 30~40 秒。可采用感兴趣区（region of interest，ROI）技术，计算乳腺肿物与相应正常乳腺部位的放射性计数比值，即 T/N 比值。

三、乳腺 PET/CT 检查

正电子发射计算机断层显像（PET/CT）是近年来发展起来的唯一一种应用于临床的分子影像技术，是在分子水平上显示活体生物活动的医学影像技术。它从细胞和分子水平反映疾病生理和病理特点的功能分子影像设备（PET）和能够反映脏器和病变的解剖结构变化的影像设备（CT）有机结合起来，达到PET图像与CT影像同机融合。其应用价值广泛，特别是在肿瘤的定性、定位诊断、鉴别诊断、临床分期与再分期、治疗方案的选择与疗效评价以及复发和转移的监测等方面具有重要临床应用价值。

1. PET/CT 显像原理

PET 显像是利用正电子核素（^{11}C、^{13}N、^{15}O、^{18}F 等）标记人体活性物质或其类似物作为显像剂，其能够在活体内在分子水平显示该活性物质在体内的分布状况，揭示疾病基因、代谢、功能改变信息，为疾病的早期诊断提供科学依据。PET 显像又被称为功能分子影像技术或活体生化影像技术。

恶性肿瘤及其转移灶细胞生长速度快、代谢旺盛、细胞增殖能力强以及某些特异性受体或抗体表达增加。因此，可应用正电子核素标记相应的代谢底物、合成原料、配体和抗体等，使其在肿瘤病灶中特异性聚集，在体外应用 PET 扫描仪进行显像，从而反映出肿瘤的位置、大小、形态和放射性分布，以最终达到诊断肿瘤的目的。

2. PET/CT 显像剂

（1）糖代谢显像剂：^{18}F-FDG（2-Fluorine-18-Fluoro-2-dexoy-D-glulose，2-氟-18-2-脱氧-D-葡萄糖）是目前 PET 最成熟、应用最广泛的显像剂。其显像原理在于：^{18}F-FDG 是天然葡萄糖的类似物，均能在葡萄糖转运蛋白的作用下通过细胞膜进入细胞内。在胞质内在己糖激酶的作用下发生磷酸化，分别产生 6-磷酸葡萄糖（G-6-P）和 6-磷酸脱氧葡萄糖（^{18}F-DG-6-P）。由于 ^{18}F-DG-6-P 与葡萄糖的结构不同（2-位碳原子上的羟基被 ^{18}F 取代），不能进一步代谢，而且 ^{18}F-DG-6-P 不能通过细胞膜而滞留在细胞内，形成 PET 图像中的光点。

^{18}F-FDG 能反映体内葡萄糖利用状况，在肿瘤细胞内的积聚明显高于正常组织。乳腺癌如其他部位恶性肿瘤一样，由于新生肿瘤组织血管网不完善、葡萄糖转运体-1（Glut 1）和己糖激酶（HKs-1）过度表达以及细胞有丝分裂活跃等因素致 ^{18}F-FDG 摄取增高，在 PET/CT 图像表现为局部异常摄取。

（2）氨基酸代谢显像剂：^{11}C 标记的蛋氨酸（^{11}C-methionine，^{11}C-MET）是目前应用较多的氨基酸类显像剂，乳腺恶性肿瘤氨基酸转运体表达上调，使氨基酸进入肿瘤细胞速度加快，从而使乳腺癌组织摄取 ^{11}C-MET 增多。^{11}C-MET 在肿瘤间变坏死区的摄取较 ^{18}F-FDG 明显降低，且 ^{11}C-MET 的本底较低，故 ^{11}C-MET 在区分肿瘤与非肿瘤组织，勾画肿瘤界限与范围，早期评价治疗效果等方面优于 ^{18}F-FDG。

（3）磷脂代谢显像剂：^{11}C 及 ^{18}F 标记的胆碱（$^{11}C/^{18}F$-choline，$^{11}C/^{18}F$-CHO）为反映细胞磷脂代谢的显像剂。乳腺恶性肿瘤快速增殖及细胞膜成分高代谢的特性使其摄取胆碱增加，而胆碱一旦在肿瘤细胞内磷酸化即被滞留于细胞内。

（4）肿瘤受体显像剂：大多数乳腺肿瘤细胞表面所含有的类固醇激素受体明显增高。类固醇激素受体显像剂（16α-氟-17β-雌二醇，^{18}F-FES）可与乳腺癌细胞表面受体相结合，在 PET/CT 图像上表现为异常放射性核素浓聚，实现了在活体内监测乳腺癌组织中受体分布情况和浓度，可用于肿瘤早期特异性诊断、鉴别诊断、分期及疗效评价等。

3.PET/CT 显像前准备

目前在临床上 PET/CT 显像多采用 ^{18}F-FDG 作为显像剂，故本节主要针对此显像剂的显像前准备及检查方法加以介绍。

（1）受检者检查前需禁食 4~6 小时，以保证血糖浓度控制在正常水平（<8mmol/L）。对于血糖水平稍高的患者，因其仅造成肿瘤糖摄取轻微减少，故无须在注射 FDG 前调整血糖。而对于严重糖尿病患者则应通过系统治疗使血糖尽量维持在正常水平后再行 PET/CT 显像。

（2）注射前患者应避免高强度的体育运动，并处于松弛状态。

（3）摘除项链、耳环、义齿或其他金属饰品，掏空口袋中的金属物品（如钥匙、皮夹、手机等），以免产生衰减校正伪影。

（4）选择病变乳房对侧的上肢静脉或足背静脉注射显像剂 ^{18}F-FDG，3.7~5.55MBq/kg。

（5）患者尽量在暗室安静状态下平卧 40~60 分钟，应尽量少说话，避免交谈。检查前排尿。

4.PET/CT 检查方法

第一步为 CT 扫描，体部扫描范围一般上至颅底，下至股骨上段。CT 采集条件可采用120kV，100～250mAs、螺距0.75、球管单圈旋转时间0.8s。头部CT扫描条件可采用120kV，100～300mAs。CT扫描参数的设置要兼顾图像质量和辐射剂量的要求，尽量减少不必要的辐射；第二步用二维或三维方式行PET图像采集，每个床位采集1～3分钟，全身扫描范围从头顶至股骨中段，6～7个床位。常规全身采集时均采用仰卧位。对于不能平卧的患者，可以采用侧卧位或侧斜位。疼痛较重的患者可于显像前使用止痛剂。

必要时可行120分钟延迟显像。为了鉴别生理性摄取或病灶的良恶性，可在常规显像后2～3小时对感兴趣部位再次扫描，以获得感兴趣区放射性摄取随时间变化的动态信息。由于核素的衰变，延迟显像的计数率较低，为提高图像质量，应增加PET的采集时间。

图像重建后，可分别获得横断、冠状及矢状面的CT、PET及PET/CT融合图像。

第六节　不同成像技术和方法的选择及综合应用

近年来，乳腺影像检查技术的发展十分迅速，已经形成了包括X线、超声、CT、MRI和核医学等多种成像技术的检查体系。因此，对乳腺疾病，我们能够运用不同的成像技术进行检查，即使是同一成像技术，还可选用不同的检查方法。

应当指出，各种成像技术和检查方法都有它的优势与不足，并非一种成像技术可以适用于乳腺所有疾病的检查和诊断，也不是一种成像技术能取代另一种成像技术，而是相辅相成、相互补充和印证。在选用时就要权衡利弊，进行选择和综合利用。一般在能正确诊断的前提下，应选用简单方便，对患者安全、痛苦少的非损伤性和检查费用低的成像技术或检查方法才能明确诊断。

对于不同类型的乳腺，各种成像技术的适用范围和诊断效果有很大的差异。由于各种成像技术的成像原理和图像特点不同，而且各种乳腺的组织类型亦不相同，因此在影像学检查时，应有针对性的选用显示疾病效果好、诊断价值高的成像技术。

虽然有了CT和MRI等先进的成像技术，但是它们每日能检查的例数有限，检查费用高，而且对于微钙化的显示率还不及X线检查，所以不能代替大量而有效的X线诊断。一般而言，对于脂肪透亮型乳腺，X线平片多可解决诊断问题，对致密性乳腺，则超声或 MRI 为好。对导管内乳头状瘤，以乳管造影检查准确率更高。对于有无腋窝淋巴结转移，CT 和 MRI 更容易发现。全身其他部位转移，PET/CT 或 PET/MRI 可能更有优势。超声检查对于囊实性病变更敏感。

同一种成像技术，还包括不同的检查方法，这些检查方法的适用范围和诊断效果亦有很大差异。如 X 线成像技术包括平片、容积体层成像、对比增强乳腺摄影、乳管造影等检查方法；MRI 包括 T_1WI、T_2WI、DWI、MRS、动态增强扫等检查方法。因此，对乳腺的检查，在选用特定的成像技术后，还要根据具体情况，进一步选用不同的检查方法。

影像学检查时，不同成像技术的综合应用十分重要，目的是为了更敏感地发现病变、明确病变的范围、显示病变的特点、提高病变的诊断准确率和正确评估病变的分期，以利临床制定合理、有效的治疗方案。据文献报告，单纯超声检查乳腺癌阳性诊断符合率为 87.88%，单纯 X 线检查乳腺癌阳性诊断符合率为 85.84%，两者无统计学差别。超声和 X 线联合检查乳腺癌阳性诊断符合率为 96.23%，与单纯超声检查和 X 线检查相比，有统计学差别。

因此，应该在充分了解、掌握各种影像检查方法的优劣、适用范围、价值与限度的基础上，根据患者症状、体征及其他临床检查中得出的初步诊断，本着有效、安全、经济、简便的原则，提出影像检查的程序。如何做好影像学检查程序设计，已成为应该掌握的基本知识和日常工作中面临的重要课题。

第七节　乳腺影像诊断环境及软硬件

一、诊断环境和设备

乳腺影像的诊断，要求必须有合适的诊断环境和设备，否则会遗漏诊断信息，造成误诊。

如果使用阅片灯进行读片，传统认为观片条件对影像细节的显示非常重要，以满足下述条件为佳：①观片灯表面的均匀亮度 >1500cd/m^2，强光灯 >10 000cd/m^2；②用大幅面通用型观片灯，应有遮辐装置；③阅片环境照度用在 50～100lx；④细节观察应有 2～4 倍放大镜，国内外的文献报道都证实环境照度对于观片灯下识读影像有一定影响，增加环境照度及负效应的存在会降低影像识读的准确性，降低环境照度，可提高 X 线胶片的分辨率。

使用监视器进行电子软阅读时，需要使用 5M 以上医用灰度专业显示器。医用专业显示器具有高分辨率、高清晰度、均匀亮度及细致灰阶，对乳腺肿块、微小钙化、不对称致密影的显示均优于普通显示器，有利于软阅读模式下的乳腺影像诊断。

正确认识屏胶系统、乳腺 CR 和乳腺 DR 在乳腺疾病诊断中的优劣。屏胶系统是乳腺传统检查技术，应用时间较长，在我国基层医院仍在使用，其主要优点是胶片分辨率较高，但由于图像是模拟图像，对投照条件的宽容度较低，质量控制点多面广，难度较大。CR 属于数字化图像的过渡阶段，与屏胶系统相比，特异性相似，而敏感性显著降低，不建议推广应用。DR 分辨率较高，具有数字化图像的所有优点，尽管在乳腺癌诊断的特异性方面略低，但其在床位、窗宽调节、图像放大、质量控制方面具有较多的优势。近年来，乳腺容积体层摄影和对比增强摄影的出现，进一步拓宽了乳腺 DR 的应用范围，提高了乳腺癌的诊断水平，应该尽力推广。

二、充分利用 PACS 优势，进行软阅读

PACS 系统具有图像存储量大、方便调取、不同时期同一患者图像进行前后对照以及同一患者不同检查技术图像的优点，还能够进行放大阅读，观察微钙化，具有明显优势。我们应充分利用上述优势，对患者的疾病变化过程、不同检查技术的图像，进行纵向和横向对比，综合分析，最终得出正确的诊断。例如，发现目前的病变较半年前有增大，则支持乳腺癌的诊断；超声发现肿块，观察 X 线检查图像，有典型乳腺癌的微钙化，则支持乳腺癌的诊断。超声和 X 线摄影联合应用诊断乳腺微钙化病变的准确率高于两种方法单独使用，两种检查方法在乳腺疾病的检查中可以发挥优势互补的作用。总之，多时期、多检查技术的综合观察分析，有助于乳腺疾病的诊断。

三、CAD

CAD 分为计算机辅助探查（computer-aided detection）和计算机辅助诊断（computer-aided diagnosis）。探查主要用于乳腺筛查，它以不漏掉可疑病灶为目的，帮助放射医生提高病灶检出率，被称为放射医生的"第二双眼睛"。辅助诊断是近年来应用于影像诊断领域的一项新技术。它利用专业的计算机算法分析医学影像，

提取病变特征，帮助医师鉴别良恶性。

计算机辅助探查是在图像上标记感兴趣区，包括钙化、肿块和结构紊乱。随着计算机的发展和各类计算方法的应用，CAD对于感兴趣区的标记越来越准。多项研究发现，CAD对于钙化和肿块标记的敏感性分别达到了95%和83%。

辅助诊断近年来应用与临床，在不牺牲敏感性的前提下，提高了乳腺癌诊断的特异性。对于有经验的医师和初级医师均有帮助。例如X线检查中，对于肿块的诊断，计算机将肿块的边缘、形状、密度作为提取特征，帮助医师进行鉴别。超声诊断中，计算机将肿块的方向、形状、回声类型、后方透声特点、回升结构、病灶界限、肿块边缘作为提取特征。MRI计算机提取特征包括肿块的大小（直径或体积）、类型（肿块或非肿块）、形状、边缘、强化类型等。计算机通过计算，给出恶性诊断的可能性，帮助医师诊断。

1. 乳腺CAD的理论基础及分类

（1）乳腺CAD的理论基础：乳腺CAD的基本过程如下：首先对乳腺影像进行预处理，然后通过各种数学算法判断可疑病灶，提取特征并根据数据库提供的病态和正常的解剖学知识进行分析和标记。把乳腺影像从整幅图片中分割开来可以有效地减少计算机分析的数据量，提高处理速度。同时，对乳腺轮廓及病变位置进行向量提取在定位指示及联合诊断方面也具有重要意义。CAD中常用的分割算法有直方图、梯度、多项式拟合、活动轮廓模型和聚类分析等。常用的分类分析方法包括基于规则的分类方法、基于甄别阈的分类方法、基于贝叶思统计的分类方法、人工神经网络分析方法和模糊逻辑分类方法等，其中人工神经网络分析方法应用最为广泛。该方法已经有10余年的历史，早期多数CAD系统也是偏重于这种方法。但其也有自身的局限性，现阶段多种方法的联合应用是发展趋势。

（2）乳腺CAD的分类：从产品结构方面分类：在产品结构上乳腺CAD分为两类：数字化乳腺机+数字化CAD、乳腺工作站和普通乳腺机+数字化CAD乳腺工作站（带高性能数字化扫描仪）。后一种方案也是普通乳腺机数字化最有临床价值的方案。乳腺CAD工作站一般包括两个重要部分：图像数字化并分析的处理和特殊显示。特殊显示一般指高性能的专业显示器及专业的显示方式和悬挂协议，这也是乳腺图像观看的必须要求。当然最新的乳腺再透视功能可以对非高性能专业显示器起到部分弥补作用。

2. 乳腺 CAD 的发展

（1）采用多种分类算法的整合：传统的乳腺 CAD 多采用一种分类方法，例如人工神经网络分类方法，它有一定的优势，但这种单纯系统对临床的适用性一直有学者持不同意见，部分学者也指出这种方法实际上只对医生因视觉疲劳、经验不足等因素造成的漏诊有帮助，对医生诊断的本质性提高并不大。此外，这种方法对不同群体的适用性不强。多数文献表明该系统检测的特异性低于其敏感性，较适用于回顾性研究病例。现在多采用人工神经网络分类结合其他多种方法来应解决以上问题。

（2）具有选配功能以面向多种临床应用需求：乳腺 CAD 的应用对乳腺普查和早期诊断具有重要意义，也是大势所趋，其进一步走向临床必须满足临床的不同要求。适用的 CAD 系统至少应该包括：辅助普查系统：它可以对影像进行初次筛查，医生只需要对分析结果进行审核即可，既减少了工作量，提高了工作效率，也保护了医生健康；钙化分析功能：该功能应该可以标记出小于 1 mm 的微小钙化，从而减少微小钙化的漏诊率；肿块分析功能：由计算机自动标志乳腺内实性占位性病变。近年来，一种基于图像内容检索（content-based image retrieval，CBIR）的 CAD 系统能够很好地克服传统 CAD 系统在辅助诊断方面的不足，对肿块的密度、边缘及肿块亚型做出描述；智能分类分析功能：自动记录检测结果，并对已有分析参数进行自动校正。

（3）提高人机交互性：将计算机设计成人机交互式的诊断系统，既可以充分利用计算机的运算能力，也能够让人在必要的时候进行干预。此外，由于钙化灶和肿块影的检测方法有所联系但又不能互相借用，人机交互式系统可以同时让医生分别独立控制两种检测，或者根据自己的要求联合使用。

（4）增强乳腺组织数字再透视功能：乳腺组织数字再透视功能 CTRF（crealifeTissue Re-fluoro），也称专业乳腺组织透镜，正成为乳腺 CAD 的重要工具。它应用最新的图像技术对特定区域内的组织图像曲线多次叠加运算，全面将数字信息转变为可视信息，使以前肉眼根本看不到的信息和微小病变能够清晰显现。组织透镜还可以自动识别致密组织和非致密组织，并根据各自的特征自动调节到最佳视觉效果，这对微小钙化点的发现非常有帮助。

（5）具有良好的轮廓和病变位置识别能力及临床报告系统：将乳腺影像从整幅图片中分割开来，同时对乳腺轮廓及病变位置进行向量提取，这在定位指示及联合诊断方面具有重要意义，对临床科室的指导、手术准备及病例的对比复查有很大的帮助作用。而设计良好的 CAD 系统数据平台可以使系统自动形成专家诊断报告，为临床科室及患者提供帮助。

（6）与 PACS 整合：乳腺 CAD 是 PACS 的重要组成部分。PACS 是伴随着数字影像深入发展产生的，其功能绝对不是简单的存储与传输，它的目标是提高临床诊断的工作流程和服务质量。数字乳腺 CAD 系统应整合到高级 PACS 中，通过 PACS 把专业报告系统传送到各科室，从而简化流程，提高工作效率。

近年来，有人提出来计算机辅助视窗和分析，利用 Hesse 再现技术对乳腺 MR 图像进行彩色编码和容积再现，可以提高诊断效率，对淋巴结的显示更清楚。

四、乳腺人工智能（artificial intelligence，AI）

随着计算机技术的飞速发展，乳腺 AI 技术方兴未艾，大多公司处于研究阶段，尚未成熟进入临床。AI 依靠计算机强大的算法创新，以及海量真实乳腺影像数据，目前已经实现钼靶影像的秒级阅片，拥有腺体分型、病灶检出、征象描述、智能 BI-RADS 分类等多项功能，并能自动生成结构式诊断报告。乳腺 MRI 及病理 AI 也在研究中。AI 与 CAD 的区别就在于 CAD 只能作为医生的"第二双眼睛"，而 AI 则可以作为医生的"第一双眼睛"，对病变进行筛查，医生审核即可，可以大大减轻医生的劳动强度。相信随着计算机功能的进一步发展，真实乳腺影像数据、病理数据和基因数据积累的增多，计算机深度学习功能的加强，AI 模型的不断完善，在可以预见的未来，AI 一定会投入临床使用。预计会在乳癌筛查率先展开，基层医院将是推广方向。

第三章 乳腺医学影像诊断原则和报告的正确书写

第一节 乳腺疾病医学影像诊断原则

医学影像诊断是乳腺癌诊断的重要组成部分，具有非常重要的地位。影像诊断是否正确，直接关系到患者是否能够获得及时、合理和有效的治疗。在乳腺癌影像诊断中，要想达到正确诊断，必须遵循一定的诊断原则。

X线、超声、CT和MRI检查中，绝大多数诊断都是以图像改变为依据的，因此熟悉图像的正常表现，发现和辨认异常表现是做出正确诊断的前提条件。当发现异常后，还要进行分析归纳，明确异常表现所反映的病理变化。最后，综合各种异常表现，结合临床资料，进行逻辑推理，综合判断，才有可能提出比较客观、正确的诊断。因此，医学影像诊断的基本原则是：熟悉正常、辨认异常、分析归纳、综合诊断。

一、熟悉正常影像表现

熟悉不同成像技术和检查方法的正常影像表现非常重要，这是辨认异常表现的先决条件。人体各个系统和部位常常存在一些解剖上的变异；在不同性别和年龄组的器官和结构之间亦可存在差异，例如：男性乳房发育较小，女性乳房则较大；青春期和哺乳期乳腺密度较高，而绝经期老年妇女则乳腺密度较低。此外，在不同成像技术和检查方法中，图像上还可产生不同程度和不同形式的伪影。如果对这些情况不熟悉、不认识或认识不足，就有可能将图像上的正常表现误认为异常表现，从而导致错误的诊断。例如，乳腺MR图像的影像细节显示能力较强，图像质量与扫描技术关系密切，影响图像质量的常见伪影有：硬件相关伪影、图像处理相关伪影、运动相关伪影。乳腺 X 线平片检查时，如乳腺摆放位置不正确，可能将其误认为乳头凹陷。因此，作为一名影像诊断医师，不但要熟悉各种成像技术和检查方法的典型正常表现，而且还应学习和掌握诸如上述所谓不典型正常表现，避免将它们误为异常而导致错误诊断。

二、辨认异常影像表现

辨认图像上的异常影像表现是熟悉正常影像表现为前提条件的。在此基础上，发现受检器官和结构的形态、密度和信号强度是否发生改变。当发现图像有不正常表现时，应进一步运用所掌握的知识确定是否代表病理改变所引起的异常表现。例如，当 X 线平片观察腋下淋巴结时，淋巴结门中空一般是正常表现，长径超过 1.5cm 时，并不认为有多少临床意义。乳管造影时，应注意分辨是气泡还是充盈缺损。受检者为右力时，右乳血管会比左乳血管增粗。

为了不遗漏图像上的异常影像表现，应当有序、全面、系统地进行观察，并养成良好的阅片习惯，应依次观察双乳是否对称、乳头是否凹陷、皮肤是否增厚、皮下脂肪有无浑浊、乳腺密度、其内有无簇状微钙化、有无结节或肿块、淋巴结有无增大，有顺序地进行观察，否则，很容易遗漏某些重要的异常表现。对于微钙化的观察，一定要进行放大观察，如果忽略微钙化，非常容易造成漏诊，这在临床上并不少见。CT 和 MRI 检查时，获得了为数众多的图像，对每幅图像都需认真。仔细的观察，即使为了提高阅读速度而行多平面重组或三维图像重组时，也要结合源图像进行观察。此外，还应注意对比观察，包括对不同成像技术和检查方法的图像、对不同检查时间的图像以及同一图像的对称部位的对比观察，以利发现和确定异常表现。观察图像时，还应结合检查的目的和临床要求，进行重点观察。熟悉并掌握上述这些观察方法，才不至于遗漏和忽略明显或不明显的异常表现。

三、异常表现的分析归纳

在图像上，确定为异常表现时，要进行分析和归纳，明确它们所代表的病理变化和意义。分析时，应注意下列要点：①病变的位置和分布：不同病变有一定的好发部位；②病变的数目：病变的单发或多发对诊断有一定价值。例如，乳腺癌常为单发，纤维腺瘤常为多发；③病变的形状：良性者常呈圆形或椭圆形，而恶性者多为不规则形；④病变的边缘：一般而言，良性肿瘤、慢性炎症或病变愈合期，边缘锐利，而在恶性肿瘤、急性炎症或病变进展阶段，边缘常模糊不清；⑤病变的密度和信号的强度：在一定程度上反映病变的组织类型。例如，钙化灶在 X 线平片和 CT 上呈高密度，而 MRI 上呈长 T_1、短 T_2 的信号影；含液的囊性病变，超声表现为无回声区，CT 上常为水样低密度，MRI 上则呈长 T_1、长 T_2 信号表现；⑥邻近器官和组织改变：对诊断常有较大帮助。例如，乳腺内有肿块，若同时发现腋窝和（或）纵隔淋巴结增大，常提示肿块为恶性并已有淋巴结转移；⑦增强曲线的改变：流出型常意味着病变多属于恶性，流入型则多为良性。

患者进行影像学检查时，可能仅应用一种成像技术中的某一检查方法，也有可能应用一种成像技术中的多种检查方法，还有可能应用多种成像技术的不同检查方法，诊断医师应了解不同成像技术的长处及不足。例如，常规乳腺 X 线摄影，对于微钙化显示清晰，而超声和 MRI 则对微钙化显示较差。超声、MRI 对致密型乳腺的检查阳性率高于传统 X 线摄影。X 线断层融合技术较传统数字化乳腺摄影可明显提高肿块及结节的显示率，但对于散在微钙化则可能估计不足。在乳腺造影增强能谱摄影中，应同时观察低能图像和减影图像，两者不可偏废。

归纳就是这些检查图像上所观察到的异常影像表现归纳在一起，进一步对照和分析，评估它们所代表的病理变化及意义，并明确是否存在能够反映病变性质的特征性表现，以利于最终诊断。例如，患者 X 线检查时，发现局部皮肤不规则增厚，Cooper 韧带增厚增粗，腋下淋巴结增大，且乳腺内肿块有毛刺，伴有簇状微钙化，归纳就是将这些异常影像表现放在一起，分析它们所代表的病理变化，进而提示患者可能为乳腺癌，并有局部淋巴结转移。

四、结合临床资料进行综合诊断

依据图像上的异常影像表现，通过评估这些异常表现所反映的病理变化，可以提出初步的影像学诊断，进一步还须结合临床资料进行综合判断。这是因为病变的异常表现常常缺乏特异性，同样的异常表现可以在不同疾病中，如乳内肿物，即有可能是乳腺癌，也有可能是纤维腺瘤，此即所谓"异病同影"；此外，同一疾病也可由于发展阶段不同或类型不同而有不同的异常表现，此即所谓"同病异影"。

临床资料，包括患者的年龄、性别、职业史和接触史、生长和居住地、家族史以及患者的症状、体征和实验室检查结果，所有这些对正确做出影像学诊断均至关重要：①年龄和性别：在不同年龄和性别，疾病的发生类型有所不同，例如乳腺圆形、边缘光滑肿块，在40岁以下，良性可能性大，而在老年人则不能除外恶性；②家族史：对一些疾病的诊断亦非常重要，例如乳腺癌，常有阳性家族史。临床症状、体征和实验室检查，特别是触诊是通常进行影像诊断的主要参考依据，这些资料既可以支持，也可以否定最初的影像学考虑，因而对最终诊断可产生重大影响。例如，触诊发现肿物时，要在相应解剖部位仔细观察，有无结构扭曲、紊乱，否则容易漏诊非肿块型乳腺癌。

应当指出，影像学检查虽然是重要的临床诊断方法，甚至是某些疾病的主要诊断方法，但是仍有一些限度。首先，并非所有疾病行影像学检查均能发现异常表现，例如少部分乳腺癌在X线检查时可能无阳性发现；其次，即使影像学检查无异常表现，由于通常反映的是大体病理改变，并非组织学所见，因此仅依据这些表现并非均能做出正确的定性诊断，这是影像学检查的限度。值得提出的是，现代影像技术的发展，尤其是各种功能成像技术的开发和应用，正在缩小这一限度。

影像学检查的诊断结果基本有以下三种情况：①肯定性诊断：即经过检查不但能发现病变，并且能做出准确的定位、定量和定性诊断；②否定性诊断：即经过检查，排除了临床上所怀疑的病变。但应注意，在这方面影像学检查有一定限度，因为疾病自发生至影像学检查发现异常表现需要一定时间，而且某些疾病可能影像学检查难以发现异常，乳腺X线检查对于乳后间隙以及靠边缘的内外侧病变有盲区。因此，对于否定性诊断，要正确评价它的意义；③可能性诊断：即经影像学检查，发现了一些异常表现，甚至能够确切显示病变的位置、范围和数目，但难以明确病变的性质，此时，可以提出几种可能性。在这种情况下，可以根据需要，建议行其他影像学检查、相关的临床和（或）实验室检查、影像学随诊复查，乃至诊断学治疗或影像导向下活检等，以期明确病变的性质。

第二节 正确书写影像诊断报告

书写诊断报告是影像学科从事诊断工作医师的主要任务，它是患者进行影像学检查所获得的最后结果。而这一结果与以后临床治疗方案的选择和治疗计划的制定密切相关。因此，影像诊断报告的正确与否，直接关系到患者是否能够获得及时有效的治疗。

　　了解、熟悉和掌握书写影像诊断报告的原则和具体步骤非常重要，可避免漏诊和误诊，从而保证了诊断质量。书写影像诊断报告的原则和具体步骤包括以下几部分内容。

一、充分做好书写前的准备工作

　　1. 仔细审核影像学检查申请单

　　申请单记载着患者的姓名、性别、年龄等一般资料，以及临床病史、症状、体征、实验室检查和其他影像检查结果。在正式书写影像诊断报告之前，要认真审核这些内容。若这些项目，尤其是病史、症状、体征等临床资料填写的不够详细和充分时，应及时予以补充，因为它们是做出正确影像诊断的重要参考资料。

　　申请单还记载患者的临床拟诊情况、本次影像学检查的要求和目的等，对此应充分了解。不同患者的检查目的各不相同：有些为初步检查，目的是进行疾病的诊断或除外某些疾病；有些是治疗后复诊检查，以观察治疗效果；有些是临床诊断较为明确，行影像学检查的目的是进一步明确诊断，并确定病变的部位、数目和范围，以利治疗方案的选择；有些为临床诊断不清，需要影像学检查提供帮助；还有些是为了进行健康查体。由于检查目的的不同，选择成像技术和检查方法、图像上的重点观察内容以及诊断的要点也就有所差异。

　　2. 认真审核影像学图像

　　审核影像学图像包括如下内容。

　　（1）检查技术和检查方法是否合乎要求：临床对不同系统的不同疾病进行影像学检查有着不同的要求和目的，而不同的成像技术和检查方法对这些要求和目的有着不同的价值和限度。因此，首先要针对临床的要求和目的，认真审核所进行的影像检查能否满足这些需要。若不符合需要，则应及时补充检查；其次，要仔细核对图像与申请单要求的检查技术、方法和部位是否一致，是否完全，不一致或不完全者，要及时安排重新检查。

　　（2）图像质量是否符合标准：在各种成像技术和检查方法的图像上，良好的黑化度和对比度对疾病的显示至关重要。在数字化成像包括 X 线、CT、MRI 的图像上，正确运用窗技术亦是疾病能够清楚显示的关键。此外，图像上各种伪影均能干扰正常和异常表现的识别,从而影响了诊断的准确性。因此,在书写诊断报告之前要认真审核图像质量,对于不符合质量要求的图像,不能勉强书写,以免发生漏诊和误诊。

(3)图像所示一般资料是否与申请单相符:要认真审核图像上的姓名、性别、年龄、检查号是否与申请单上一致,避免发生错误,否则将会导致重大医疗事故。

3. 相关资料要准备齐全

相关资料包括与疾病有密切关系的各种实验室检查、各种功能检查和各种其他辅助检查,此外,还包括其他影像技术检查。这些检查结果可以支持,但也可否定影像诊断时的最初考虑,因此对影像检查的最终诊断和鉴别诊断有着重要的影响。再有,对于治疗后随诊的影像检查,要准备好既往影像检查的图像或照片及诊断报告,以资进行对比。

二、集中精力认真书写影像诊断报告

影像诊断报告要求用计算机打印。对于不具备打印条件的单位,书写时要求字迹清楚、字体规范、不得涂改,禁用不标准简化字和自造字。书写时要使用医学专业术语,要语句通畅、逻辑性强,并且要正确运用标点、符号。

影像诊断报告一般包括下述 5 项基本内容:一般资料、成像技术和检查方法、影像学检查表现、印象或诊断、书写医师和复核医师签字。

1. 一般资料

要认真填写诊断报告书上一般资料,其中包括患者的姓名、性别、年龄、门诊号、住院号、检查号、检查部位、检查日期和报告日期,并注意与申请单和图像上相应项目的内容保持一致。

2. 成像技术和检查方法

对于所分析的图像,要叙述清楚采用何种成像技术、以何种检查方法获取的。其中,对与图像分析有关的检查步骤(如乳管造影的过程、动态增强 MRI 的扫描时间、期相)、使用的材料(如增强检查所用对比剂的名称、剂量)以及检查时患者的状态(月经周期)等要予以说明。

3. 影像学检查表现

应在系统、全面观察图像的基础上,书写这部分内容。影像学检查表现的描述非常重要,是影像诊断报告书的核心部分,它为最后的印象或诊断提供依据。在描述时，应注意以下原则：

（1）关于异常表现：要重点叙述异常表现，即病灶的部位、数目、大小、形态、边缘、密度或信号强度以及增强表现（包括强化的类型、程度和动态变化），邻近组织结构改变及其与病灶的关系，这些征象是疾病诊断的主要依据。需指出的是，在异常表现的描述中，不应出现疾病名称的术语，也就是说不能与印象或诊断相混淆。

（2）关于正常表现：应简单、扼要描述图像上已显示但未发现异常表现的组织结构和器官。这就表明诊断医师已经注意这些部位，并排除了病变的可能性，从而避免了这些部位病变的漏诊。

（3）其他方面：要注意描述对病变诊断和鉴别诊断有重要意义的阳性与阴性征象。例如，孤立性结节，其内有无钙化、轮廓有无分叶、边缘有无细短或粗长毛刺和周围有无卫星灶等，对结节良、恶性鉴别非常有帮助，这些征象均应一一描述。

4. 印象或诊断

印象或诊断是诊断报告的结论部分，要特别注意其准确性，最好能够综合分析不同检查技术和检查方法，对X线、超声、MRI图像进行对比分析，还可对病变进行不同时期的前后对比，结合临床资料、触诊情况综合分析。此外，要熟练掌握BI-RADS分类所代表的含义，掌握好诊断的"度"，既不应诊断不足，也不应过度诊断。诊断最好包括疾病的诊断名称和BI-RADS分类，在书写印象或诊断时，要注意以下几点：

（1）"印象"或"诊断"与"表现"的一致性："印象"或"诊断"应与影像学检查"表现"所述内容相符，绝不能相互矛盾，也不应有遗漏，即"表现"已描述有异常，但"印象"或"诊断"却无相应内容的结论，反之亦然。

（2）"正常"的影像学诊断：若影像学检查表现的描述中未发现异常，则"印象"或"诊断"应为"表现正常"或"未见异常"。

（3）"疾病"的影像学诊断：可分为以下几种情况：①在影像学检查表现的描述中发现异常，应在"印象"或"诊断"中指明病变的解剖部位、范围和性质，例如"右侧乳腺癌伴同侧腋下淋巴结转移"；②发现异常，但确定病变性质有困难时，则应述清病变的部位、范围，指明病变性质待定或列出几种可能性，并按可能性大小排序。此外，还要提出进一步检查手段（包括其他影像学检查、实验室检查或其他辅助检查等）；③当"表现"中描述有几种不同疾病异常表现时，"印象"或"诊断"中应依这些病变的临床意义进行排序，如："1. 左乳癌伴同侧腋下淋巴结转移；

2. 乳石症"。

（4）用词的准确性：在书写"印象"或"诊断"时，更应注意用词的准确性，疾病的名称要符合规定，不要有错字、别字、漏字及左、右侧之误，否则可导致严重后果。

5. 书写报告医师和报告审核医师签名

书写医师和审核医师签名为诊断报告书的最后一项内容，不应用计算机打印，而应当用笔手签，以表示书写医师和复核医师对报告内容负有责任，电子签名在注册后与手签有同等效力。其中，书写医师在完成报告书写后，要认真检查各项内容，确认无误后，提交给审核医师。审核医师通常年资要高于书写医师，应逐一复审报告书各项内容，并再次核对申请单、图像和报告所示姓名、性别、年龄和检查项目的一致性，确认无误后，由审核医师签字，并准发报告。

第三节　乳腺癌比较影像学

一、不同成像技术和检查方法的比较

乳腺疾病诊断的传统方法为 MG 及 US，两者均以检查时间短、费用低廉得到广泛的应用。常规乳腺 X 线摄影（MG）对于钙化灶的诊断较灵敏，但由于纤维腺体组织的重叠，常常会掩盖一些病灶，如小乳癌，在致密型腺体中更是增加病灶发现的难度。数字化乳腺断层融合摄影（DBT），可以显示较多的病灶。对比增强乳腺能谱摄影（CESM），对于乳腺良恶性病变的鉴别诊断，有较大优势。超声（US）对于囊性病灶及导管结构显示较好，但其扫描视野较小，一些纤维腺体组织较紊乱的结构中，如显著纤维囊性增生的乳腺中常常会遗漏病灶。相对于传统的影像学方法，MRI 检查是一种较新型的诊断乳腺疾病的检查技术，其关于乳腺疾病诊断方面的价值成为近年来讨论的热点。Berg 等回顾性分析了 258 个乳腺病灶，均进行了 US、MG、MRI 3 种影像学检查方法，得到的结果为：US 诊断恶性病灶的敏感性为 83%，特异性为 34%，PPV 为 75%；MG 的敏感性为 67.8%，特异性为 75%，PPV 为 85.7%；MRI 的敏感性为 94.4%，特异性为 26%，PPV 为 73.6%。其研究表明，MRI 诊断的敏感性

高，但其特异性很低，可能造成较高穿刺活检率，MG 虽具有较高的特异性，但其敏感性较低，易造成病灶的漏诊和误诊。MRI 表现出较高的敏感性的原因可能为：MRI 较薄的层厚（0.9～1.1mm，导管病变采用 0.72mm 扫描）以及 MPR（同时观察矢状位、冠状位及轴位图像）技术有利于对病灶检出及从多个平面对病灶形态学的判断，进而可能对病灶的定性发挥重要的作用。FFDM、DBT 及 MRI 诊断乳腺癌的 ROC 曲线下面积分别是 0.826、0.897、0.884；诊断其敏感度分别为 84.2%、92.3%、95.6%；特异度分别为 82.5%、85.5%、84.5%。DBT 及 MRI 诊断乳腺癌的曲线下面积大于 FFDM，差异有统计学意义（$P<0.001$），DBT 与 MRI 诊断乳腺癌的曲线下面积差异无统计学意义（$P>0.05$）。杨柳等共检索出相关中英文文献 661 篇，经过筛选纳入 12 篇文献。汇总结果显示：CESM 和 MRI 诊断乳腺癌的敏感度均为 0.97，特异度分别为 0.69 和 0.51，DOR 分别为 105.44 和 33.73，PLR 分别为 2.94 和 1.95，NLR 分别为 0.05 和 0.07，AUC（95%CI）分别为 0.9645（0.9558，0.9815）和 0.9198（0.8927，0.9468），CESM 的 AUC 大于 MRI。Deek's 漏斗图表明纳入文献不存在明显发表偏倚（$P>0.05$）。结论：CESM 能有效诊断乳腺癌，较 MRI 有一定优势。

另外，三种检查方法对不同病理学类型的乳腺癌病灶的诊断价值对照研究显示，对于浸润性导管癌的检出，MRI 及 US 均有高敏感性，但对于导管原位癌的敏感性 MRI 均高于 US 及常规 MG。

MG 作为乳腺疾病的诊断工具得到广泛应用，主要依赖于其检出钙化的能力。Del Turco 等研究指出，在 MG 上，恶性病灶出现钙化的比率为 32%，较低的钙化出现比率导致了 MG 诊断的困难性；另外，对于恶性钙化灶的判读存在困难，如一些模糊无定形钙化及粗糙钙化，会被误诊为良性钙化，或部分恶性病灶表现为偏良性钙化，如点状钙化。3 种检查方法对于诊断伴有钙化的乳腺癌灶未显示出明显的统计学差异，MRI 亦可获得较高的敏感性，但 MRI 上误诊的伴有钙化的乳腺癌灶均在 MG 上表现出恶性钙化，因此，影像学检查手段的结合对于病灶的诊断非常重要。

乳腺 X 线摄影（包括 MG、DM、DBT、CESM）、US 和 MRI 对癌灶的检出主要依赖于病灶形态学的判断以及癌灶血供的情况。MRI 漏诊或误诊的主要原因与 MRI 的空间分辨率有关，MRI 对于微钙化及毛刺的显示效果不及 DBT 和 MG。US 漏诊或误诊原因主要有以下几个方面：①扫查切面的主观性造成病灶漏诊；②在纤维腺体组织紊乱的乳腺中，回声不均质易遗漏病灶；③病灶的血流动力学特点信息不足；常规 MG 误诊或漏诊病灶为 3 种检查方法中最多者，最重要原因为，纤维腺体组织的重叠造成部分病灶难以显示，或虽然显示但形态学特征被部分纤维腺体组织所掩盖。近年来，DBT 可以以 1mm 层厚显示，极大地提高了病变的显示率，CESM 也可以很好地显示病变血流动力学特点。

总之，笔者认为 MRI 对于乳腺癌病灶的检出具有优势，但特异性不高。对于导管原位癌的检出灵敏度高，与乳腺 X 线摄影联合应用可检出所有病灶。在致密型乳腺中发现病灶的能力与 US 相仿，均高于传统 MG，对于常表现为致密型乳腺的中国女性乳腺癌诊断有重要作用。乳腺 X 线摄影检查，应积极推广 DBT 和 CESM，增加其敏感性和特异性。

二、对称部位的图像比较

一般情况下，两侧乳腺影像表现是对称的。导致两侧乳腺不对称的最常见原因是一侧乳腺患病。少数情况下，可因为左右手应用频率的不同，乳腺血管粗细有所不同。左右乳哺乳习惯的不同，可能会影响腺体密度。乳腺发育的不同可以导致两侧乳腺的大小及腺体密度的不同。对称观察两侧乳腺，对于发现不对称致密影、结构扭曲有较大的帮助。

三、不同时间的图像比对

绝大多数情况下，乳腺疾病的诊断不需要前后不同时间的对比。但对于基层检查设备较少，不同成像技术比较困难的医院，影像的前后比较可能会有较大帮助。病灶逐渐增大，微钙化逐渐增多，应考虑病变为恶性，病变长期无变化者，良性可能性较大。乳腺定期筛查的患者，写报告时，应常规进行前后对照分析。

第四章　乳腺癌 X 线诊断

第一节　乳腺正常 X 线表现

一、概述

乳腺主要由乳导管、腺泡及间质（脂肪、纤维结缔组织、动脉、静脉、淋巴管、神经及平滑肌）三部分组成。三者的组成比例，随年龄、经产情况、乳房发育、营养、月经周期、妊娠、哺乳以及内分泌状态等多种因素的影响而有所不同。诊断病变时，除注意双侧乳腺对比外，尚需密切结合年龄、生育史、临床症状及体格检查等。

乳腺在 X 线图像上的密度随年龄和不同生理时期发生变化，同时与乳腺疾病、乳腺癌的发生相关。通过 X 线的表现研究乳腺实质变化，从中探讨乳腺癌高发类型特点，对指导大面积乳腺癌普查和预防有重要意义。另外，熟悉掌握不同年龄段的乳腺 X 线表现及各种变异，是正确诊断乳腺疾病，减少误诊、漏诊的基础。

女性乳房的发育受内分泌控制。进入青春期以后卵巢发育成熟，开始产生卵细胞及大量的雌激素作用于腺垂体（垂体前叶），刺激乳房实质开始发育，形成乳腺小叶和导管，最初仍以间质成分为主。进入成熟期以后，在雌激素和黄体素作用下，小叶和导管大量增长，间质成分相对减少，这时乳腺组织结构和生理功能已发育健全。妊娠妇女在激素作用下，腺泡和导管不仅体积增大，数量也会增加，各乳腺大叶完全发育健全，这时乳房外观也会有明显变化，乳房体积增大，乳晕和乳头突起，颜色变深。产后妇女的激素作用主要来源于神经垂体（垂体后叶），在催产素作用下腺泡开始分泌乳汁，婴儿的吸吮会刺激催乳素的分泌，使小叶内积满了乳汁。以上各生理时期的乳房 X 线表现各有不同特点，读片时应熟练掌握各期乳腺形态学和密度的变化，以避免误诊。

1. 幼儿乳腺

幼儿时期乳腺从外表到体内均处于相对停滞发育，乳头微小且乳晕颜色很淡，仅表现微突出胸部的脂肪组织和少量的腺管，X线表现少量的索条影。由于内分泌和其他原因，男女儿童都可能发生异常发育，尤其女性出现性早熟容易引起乳房异常。X线表现半圆形致密团，其内可能混合有不规则的透亮区，说明间质伴随生长。组织学为腺体组织及脂肪和纤维结构，很少有成型导管结构。临床需通过X线摄片与肿瘤鉴别。

2. 青春期乳腺

女性进入青春期以后卵巢开始发育，在卵巢激素等的作用下，子宫长大，乳腺腺管末端胚芽生长成腺泡，由若干腺泡组成小叶，其周围的间质组织伴随生长，包绕在小叶周围，诸多小叶形成一个大叶。一侧乳房大约有20个大叶，不过真正发育健全可能有泌乳功能的最多不过15个左右。这时的导管已发育完全，由乳头向内主导管 – 输乳窦（开始分叉）– 分支导管 – 末支导管 – 小叶导管，形成一条完整的输乳通道。由于青春期乳腺腺体发达，间质组织成分相对稀少，所以X线所见几乎完全是致密的腺体影，形状呈半球形或圆锥形，皮下脂肪层很薄，与皮肤之间形成一条透明弧线，乳晕增厚，所以比其他乳房皮肤表现致密。女性乳房体积受地域和遗传基因等影响而大小不同，临床也常会遇到双侧乳腺不对称增长，X线所见不成镜面像亦属正常。

3. 妊娠、哺乳期乳腺

孕期妇女在胎盘激素、雌激素和催乳素等作用下乳房迅速增大，小叶腺泡和小导管的体积和数量均会增加。此时乳腺代谢旺盛，毛细血管充血，血运量增加，动、静脉血管扩张，淋巴液增多，皮肤变厚。孕妇在妊娠3～6个月乳腺增长速度最快，表面除可以看到整个乳房、乳头、乳晕体积不断增长外，皮肤的色素开始沉着，尤其乳头和乳晕变为紫褐色。6个月以后生长速度减缓，此时导管上皮细胞开始变大，腺泡内已开始有乳汁成分形成，所以X线所见密度增高。不仅如此，由于小叶过度增生而形成乳头状和团块状致密结节以及乳晕增厚致密等改变，都会在X线片中形成高密度影，形似肿块，切勿误诊。哺乳开始以后通过婴儿的吸吮会加速乳汁分泌，腺小叶极度扩张并向皮下脂肪膨突，在乳腺侧位X线片上可见凹凸不平的圆形和半圆形突起，Cooper韧带（乳腺悬韧带）变粗，而腺体内由于乳汁使小叶外形变模糊，

X线所见呈磨玻璃改变,此时静脉血管容易显像。

4. 退化萎缩期乳腺

乳腺退化的真正含义是在更年期以后,卵巢和子宫萎缩、排卵停止、缺乏雌激素的支持,所以乳腺实质开始萎缩,腺泡的数量减少以至完全消失,导管上皮退化逐渐失去自身功能。这一时期妇女皮下脂肪量增加,乳房的皮下脂肪也会伴随增厚,从而压迫腺体。同时乳腺小叶和各大叶之间的脂肪等间质组织也开始增加逐步替代乳腺实质的空间。乳房外形开始下垂,虽然外观的大小变化不明显,但组织学从根本上发生了变化。X线所见透亮度增加,在脂肪组织的对比下血管和乳腺小梁结构清晰,呈退行性改变。

二、乳腺 X 线分区与定位

在临床乳腺体格检查中,为了记录方便,根据乳腺构成将乳房分为六个部分,即外上象限、外下象限、内上象限、内下象限、中央区及腋尾区。为了密切结合临床工作,在乳腺 X 线诊断中同样需要分区定位来描述乳腺可疑病变区域或肿块位置。一般常用以下两种方法:

1. 四象限定位法

以乳头为中心,在人体冠状面上做垂直、水平两条直线,将乳腺分为外上象限、内上象限、外下象限、内下象限及中央区五区。

2. 时钟定位法

将乳腺表面比喻为一个时钟平面,以每一侧乳腺时钟表示钟点数描述乳腺病变位置,注意区分左、右侧。如左侧乳腺 9 点的位置在右侧描述为 3 点。

三、正常乳腺的一般 X 线表现

正常乳腺在钼靶 X 线片上呈圆锥形或半圆形,底坐落在胸壁,尖为乳头。构成乳腺的各种解剖结构在 X 线片上均可清晰辨认(图 4-1),依次叙述如下。

1. 乳头

位于乳房的顶端和乳晕的中央。它的大小随年龄、乳房发育及经产情况而异。年轻、乳房发育良好及未生育者,乳头较小。乳头因受平滑肌控制,在 X 线片上可呈勃起状态、扁平形或稍有内陷,一般无病理意义。乳头阴影的密度应是均匀一致的,两侧大小相等,但在顶端因有乳导管的开口,可能显示轮廓不整齐,或有小的切迹。

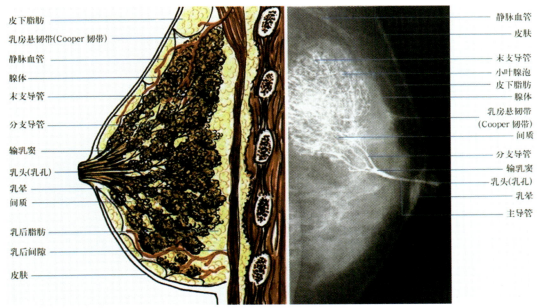

图 4-1 正常乳腺解剖及乳管造影钼靶 X 线表现

2. 乳晕

呈圆盘状,位于乳头四周,其大小亦随年龄、乳房发育及生产情况而异。正位时,乳头内、外侧乳晕与乳头应是等距离的;侧位时,乳头上、下的乳晕是等距离的。在 X 线片上,乳晕区的皮肤厚度为 0.1~0.5cm,比乳房其他部分的皮肤稍厚,而与乳房下方反褶处的皮肤厚度大致相同或略厚。但在组织学上,它们之间的厚度是一致的,这可能与 X 线投影时非真正切线位有关。乳晕区的增厚可能是渐增性的,或为突然增厚。乳晕表面因有 Montgomery 腺,有时可见微小的突起。

3. 皮肤

其覆盖在整个乳房表面,呈线样阴影,厚度基本均匀一致,但在乳腺周围后方邻近胸壁反褶处的皮肤可能略厚于其他处。皮肤的厚度因人而异。皮肤细腻及大乳房患者皮肤较薄。此外,老年患者因皮肤随年龄而渐萎缩,故亦显示较薄。一般正常皮肤的厚度在 0.05~0.15cm。在 X 线诊断中,确定皮肤有无病理性增厚或萎缩最好是以同侧乳晕或乳房下方反褶处皮肤为基准或与对侧同部位做比较。即乳晕与下方反褶处的皮肤应是最厚的(或乳晕稍厚于下方反褶处)。其他处皮肤若厚于该二处,则应视为异常。另外,除乳晕及下方反褶处外,其他处的皮肤厚度应是均匀一致的,任何局限的变薄或增厚,都应考虑有病理改变。

4. 皮下脂肪层

介于皮肤与浅筋膜浅层之间，此层宽度随年龄及胖瘦而异。肥胖患者乳房脂肪沉着较多，此层也相应增宽，青春期或处女型乳房此层即较薄，但一般平均宽度至少在1cm以上。X线上，此层因含有丰富脂肪，故表现为高度透亮阴影，其中可有少许纤细而密度较淡之线样阴影，交织成网状，此为脂肪组织间的纤维间隔和小血管影。乳房皮下表浅的静脉亦常投影在此层中特别是在乳房上半部的皮下脂肪层中，绝大多数能见到静脉阴影。此外，在此层中尚能见到或粗或细的悬吊韧带阴影。当患者渐趋老年，整个乳腺萎缩而为脂肪组织所取代时，皮下脂肪层即与乳腺内脂肪组织影混为一体，此层消失而不再能辨认。

5. 悬吊韧带（Cooper 韧带）

该韧带的发育因人而异。发育差者，X线片上看不到悬吊韧带阴影或在皮下脂肪层中见到纤细的线条状阴影，前端指向乳头方向。发育良好的悬吊韧带则表现为狭长的三角形阴影，三角形的基底坐落在浅筋膜的浅层上，尖指向乳头方向，即上半部乳房的悬吊韧带向前下方走行，下部则向前上走行，正位片上外侧悬吊韧带向前内方向走行，内侧则向前外走行。某一悬吊韧带的增密、增粗或走行方向异常应考虑有病理意义，可能由增生、炎症或癌瘤的侵犯而造成。

6. 浅筋膜浅层

组织学上，整个乳腺组织被包裹在浅筋膜浅层和深层之间。X线片上，在部分病例中，于皮下脂肪层与乳腺组织之间可见到一连续而纤细的线样阴影，即为浅筋膜浅层。此线样阴影有时呈锯齿状，齿尖部即为悬吊韧带附着处。

7. 乳导管

正常人有15~20支乳导管，开口于乳头，以放射状向乳腺深部走行，在走行过程中犹似支气管树一样分支复分支，最后终止于腺泡。但在X线片上，并非每支乳导管均能见到。X线片上多能见到大乳导管阴影，它起自乳头下方，呈3~5条线样阴影，放射状向乳腺深部走行，经2~3cm后，因分支变细，难以见到。它亦可能表现为均匀密度的扇形阴影而无法辨认出各支导管阴影。各分支乳导管可向各个方向走行，当与X线成切线方向时亦能在X线片上呈现出线样阴影，但它与纤维组织构成的线样阴影难以鉴别，故被统称为"乳腺小梁"。X线上可见到的乳导管数目、粗细等与年龄有关，中年以后一般皆能显影，在老年脂肪型乳房中显影最为清晰，数目亦最多。乳导管在X线片上应为纤细而密度均匀的线样阴影,若出现密度增高、增宽、粗糙等改变应视为有病理意义,常见于导管扩张症、大导管乳头状瘤病或为乳腺癌的一个间接征象(即导管征)。

8. 腺体

每一支乳管系统构成乳腺的叶,故每侧乳房有15～20个乳叶,每一乳叶又包含有许多小叶,小叶内含有众多的腺泡,在各叶与各小叶之间则有以纤维组织为主的间质。X线上的所谓腺体影像,实质上是由许多小叶及其周围纤维组织间质融合而成的片状致密阴影,其边缘多较模糊。年轻妇女中因腺体及结缔组织多较丰富,故多数表现为整个乳房呈致密阴影,缺乏层次对比。随着年龄增加,腺体萎缩,纤维组织减少,并由脂肪组织取代,整个乳房显示较为透亮,层次及对比亦较为清晰。乳腺外上方的腺体常常最后萎缩,可见残留的长条形致密影,直至绝经期前后。到老年期时,腺体影像在X线片上最终可完全消失,整个乳房表现为仅由脂肪、"小梁"(残留的结缔组织与乳导管)及血管所组成。

9. 乳后脂肪线

位于乳腺组织和胸壁之间而与胸壁平行。在钼靶X线片中,显示率较低,表现为宽0.5～2mm,向上可追溯到腋部的透亮线。乳后区肿瘤可通过乳后脂肪线的完整性判断癌瘤是否侵犯胸壁。

10. 血管

X线片上在乳腺上部的皮下脂肪层中多能见到动脉阴影。动脉的粗细因人而异,一般两侧血管粗细相近,但不完全等粗。在老年脂肪型乳腺中,血管影显示最为清晰,有时可见到迂曲走行的动脉阴影。当乳腺动脉壁发生钙化时,则可清晰辨认出动脉的走行。未婚妇女,静脉多较细小;生育及哺乳后,静脉增粗。乳腺动脉在生育期妇女X线片上多不易见到,特别是在致密型的乳腺中。放射科医师阅片时应注意两侧乳房血运的比较,若一侧有血运增加,血管明显增粗,应仔细观察是否有癌瘤存在。

11. 淋巴结

乳腺内淋巴结一般不显影,偶尔可见圆形结节影,直径多<1cm。X线上常见的淋巴结多位于腋前或腋窝软组织内,呈圆形、椭圆形或蚕豆状的环形或半环形影,边缘光滑,直径一般<1.5cm。大多情况下淋巴结的一侧可见低密度的淋巴结"门"。MLO位断层融合图像上,一般都可见淋巴结"门"。

四、各种生理因素对乳腺 X 线表现的影响

1. 年龄因素

青春期的乳房因含有丰富的腺体组织和结缔组织，而脂肪组织却较少，故 X 线片上表现为大片均匀致密阴影，缺乏对比。部分病例在致密的腺体阴影之间可掺杂有少许透亮的脂肪岛阴影。皮下脂肪层多较薄，血管影也较稀、细。悬吊韧带阴影较少而纤细，或缺如，少数可能显示增粗。乳导管影多数看不到，少数可呈现为扇形阴影。

除随着年龄的增长皮下脂肪层可渐增厚、脂肪岛也略增多外，此种致密表现的乳房可持续相当长时期，直至妊娠、哺乳以后，乳腺结构才发生变化。若患者终生不育，此种 X 线表现甚至可一直保持到绝经期前后。

妇女在经历妊娠哺乳以后，或在绝经期前后，腺体及纤维组织发生退化萎缩，渐被脂肪组织替代，此时乳房的大部或全部均为透亮的脂肪组织成分，在此透亮的背景上可清楚看到"乳腺小梁"及血管阴影。终生未育的妇女，由于腺体及纤维组织退化、萎缩，可能并不完全，因而在 X 线片上尚可看到有粟粒至绿豆大小边缘模糊不清的斑点状致密阴影，或局限于乳晕下或外上方，或较弥散地分布于乳房的大部。在组织学上，此斑点状致密影是由残存的乳管或腺泡以及它们周围的纤维组织所形成。

2. 月经周期

虽然在临床症状、体征及组织学方面，可能随着妇女的月经周期而有所变化，但在 X 线片上，此种变化常难以反映出来。月经来潮前，乳房体积可因乳房内水分滞留而实际上有所增大。但在投照时因压迫轻、重不同而造成大小上的人为差异可远胜于此。月经前后乳腺内脂肪组织与纤维腺体组织之间的组成比例多无明显改变，故月经前后的 X 线表现亦无明显变化。

但在少数上皮细胞及乳管周围结缔组织显著增生的病例中，经期前可见有纤维、腺体的致密影增多，密度亦增高，并在经后一周内又逐渐复原。

3. 妊娠和哺乳

从妊娠的第 5 至第 6 周乳房即开始逐渐增大，密度增高，此乃乳管及上皮细胞高度增生所致。X 线上，高度致密的腺体组织逐渐占据整个乳房，透亮的脂肪岛日益减少或甚至完全消失，皮下脂肪层亦趋变薄，遂使整个乳房失去对比，乳腺小梁已不能再辨认，或仅见少许增粗而边缘模糊的小梁阴影。

在哺乳期，虽然整个乳腺仍比较致密，但透亮区可逐渐再出现，特别当授乳终

了即时摄片，可看到乳腺结构比较稀松，不如妊娠末期那样致密，可辨认出小梁阴影。此外，在哺乳期中因乳管明显扩张，储存乳汁，X 线上即可见到粗大的主乳管及分支乳管，有时呈"竹节"状外形。

上述妊娠及哺乳期的 X 线变化，在多产妇中不如初产或少产妇那样明显，且变化的开始时间亦较初产妇要晚。

五、BI-RADS 分型

由于乳腺的 X 线表现个体差异较大，目前国际上常采用的分型标准为 BI-RADS 分型。通常对正常乳腺实质分型包括 4 类：①脂肪型：乳腺实质退化，被脂肪和纤维组织取代，呈透亮脂肪密度。X 线表现：乳腺透亮度增强，可见纵横交错的细条状乳腺小梁（图 4-2）；②散在纤维腺体型：乳腺内散在腺体组织，纤维成分密度介于不均匀致密型与脂肪型之间（图 4-3）；③不均匀致密型：乳腺腺体密度呈不同程度增高，腺体组织较多，介于散在纤维腺体型与致密型之间，此型可掩盖小的病变，降低 X 线的敏感性（图 4-4）；④致密型：乳腺整个腺体几乎呈高密度，腺体组织为主，此型容易隐藏一些疾病（图 4-5）。

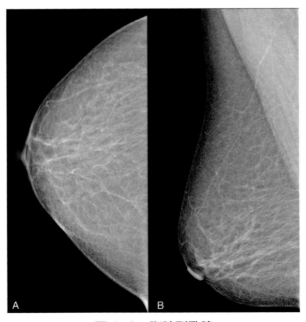

图 4-2 脂肪型乳腺

注：图 A、B：右乳钼靶 X 线摄影示右乳内腺体退化，呈透亮脂肪密度

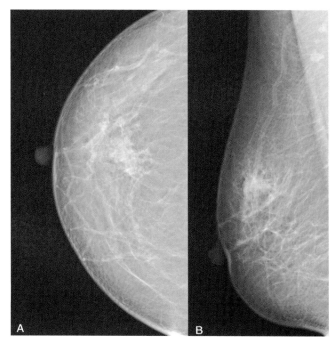

图 4-3 散在纤维腺体型乳腺

注：图 A、B：右乳钼靶 X 线摄影示右乳内散在分布的腺体，呈纤维成分密度

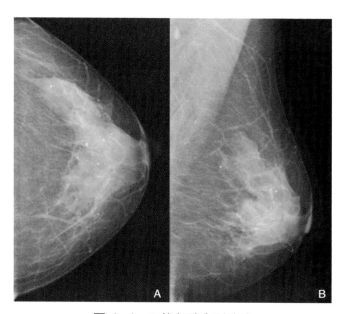

图 4-4 不均匀致密型乳腺

注：图 A、B：左乳钼靶 X 线摄影示左乳内腺体较多、密度较高

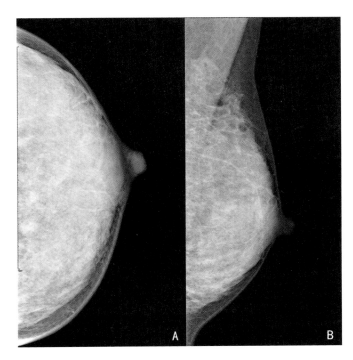

图 4-5 致密型乳腺

注：图 A、B：左乳钼靶 X 线摄影示左乳以腺体组织为主，呈致密高密度影

第二节 乳腺癌 X 线表现

一、概述

乳腺恶性肿瘤的 X 线征象分为直接征象和间接征象。直接征象显示肿块的具体形状，有明确的边界及其密度和结构等 X 线表现。除肿块外，周围组织受到浸润，或由于肿瘤引起的某些异常改变产生的 X 线征象为间接征象，间接征象联合直接征象可以提高诊断准确率。间接征象可以与直接征象同时出现，或在肿瘤形成之后出现，也可以在形成直接征象以前出现。其中有些间接征象，如恶性钙化灶、淋巴管癌栓等，可以独立诊断，尤其对小癌和微小癌，可以凭借这些征象做到早期发现。

由于肿瘤组织病理学特点不同，所以在形状、结构、密度等形成各自不同的 X

线特征。研究中发现，产生不同征象除肿瘤自身的发育和病理性质不同外，也受到肿瘤生长部位和周围环境影响。如乳腺导管癌和伴有粉刺样坏死的导管原位癌，非常容易合并恶性钙化灶；如果肿瘤靠近乳头和乳晕，则容易浸润导管，形成癌桥，X线所见大导管相和漏斗征等征象。另外，肿瘤生长发育过程中，自身的形状和密度也在发生不同变化。肿块 < 1cm 时，多呈圆形或卵圆形外形，与良性肿瘤难以区别，当肿块长大以后，伴随外形变化，出现分叶或毛刺等。乳腺癌有合并症时，如炎症、增生症等，也将影响肿块的形态和密度。再有，肿瘤生长过程中与周围的血管、淋巴管可能发生粘连、融合，使这些组织变成肿块的一个组成部分；而在肿块周围往往有大量的炎性细胞渗出，周围纤维组织增厚，形成个"包膜"。所以，X线表现边界清楚的外形，如髓样癌、黏液癌、囊性乳头状癌和各种肉瘤等，均可能出现这种 X 线征象。肿块密度主要取决于癌细胞的密度，如髓样癌的细胞密集程度高于浸润性导管癌伴硬化性间质的癌，所以髓样癌的密度较高，而普通型浸润性导管癌的密度则在两者之间。

间接征象的形成，有些属于癌周围组织被浸润继发而成；另外，由于癌发生时因为乳腺代谢障碍及生理功能异常所致。研究乳腺癌 X 线间接征象，一方面可以配合直接征象做出准确判断；另一方面有些在肿瘤形成前出现的间接征象更可作为早诊断的指标，几乎大部分恶性肿瘤均兼有间接征象。

二、乳腺癌 X 线直接征象

直接征象包括肿块、恶性钙化、局限致密浸润、毛刺和结构扭曲，这些征象可单独出现，也可同时存在。这些直接征象是乳腺癌 X 线诊断的主要指标和依据。

1. 肿块

是乳腺癌最常见、最基本的 X 线征象。约 70% 的乳腺癌在 X 线上可清晰显示肿块影，但其显示率随乳腺的背景情况而异。脂肪型乳腺的显示率最高，致密型乳腺的显示率最低，因小的肿块常被腺体组织掩盖。DBT、CESM 技术可以减少腺体组织对肿块的掩盖。

肿块的形状多为不规则形、类圆形或分叶状。肿块的边缘多数（80% 以上）可见轻微或明显的毛刺或浸润。肿块的密度通常较该乳腺等体积的纤维腺体组织密度要高，一般亦比良性肿块的密度高，这是因为癌瘤细胞排列较紧密，矿物质含量较高，癌周常有不等量纤维组织增生，以及瘤内可能有出血、含铁血黄素沉着等因素所致。

DBT 显示肿块边缘比 MG 更清晰。在 CESM 上，肿块表现为不均匀强化或不均匀环形强化（图 4-6 至图 4-10）。少数癌灶可因坏死、液化而出现空洞样低密度影，如乳头状癌、髓样癌、囊腺癌等。

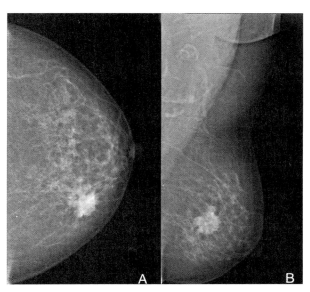

图 4-6　乳腺癌：不规则肿块

注：图 A、B：左乳钼靶 X 线摄影示左乳内侧不规则高密度肿块

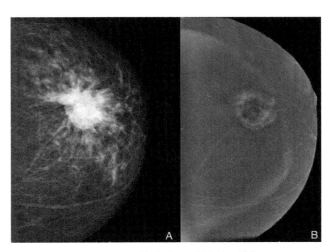

图 4-7　乳腺癌：肿块伴毛刺

注：图 A：左乳钼靶 X 线摄影 CC 位示左乳后方高密度肿块，边缘可见放射状毛刺。图 B：CESM 减影图示肿块边缘环形强化

乳腺癌影像诊断

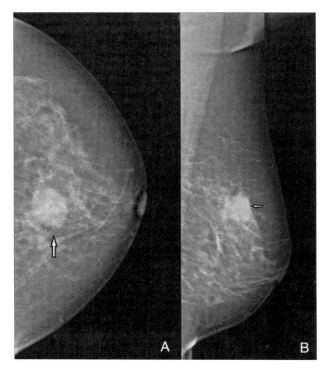

图 4-8 乳腺癌：类圆形肿块

注：图 A、B：左乳钼靶 X 线摄影示左乳内上象限类圆形肿块（箭头示）

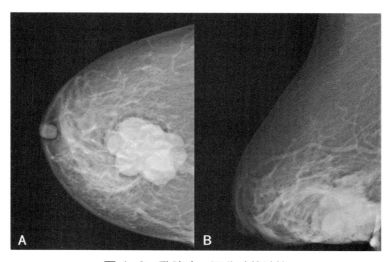

图 4-9 乳腺癌：深分叶状肿块

注：图 A、B：右乳钼靶 X 线摄影示右乳内下深分叶肿块，分叶呈花环状

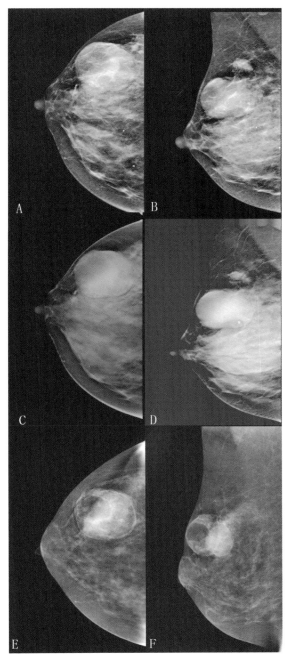

图4-10 乳腺癌：MG、DBT和CESM表现

注：图A、B：MG显示右乳外上类圆形高密度肿物，边缘尚清晰；图C、D：DBT显示肿物边缘更清晰；图E、F：CESM显示肿物明显强化，肿块样强化区内可见偏心空洞低密度区。病理：浸润性癌

2. 恶性钙化

在乳腺癌的诊断中占据特别重要的地位。作为乳腺癌的一个主要X线征象，它不仅可帮助乳腺癌的确诊，而且有4%～10%的病例，钙化是诊断乳腺癌的唯一阳性依据。在所谓临床"隐性"的乳腺癌中，至少50%～60%是单独凭借恶性钙化而做出诊断的，且其中约30%是原位癌，70%左右是导管内癌、早期浸润癌或浸润性癌。

恶性钙化形态多为不定形或模糊的钙化及粗糙不均密度钙化；细小多形性钙化，它的大小、形态各异，通常直径<0.5mm；纤细线状或弧线状不规则钙化，或呈细线分支状钙化，宽度<0.5mm。对钙化的分析，除需仔细观察其形态学上的特征外，还应注意它的分布情况。如钙化呈弥散散在分布于全乳，则可能是良性的，且常累及双侧乳房，呈区域性分布的钙化，可能累及某一象限的大部分或1个以上象限，但不沿导管分布，则可能属良性钙化，唯此时尚应参照钙化的形态学特征做综合判断。簇状分布的钙化是指在<1cm³乳腺组织体积内至少有5枚钙化，可见于癌瘤或良性病变（如纤维囊性改变、硬化性腺病等）；沿导管呈线样分布的钙化多系恶性（导管癌）；呈段性分布的钙化，表明钙化位于一支或多支导管及它们的分支内，很可能为广泛或多灶性乳腺癌（图4-11至图4-13）。

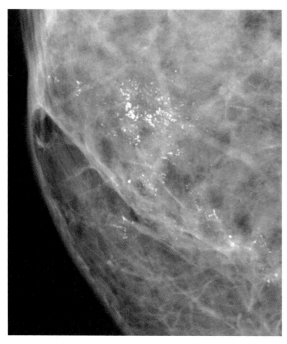

图4-11　乳腺癌：细小多形性微钙化（局部放大像）

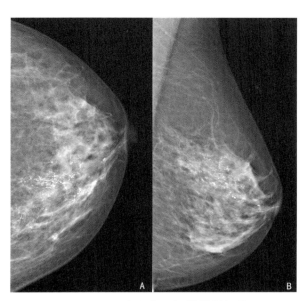

图 4-12　乳腺癌：细线样微钙化

注：图 A、B：左乳钼靶 X 线摄影示左乳内上区域性分布的沿导管走行的细线样微钙化

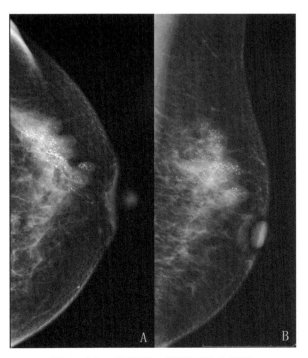

图 4-13　乳腺癌：粗糙不均匀钙化

注：图 A、B：左乳钼靶 X 线摄影示左乳外上不规则肿块，内可见大量粗糙不均质钙化影

3. 局限致密浸润

表现为乳腺某一区域的密度异常增高或两侧乳腺比较出现不对称致密，病变中心密度较高（图4-14）。本征象也可见于良性病变，如增生、慢性炎症。

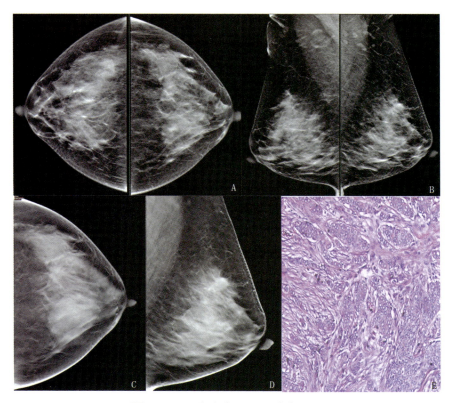

图4-14 乳腺癌：局限致密浸润

注：图A、B：双乳钼靶X线摄影显示左乳外上不对称局限致密影；图C、D：左乳断层融合图像更清楚显示外上象限结节状密度增高影，周边伴有长毛刺；图E：病理：乳腺浸润性导管癌Ⅱ级

4. 毛刺

为乳腺癌的一个重要X线征象，通常见于肿块或浸润区的边缘。毛刺征象是由于癌周纤维组织增生及肿瘤向四周蔓延、扩展所致。毛刺的形态表现多样，可为较短小的尖角状突起或呈长触须状、细长状、海星状、伪足状、不规则形等。有的病例毛刺较细小，需放大观察才能识别（图4-15、图4-16）。

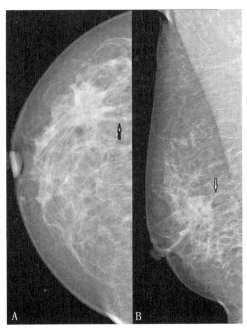

图 4-15 乳腺癌：伪足状毛刺

注：图 A、B：右乳钼靶 X 线摄影示右乳外上象限不规则肿块，伴周围伪足状毛刺

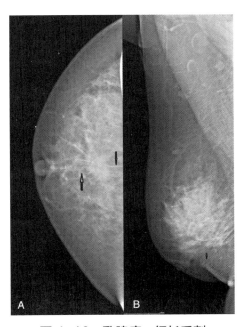

图 4-16 乳腺癌：细长毛刺

注：图 A、B：右乳钼靶 X 线摄影示右乳下方肿块，伴周围细长毛刺

5. 结构扭曲

正常结构被扭曲但无明确肿块可见,包括从一点发出的放射状影和局灶性收缩,或者在实质的边缘扭曲。乳腺结构扭曲可见于良性病变,亦可以出现在恶性病变中。有学者认为,结构扭曲是由于机体反应在病灶周围产生大量弹性纤维,起到局限病灶作用,这些纤维组织对病灶周围结构产生向心性牵拉,使结构扭曲,并向病灶方向集中。近年来,大多学者认为结构扭曲是不典型乳腺癌的重要征象,有时是唯一征象。但常规 DR 由于其受空间分辨率和对比度限制,在其征象确认和分析上容易忽视(图 4-17、图 4-18)。一些研究表明,结构扭曲的早期发现相比微钙化更能明显的改善预后,DBT 技术和 CESM 对于结构扭曲更容易定性(图 4-19、图 4-20)。

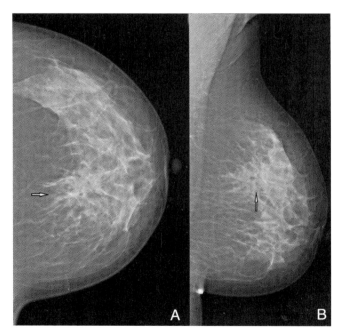

图 4-17 乳腺癌:结构扭曲(1)

注:图 A、B:左乳钼靶 X 线摄影二维 DR 图像显示左乳内上局限结构扭曲

第四章 乳腺癌X线诊断

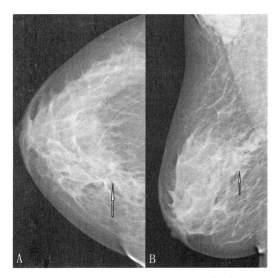

图4-18 乳腺癌：结构扭曲（2）

注：图A、B：右乳钼靶X线摄影二维DR图像显示右乳内上局限结构扭曲，辨认困难

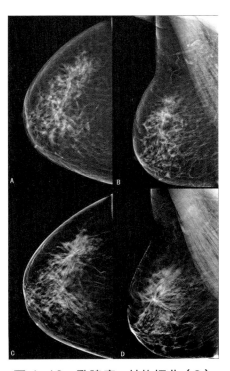

图4-19 乳腺癌：结构扭曲（3）

注：图A、B：乳腺钼靶二维DR图像显示右乳两处结构扭曲；图C、D：DBT显示结构扭曲更加清晰

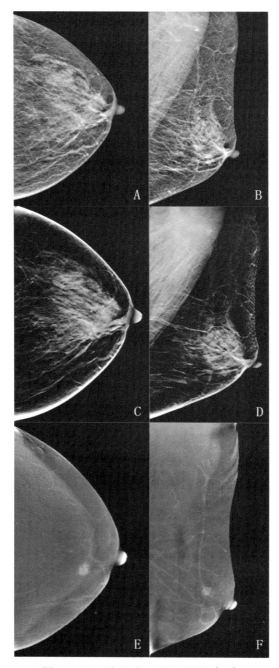

图 4-20　乳腺癌：结构扭曲（4）

注：图 A、B：乳腺钼靶二维图 CC 位示左乳内象限腺体边缘结构扭曲，MLO 位病变显示不佳；图 C、D：DBT 显示内象限结构扭曲更加清晰；图 E、F：CESM 减影图示相应位置结构扭曲处肿块样强化。病理：浸润性导管癌 I 级

三、乳腺癌 X 线间接征象

间接征象主要包括皮肤增厚和局部凹陷、皮下脂肪层浑浊、乳头内陷和漏斗征、血运增加、阳性导管征、瘤周晕环、彗星尾征及腋窝淋巴结肿大等。这些间接征象多伴随于直接征象，成为乳腺癌 X 线诊断的重要参考指标和补充依据。

1. 皮肤增厚和局部凹陷（酒窝征）

乳腺癌皮肤增厚可能是由于癌瘤越过浅筋膜浅层而直接侵犯皮肤所致，或由于患乳血运增加、静脉淤血及淋巴回流障碍等原因造成。前者多呈局限性增厚，后者呈较弥散的增厚，以乳晕区增厚明显。位于乳腺较浅表的癌瘤易出现病变附近皮肤局限增厚，并多系癌瘤直接侵犯所致。深位癌瘤较少有皮肤改变，若有，多系患乳血运增加、静脉淤血及淋巴回流障碍等所致，此时增厚的范围多较广泛。肿块边缘较光滑的或以钙化为主要表现的癌瘤，较少合并有皮肤增厚。炎性乳腺癌常有弥散而显著的皮肤增厚，活检显示皮肤淋巴管内有广泛肿瘤细胞渗透，X 线上广泛增厚的皮肤使全乳密度增加，掩盖癌灶，与乳腺炎难以鉴别。广泛的皮肤增厚亦可见于其他病变，如乳腺脓肿、进行性全身性硬皮病、上腔静脉梗阻、天疱疮、肾病综合征、充血性心力衰竭、淋巴瘤、因对侧乳癌引起的淋巴播散及放疗后等。在出现皮肤增厚的同时，常合并有邻近皮下脂肪层的浑浊、致密，出现网状粗糙索条影，悬吊韧带亦呈现增宽、增密，浅筋膜浅层也显示有局限增厚、致密。

皮肤的局限凹陷（酒窝征）常与皮肤增厚并存，乃系肿瘤本身或其周围乳腺组织的纤维组织增生或瘢痕形成，使悬吊韧带收缩，将皮肤向肿瘤方向牵拉，形成酒窝征。此时，常可见有一纤细纤维索条影连接酒窝中心与肿块。此征象亦必须在处于切线位投照时才能被显示。皮肤的被牵拉和凹陷亦可在乳腺细菌性感染、结核和乳腺脂肪坏死中见到（图 4-21 至图 4-23）。

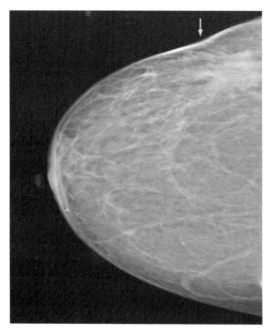

图 4-21 乳腺癌：皮肤增厚和局部凹陷

注：右乳钼靶 X 线摄影 CC 位示右乳外侧肿块侵犯皮肤，致局部皮肤增厚、凹陷（箭头示）

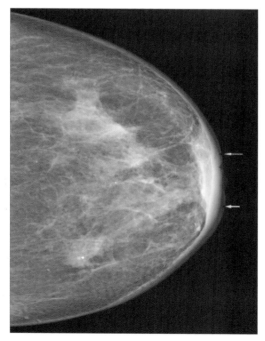

图 4-22 乳腺癌：左乳头内陷、乳晕区皮肤增厚（箭头示）

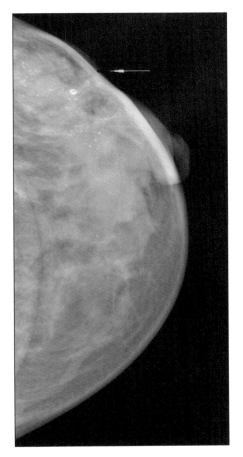

图 4-23　乳腺癌：皮肤增厚伴凹陷

注：左乳钼靶 X 线摄影 CC 位显示左乳外侧肿物伴微钙化，侵及外侧皮肤致皮肤增厚、凹陷（箭头示）

2. 乳头内陷

癌灶附近的纤维组织增生可影响到乳晕下导管，造成这些导管的增厚和短缩，最终形成乳头内陷。判断乳头内陷必须是在标准的轴位和侧位片上，并应询问病史，除外先天性乳头内陷的可能，后者常为双侧性，见于健康妇女。单侧乳头内陷而不合并有其他异常时，则此所见常为非特异性，无重大临床意义。

癌瘤所造成的乳头内陷常与皮肤增厚特别是乳晕区皮肤增厚并存。在大多数病例中并可见索条或宽带状三角形致密影连接内陷的乳头与癌灶，形成所谓的"漏斗征"。"漏斗征"与正常大乳导管形成的阴影正相反，前者三角形致密影的底位于乳头下方，尖指向癌灶；后者尖位于乳头下，底伸向乳腺深部，且密度较淡（图4-24、图4-25）。

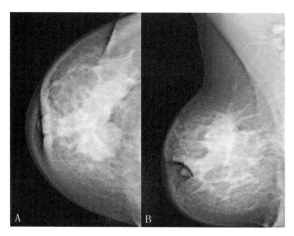

图4-24 乳腺癌：乳头内陷（1）

注：图A、B：右乳钼靶X线摄影示右乳头后上方不规则肿物，侵犯乳头致乳头内陷

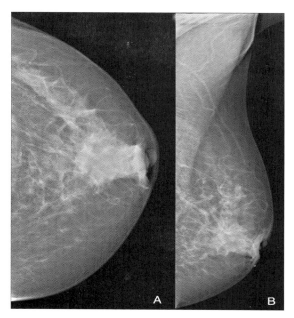

图4-25 乳腺癌：乳头内陷（2）

注：图A、B：左乳钼靶X线摄影显示左乳头后方不规则肿物，侵犯乳头致乳头内陷

3. 血运增加

在X线片上的表现有三种形式：患乳血管直径较健侧明显增粗；病灶周围出现

多数细小血管丛；病灶区出现粗大的肿瘤引流静脉。血运增加征象多出现在中、晚期的乳腺癌中。若不合并其他异常，则此征亦常无重大临床意义，通常系哺乳期惯用该侧乳房哺乳所致，或系乳房加压摄片时两侧压力不均造成。有学者曾根据两侧乳房最粗血管（一般为静脉）直径的比率（静脉直径比率，VDR）来鉴别良、恶病变。凡 VDR 在 1∶1.4 以上者，即认为系恶性病变，正确率达 75%。有无血运增加对预后有一定参考价值。有血运增加者代表癌细胞分化差，易发生转移。有学者统计，有无血运增加的五年生存率分别为 11% 及 67%（图 4-26 至图 4-28）。

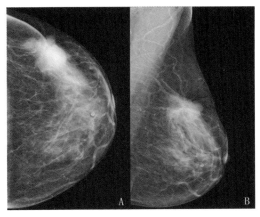

图 4-26　乳腺癌：肿瘤周围血管增粗（1）

注：图 A、B：左乳钼靶 X 线摄影示左乳外上肿物，边缘可见毛刺，伴周围血管增多

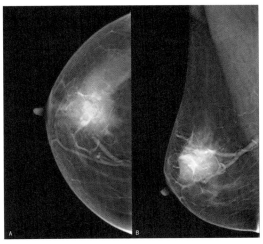

图 4-27　乳腺癌：肿瘤周围血管增粗（2）

注：图 A、B：右乳钼靶断层融合图像显示右乳上方肿物，伴后方血管明显增粗

乳腺癌影像诊断

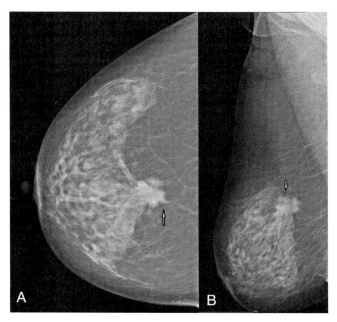

图 4-28 乳腺癌：贯穿肿瘤的血管

注：图 A、B：右乳钼靶 X 线摄影二维图像显示右乳内上象限肿物，伴贯穿其中的增粗血管影

4. 单支导管扩张

一侧乳腺乳晕下单支导管的扩张亦可为早期乳腺癌的一个间接征象。但在大多数情况下，系导管扩张症或导管内乳头状瘤所致。癌瘤形成阳性"导管征"的机制可能是由于癌细胞沿乳导管向乳头方向扩展、蔓延造成导管内充满癌细胞及反应性纤维组织增生而变得致密、粗糙及增粗；或因癌瘤附近导管非特异性上皮增生，管腔内充满脱落上皮细胞残屑，导致增粗、致密。如 X 线片上同时发现有可疑恶性的钙化或具有毛刺的肿块，应立即活检；如合并有自发性、血性乳头溢液，应进一步做乳导管造影、溢液细胞学检查或活检。

5. 癌灶周围改变

因癌细胞的直接四周浸润、扩展，癌周的不规则纤维增生反应，以及癌周的炎性反应和水肿等因素，可造成病灶周围的乳腺小梁增密、增粗及不规则走行，或呈模糊浸润（图 4-29），或出现不等宽度的透亮的"水肿环"。透亮环较宽，宽窄不等。可局限于病灶的某一周边，或累及全周（图 4-30）。

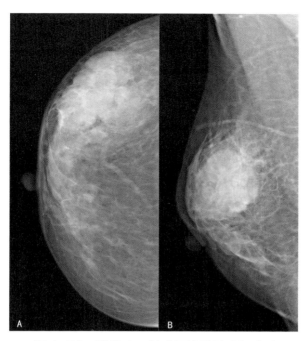

图 4-29 乳腺癌：肿瘤周边乳腺小梁紊乱

注：图 A、B：右乳钼靶 X 线摄影二维图像显示右乳外上肿物，伴周围乳腺小梁增粗紊乱，CC 位（图 A）显示较清晰

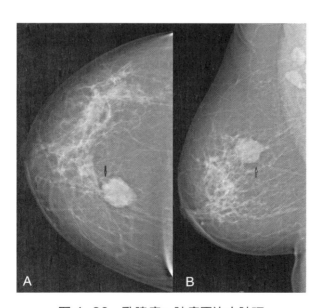

图 4-30 乳腺癌：肿瘤周边水肿环

注：图 A、B：右乳钼靶 X 线摄影二维图像显示右乳内上肿物，伴周边低密度水肿环

6. 彗星尾征

此征系乳腺实质被癌瘤侵犯或牵拉所造成，通常位于癌灶的后或上方，形成一向外逐渐变细的狭长三角形致密阴影（图4-31、图4-32）。

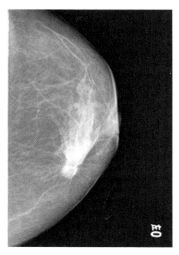

图4-31　乳腺癌：彗星尾征（1）

注：左乳钼靶X线摄影示左乳内侧肿物，伴狭长三角形致密阴影，形似彗星尾

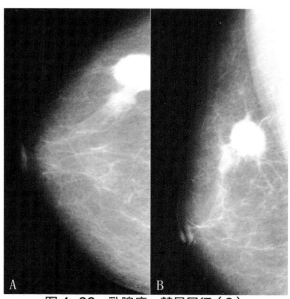

图4-32　乳腺癌：彗星尾征（2）

注：图A、B：右乳钼靶X线摄影示右乳外上肿物，伴前方三角形致密影

7.腋淋巴结转移

是乳腺癌的一个重要预后因素。仅有Ⅰ级淋巴结转移时，5年生存率为62%；有Ⅱ级淋巴结转移时，5年生存率为47%；Ⅲ级转移时，5年生存率仅31%。X线检查时，在外斜位上可显示腋部低位的淋巴结，腋尾投照位较外斜位可显示出更大范围的腋部组织，更有利于观察腋淋巴结的增大与否。然而，X线上确定腋淋巴结有无转移仍相当困难。一般认为，直径＞2cm且无脂肪成分即提示有转移可能，但小的淋巴结亦不能完全除外已有镜下转移的可能，最终须依赖切检后的病理检查。恶性肿瘤细胞经输入淋巴管进入淋巴结的包膜下窦状隙，瘤栓在该处繁衍，最后破坏窦状隙及邻近淋巴组织并引起纤维组织增生反应。因此，转移的淋巴结除增大外，密度亦会相应增高（图4-33）。

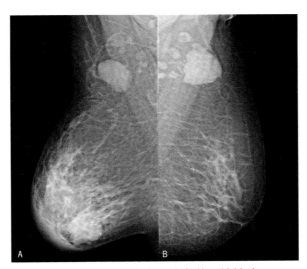

图4-33 乳腺癌：腋窝淋巴结转移

注：图A、B：双乳钼靶X线摄影MLO位显示右乳下方肿物，伴双腋下高密度、肿大淋巴结

8.特殊造影表现

乳导管造影对某些乳腺癌的诊断和鉴别诊断有一定帮助，特别当患者有乳头溢液时。乳腺癌在导管造影片上可表现为乳导管轻度扩张并扭曲，当导管行至癌灶附近时突然中断，断端不整齐；或导管在病灶处呈断续显影，缺乏正常分支，管壁则显示僵硬。有时肿瘤侵蚀导管，导致造影剂溢入肿块内或间质内。有些病例表现为导管分支分布紊乱，多系纤维牵拉所致，管腔则呈不规则狭窄，或有不规则的充盈

缺损，管壁僵直。癌周的纤维组织增生反应亦可造成病变区附近的中、小导管扭曲、狭窄与变形（图 4-34、图 4-35）。

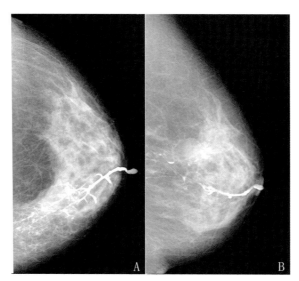

图 4-34　乳腺癌：乳管造影表现（1）

注：图 A、B：经左侧溢液乳管造影示主乳管走行僵直，远端分支乳管紊乱，呈断续显影，管壁僵硬，造影剂溢入间质内

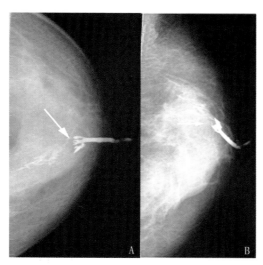

图 4-35　乳腺癌：乳管造影表现（2）

注：图 A、B：经左侧溢液乳管造影：主乳管扩张，近端乳管管腔内可见不规则充盈缺损影，管腔狭窄，远端乳管未见显影

血管造影对乳腺癌的诊断亦可有一定帮助，它可采用经肱动脉或内乳动脉插管法注入造影剂，但有一定难度，且属创伤性检查，目前很少被采用。

四、鉴别诊断

1. 肿块的鉴别诊断

以肿块为主要表现的乳腺癌须与良性肿瘤、囊肿（包括积乳囊肿）及肉芽肿性病变（包括结核、慢性炎症）等鉴别。一般良性肿瘤的肿块形态比较规整，呈类圆形、卵圆形或呈轻度分叶状，边界清晰并光滑锐利，无毛刺或浸润。良性肿块的密度多为等密度、低密度（不含脂肪或含脂肪）（图4-36）。周围小梁可被推挤移位而无侵犯，有时肿块周围有规整的透亮晕（图4-37）。良性肿块的大小多数大于临床测量。良性肿瘤较少钙化，若有，也均在肿块内，且数目少，颗粒粗大，或以粗大钙化为主掺杂少许细小钙化。

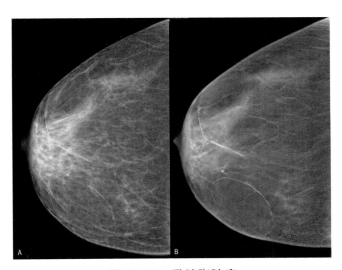

图 4-36 乳腺脂肪瘤

注：图 A：右乳钼靶二维图示右乳内象限卵圆形含脂低密度肿块影，边缘清晰；图 B：断层融合 X 线摄影示肿块边缘显示更加清晰

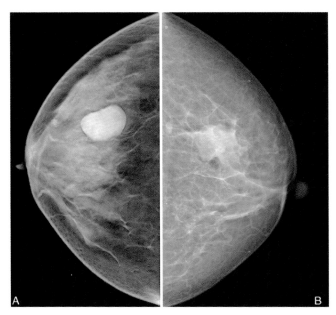

图4-37 晕环征

注：图A：良性晕环征：右乳DBT示右乳外侧类圆形肿物，边缘清晰，周围可见环形透亮带（病理：纤维腺瘤）；图B：恶性晕环征：乳腺钼靶X线摄影二维图像示左乳外侧不规则肿块，边缘环以宽窄不等的低密度透亮带（病理：浸润性乳腺癌）。

结节型乳腺结核和脂肪坏死，若病灶边缘有纤维组织增生而产生毛刺征象者，与乳腺癌不易鉴别，但乳腺结核比较少见，若有钙化，则均见于结节内，且钙化颗粒较粗大，但少数亦可呈细砂状钙化。脂肪坏死患者多有外伤史，病灶典型的位于浅筋膜浅层外的脂肪组织内。

乳腺慢性炎症多数由于急性乳腺炎治疗不当所致，借临床病史可帮助诊断。在X线上可见病灶中心有脓腔。乳导管造影时造影剂可进入脓腔，形成不规则斑片影。若无脓腔形成，则易与癌相混。

良恶性肿块X线鉴别诊断见表4-1。

表 4-1 良恶性肿块 X 线鉴别诊断

	良性肿块	恶性肿块
形状	圆形或卵圆形，浅分叶	分叶状或不规则形
边缘	光滑	毛糙
毛刺	常无毛刺，少数呈粗大长毛刺	短小、尖角状突、长触须状、细长状、海星状、伪足状、或根粗尖细
密度	等或低密度，可含脂肪	等或高密度，无脂肪
数目	单发或多发	多为单发
晕环	细窄均匀	宽窄不均
钙化	肿瘤内粗大钙化	肿瘤内外细砂样、线样、分支样
与触诊大小比	大于或等于触诊	常小于触诊
血运	正常	增加
皮肤增厚	一般无	可伴有
皮下脂肪层	清晰	浑浊
生长速度	慢	快
对比增强（CESM）	均匀强化或无明显强化	不均匀强化或环形强化，强化程度明显

2. 良、恶性钙化的鉴别诊断

BI-RADS 根据钙化的形态学特征，将钙化分为典型良性、可疑恶性及较大可能为恶性三类。一般良性钙化多表现为颗粒较大、粗糙、圆形而边缘光滑（图 4-38 至图 4-40），在 X 线片上较恶性钙化易辨认，恶性钙化通常极为细小（图 4-41）。在鉴别良、恶性钙化时，除注意钙化的形态外，还需结合其分布特点。

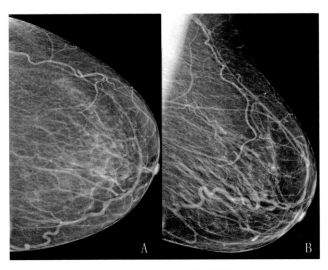

图 4-38 乳腺血管壁钙化

注：图 A、B：左乳钼靶 X 线摄影显示乳腺内双轨道样走行的血管壁钙化影

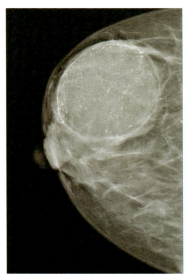

图 4-39 积乳囊肿伴良性钙化

注：右乳钼靶 X 线摄影示右乳外侧类圆形含脂密度肿物影，边缘可见蛋壳样钙化，肿物内可见小斑点状钙化

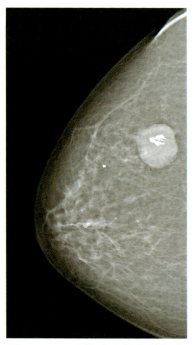

图 4-40 叶状肿瘤伴良性钙化

注：右乳钼靶 X 线摄影 ML 位示右乳上方类圆形高密度肿物影，内可见粗大钙化影。病理：叶状肿瘤Ⅰ级

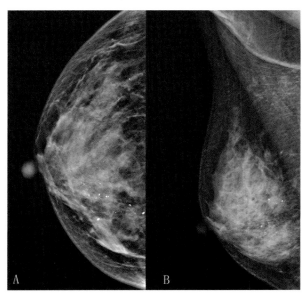

图 4-41 恶性钙化

注：图 A、B：右乳钼靶 X 线摄影示右乳内下象限沿导管走形的线状钙化，延续至乳头后方

从发生率看，乳腺癌钙化病例相对于良性病例偏多。在良性钙化中，发生在年龄较轻的腺纤维瘤患者偏多。年龄较大的腺纤维瘤患者若有钙化，则钙化颗粒常较粗大，表明为退化性的腺纤维瘤，与乳腺癌的钙化较易鉴别。

从钙化发生部位来看，良性钙化几乎均位于肿块内，而恶性肿瘤的钙化可位于肿块内、肿块旁或两者兼有。

良性钙化的颗粒多比较粗大，直径多在 0.5mm 以上，亦可伴有少许微小钙化，但以粗大钙化为主。恶性钙化通常呈多形性微小钙化，直径 < 0.5mm。小线虫样、线样或分支形及多形性的微小钙化是恶性的可靠指征。但少数黏液腺癌的钙化颗粒可能比较粗大，而类似良性钙化。结核或腺病（特别是硬化性腺病和腺泡型腺病）可能以微小钙化为主，而类似恶性钙化。

乳腺癌的钙化颗粒数目常较多，有学者统计，64% 在 10 枚以上，25% 在 30 枚以上。若微小钙化数超过 30 枚，或每平方厘米超过 20 枚则癌的可能性极大；良性钙化一般数目较少，多数（66.7%）在 10 枚以下，仅 10% 在 30 枚以上。

当钙化数较多时，可根据钙化的分布方式，结合其形态学上的特征来鉴别其良、恶性质。呈弥散、散在、稀疏分布的钙化通常为良性，特别是在双侧发生时。当钙化呈区域性分布时，它累及一个乳腺象限的大部或超过 1 个象限，则多系良性，但应结合各个钙化的形态。如钙化呈簇状分布时，即< 1mm³ 乳腺组织容积内至少见 5 枚微小钙化，则恶性的可能性升高。呈线样分布的钙化，表明钙沉积在导管内，癌的可能性很大，表现为区段分布的钙化，表明钙沉积在导管或多支导管及其分支内。如钙化较密集，且各个钙化较细小、纤细、分支状，则癌的可能性很大。

良恶性钙化的鉴别诊断见表 4-2。

表 4-2 良恶性钙化的鉴别诊断

	良性钙化	恶性钙化
发生率	较少	较多
密度	较高	较低
大小	大于 0.5mm	小于 0.5mm
形态	爆米花、圆形、中空	针尖状、细砂状、分支状、线状、蠕虫状、无定形、模糊
数目	10 枚以下	10 枚以上
分布	区域分布或较大范围	区段簇状分布

3. 结构扭曲的鉴别诊断

乳腺结构扭曲可见于乳腺创伤、手术后、放射状瘢痕（图 4-42）或为恶性肿瘤所致。如无创伤或手术史，对结构扭曲应提倡活检，以确定是否系乳腺癌所致。即使活检结果提示为放射状瘢痕，亦应密切随访观察。虽仍存在争议，但有研究认为，放射状瘢痕是癌前病变，甚至是早期浸润性癌。

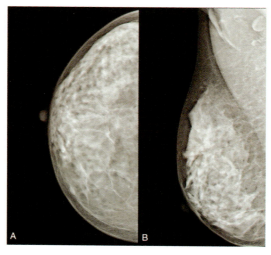

图 4-42 乳腺癌术后结构扭曲

注：女性，42 岁，右乳癌保乳术后 1 年。图 A、B：右乳钼靶 X 线摄影显示上象限结构扭曲，CC 位呈前后走形，MLO 位呈不规则类"米"字形，内可见粗大条索状密度增高影

4. 不对称致密的鉴别诊断

不对称致密可分为团块状不对称致密和局灶性不对称致密。前者指与对侧相应区比较，有较大容积的致密区域，常累及 1 个以上象限，但无肿块、结构扭曲或伴发可疑钙化；后者指致密区比较局限。团块状不对称致密通常是代表一正常变异，而局灶性致密可能代表一正常的乳腺组织岛，特别是致密区内夹杂有脂肪组织时。但是，如临床上在相应的致密区内触诊有异常时，包括腺体局限增厚，或局灶致密区内未显示出良性特征时，应积极提倡行活检，特别是一些高龄患者（图 4-43）。

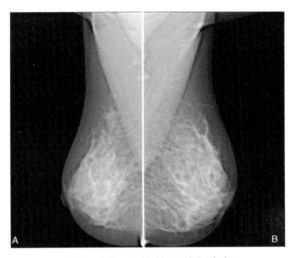

图 4-43 团块状不对称致密

注：图 A、B：双乳钼靶 MLO 位摄影示右乳腋尾区较左侧密度增高，可见团块状不规则致密影，边缘不清晰。病理：高核级导管癌伴多灶浸润

5. 皮肤增厚的鉴别诊断

皮肤增厚并非为乳腺癌的特异性征象。可引起乳房皮肤局限增厚的原因包括：乳腺癌；创伤［包括乳腺针吸或切检后（图 4-44）2～4 周，乳房局部挫伤、烫伤后的水肿等］；炎症［慢性乳腺炎（图 4-45）、乳腺脓肿、结核等］；皮肤瘢痕（包括慢性炎症或结核后的瘢痕、皮肤感染后的瘢痕、瘢痕疙瘩等）；皮肤本身病变，如皮肤表面的痣、疣等，以及乳腺导管扩张症等。可引起乳房皮肤弥散增厚的原因包括：炎症性乳腺癌、胸壁或腋部手术后引起的淋巴或静脉回流障碍、各种原因引起的皮肤水肿［如乳房过大引起的垂吊性水肿、过度肥胖、充血性心力衰竭（图 4-46）、黏液水肿、肾性水肿等］、皮肤本身病变（如硬皮病、鱼鳞癣、皮肤炎症以及其他

原发皮肤病等）、迅速的减重、急性乳腺炎、淋巴阻塞（如腋淋巴结的淋巴瘤、转移瘤等），以及全乳放射治疗照射后等。

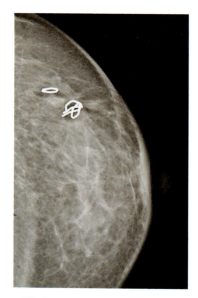

图 4-44 乳腺癌术后水肿

注：左乳外侧术区内可见金属标记夹，临近皮肤增厚水肿，以乳晕区明显

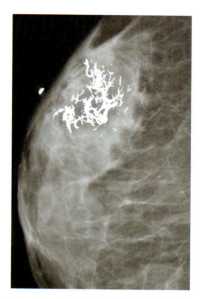

图 4-45 慢性炎症致局部皮肤增厚

注：右乳切线位 X 线摄影示右乳外侧片状致密影，内可见大量分支状钙化影，累及前方皮肤，致皮肤增厚。病理：慢性炎症

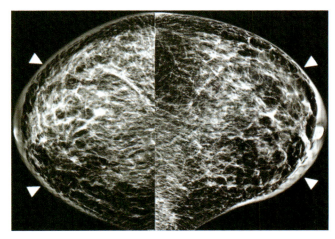

图 4-46　心衰伴乳腺水肿、皮肤增厚

注：此例为充血性心力衰竭患者。双乳钼靶 X 线摄影 CC 位示双乳皮肤弥漫性增厚伴间质水肿

由于引起乳房皮肤增厚的原因很多，在鉴别时放射医师应尽可能亲自追询病史及检查患者，绝大多数病例可得到明确答案。

6. 血运增加的鉴别诊断

乳房的血运情况有很大的个体差异，为确定有无血运增加，应与对侧乳房做比较，且两侧的乳房压迫程度应基本相同。导致血运增加的原因可能有：习惯于一侧乳房哺乳或原因不明的正常差异；急性乳腺炎；其他感染，如感染性囊肿或乳腺脓肿；乳腺纤维囊性病变以及乳腺癌等。虽然造成乳腺血运增加的原因很多，但除乳腺炎及乳腺癌外，其他原因造成血运增加的发生率都比较低，且血运增加的程度亦较轻。

7. 孤立导管扩张的鉴别诊断

除乳腺癌外，孤立性导管扩张亦可见于某些良性病变，如良性导管上皮增生、导管扩张症（图 4-47）及乳头状瘤病等。一般良性导管扩张中，增粗的导管比较光滑、密度较淡，无伴发的肿块，临床仅表现为浆液性乳头溢液。乳腺癌时，增粗的导管比较致密、粗糙，且均指向远端的肿块或致密浸润区。

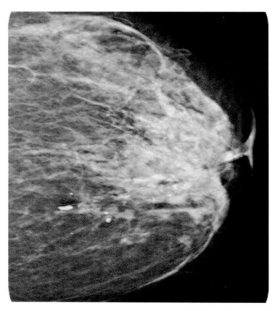

图 4-47 乳导管扩张症

注：左乳钼靶 X 线摄影 CC 位示左乳主导管增粗、扩张，密度增高，后方腺体内可见多发短棒状钙化

　　此外，乳腺癌 X 线诊断的正确性与下述一些因素密切相关：①照片质量：乳腺内各种组织均属软组织范畴，它们之间的密度对比相差甚微，故对照片的质量要求甚严，过度曝光或曝光不足均可影响病变的显露而导致误诊。投照位置是否标准、齐全（至少有 CC 位及 MLO 位，必要时再加照其他投照位），亦可影响诊断的正确性。此外，还应常规拍摄双侧乳腺，否则无法诊断出不对称致密；②病变的部位及类型：在钼靶乳腺摄影中，深位、高位或乳腺腋尾部的病变易被漏照。所以，在投照前，技术员应仔细参阅申请单，且亲自检查患者，使病变区被包含在 X 线片内，以免漏诊。就乳腺癌的 X 线类型而言，以浸润性为主要表现且呈等密度者易被误诊为正常腺体或增生。小叶癌因无明确肿块易被诊断为增生，髓样癌发生坏死、液化后易被误诊为慢性脓肿，小叶原位癌漏诊率高，导管原位癌如无钙化亦易漏诊；③乳房类型：BI-RADS 根据乳房内腺体组织的多少，将乳房分成四种类型，即 a（脂肪类）、b（散在纤维腺体类）、c（不均匀致密类）、d（极度致密类）型，它们的乳腺癌检出率和诊断正确率依次下降。在极度致密类乳腺中，由于乳腺组织非常致密，若无钙化病灶极易被掩盖，是乳腺癌 X 线诊断上最大的障碍。脂肪类乳房因有良好对比，小

的病灶或微细钙化易被觉察，X线诊断的正确率最高。乳房的类型除个体发育因素外，尚与年龄、增生或妊娠、哺乳期、生育少而乳腺组织退缩不良及雌激素水平等因素有关；④乳房的大小：一般乳房越大，X线诊断的正确性亦越高。这是因为大乳房多含有较多的脂肪组织，自然对比较佳，较小肿物亦可被发现。此外，较大乳房在投照上亦比较容易。多数学者认为，对小乳房患者，临床检查的正确性高于X线，在大乳房患者中则不如X线；⑤年龄：年龄越轻，X线诊断的正确性也越低。这是因为年轻患者乳房的腺体多较丰富，结构致密，而脂肪组织甚少，X线上缺乏自然对比，肿瘤常被掩盖而难以显示。随年龄增长及生育后乳腺的退缩，腺体组织逐渐减少，结构变得疏松，乳房大部或甚至全部由脂肪组织构成，此时X线诊断的正确性亦明显提高。

五、数字化乳腺断层融合摄影的表现

随着科学技术的不断发展，影像设备也在不断发展更新，数字化乳腺断层融合摄影（digital breast tomosynthesis，DBT）的出现，使临床诊断乳腺癌所占比例明显升高。DBT是一项基于平板探测器的高级应用技术，是在传统体层摄影的几何原理基础上结合数字影像处理技术开发的新型体层成像技术，通过一系列不同角度对乳腺进行快速采集，获取不同投影角度下的小剂量投影数据，重建出与探测器平面平行的乳腺任意深度层面影像进一步处理显示三维信息。DBT的出现能克服传统的全视野数字乳腺摄影中正常腺体组织与病灶重叠所引起的局限性，提高乳腺癌的诊断准确性，降低假阳性率。

在全数字化MG中，致密型乳腺的患者漏诊率较高，应用DBT可以更优异的检测出致密型乳腺中的小结节及肿块。DBT可以显示肿块的大小、数目多少、形态类别、边缘情况、密度高低、肿块周围组织以及肿块与周围组织的关系，还有乳腺导管改变的显示（图4-48、图4-49）。DBT对微钙化的显示还存在争议。对于成簇钙化，认为全数字化MG和DBT的检出率相似，且有时DBT的准确性还没有全数字化MG的高。原因有：由于DBT为三维重建薄层图像，不能整体显示簇状钙化分布和形态，影响定性诊断；另外相对于全数字化MG，DBT的曝光时间长和运动伪影都影响微钙化显示。

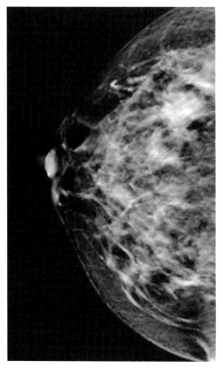

图 4-48 乳腺钼靶 X 线摄影 2D 图像

注：右乳 CC 位示右乳外侧肿物，边缘模糊。病理：浸润性导管癌

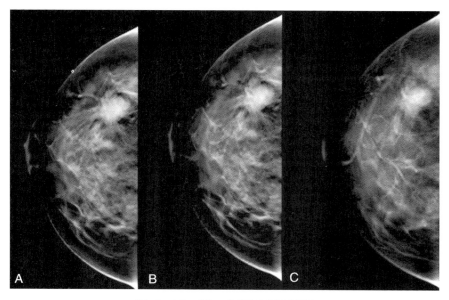

图 4-49 同一病变 DBT 图像

注：图 A、B、C：断层融合 3D 图像示右乳外侧肿物，边缘可见细长毛刺，显示非常清晰

第三节　乳腺非浸润性癌及微小浸润性癌 X 线表现

乳腺非浸润性癌即乳腺原位癌，是指癌细胞局限在乳腺导管上皮基底膜内的一种恶性肿瘤。按组织来源可分为导管原位癌和小叶原位癌。微小浸润性癌指癌细胞突破基底膜，侵犯周围组织，浸润灶最大径≤0.1cm 的肿瘤。

一、乳腺导管原位癌

（一）疾病概述

1. 概述

导管原位癌（ductal carcinoma in situ，DCIS）又称为导管内癌。2012 年版 WHO 乳腺肿瘤组织学分类中，将其定义为一种肿瘤性导管内病变，其特征是上皮增生显著，细胞具有轻度到重度的异型性。1908 年，在对导管上皮增生坏死组织的巨检和显微镜观察中发现了"粉刺样癌"。Bloodgood 注意到此类乳腺癌患者接受乳房切除后预后颇佳。1932 年，Broders 提出了乳腺原位癌的概念，至 1960 年 DCIS 的概念才首次提出。当时认为这是一种预后较好的恶性病变，由于其潜在的危险性仍需乳房切除手术。

2. 流行病学及病因

20 世纪 80 年代以前，大多数乳腺癌均由体检发现，在所有乳腺肿块活检中，DCIS 不足 1%。随着乳腺钼靶 X 摄影技术的进步和乳腺癌普查的广泛开展，DCIS 的检出率大幅度的提高。目前，在欧美发达国家，DCIS 占新发乳腺癌的 20%～40%。国内乳腺 X 摄影的开展较晚，多数患者是因为发现可触及的肿块而就诊，因此 DCIS 的检出率较低。天津某医院 1988—1998 年 DCIS 约占同期收治乳腺癌的 2.1%，近年来随着乳腺癌普查工作的开展，DCIS 的检出率也逐渐增加，2005 年约占同期诊治的 2.9%，但与欧美国家尚有较大差距。由于 DCIS 检出方式的变化，DCIS 病灶的平均大小和范围也逐渐缩小，由以往触诊发现的 60mm 下降至钼靶检出的 10mm 左右。DCIS 在男性乳腺癌中也有报道，约为 5%。

DCIS 发病的危险因素目前不是十分清楚，但它与患者的年龄、绝经情况、家族史、种族以及激素替代治疗等密切相关。据临床观察统计，约 1/3 的 DCIS 会发展为浸润性乳腺癌，而且有家族史的 DCIS 患者发展为浸润癌的比例明显高于无家族史的患者。DCIS 经过许多研究证实，它是浸润性癌的一个前驱病变，但并不是必须出现的。DCIS 的病史较长，只有高核级 DCIS 是一种进展期病变，而临床研究证实其发展为浸润期时间也较慢。有分子遗传学研究发现，DCIS 的遗传学改变呈多样性，几乎涉及所有染色体，提示 DCIS 是一种异质性肿瘤。现代分子生物学研究发现，HER-2 过表达的 DCIS 也表现更具有侵袭性的生物学行为。

3. 临床表现

DCIS 患者发病年龄以 50 岁左右妇女多见，大部分发生于单侧，约 22% 发生对侧性原位癌或浸润癌，多发生于外上象限。DCIS 患者与浸润性乳腺癌患者相比，并无特殊临床表现。在乳腺 X 线摄影应用以前，DCIS 常表现为局部可触及大小不等的肿块或界限不清的乳腺组织肥厚，肿块与皮肤无粘连，另外有的患者可伴有乳头溢液和乳头佩吉特病（Paget's disease）。患者往往因发现乳房肿块、乳头溢液等症状而就诊，此时病程已不是早期，近半数伴浸润性癌或腋淋巴结转移。20 世纪 80 年代后，随着乳腺钼靶检查的广泛开展，可检测到乳腺内的微小钙化灶，使一大部分还没有症状的 DCIS 患者得以早期发现病变。由于发现早、病灶小、尚无临床症状，一般无周围浸润或转移等现象，使其治疗方式有必要重新评估。

4. 诊断

该病诊断主要依据 DCIS 临床表现、影像学检查和病理活检等综合判断。

（1）临床表现：主要是乳腺肿块、乳头溢液和乳头佩吉特病。

（2）影像学检查与病理活检：在乳腺 X 线摄影检查应用以前，多数肿块很难区分其性质。所以，肿块切除后的病理检查显得尤为重要，大多数的 DCIS 也都是通过肿块活检后病理证实的。目前多数 DCIS 患者是通过普查发现，一般是无症状或者是无明显肿块病灶的患者。乳腺钼靶 X 线检查可以初步判断一些病灶的性质，但更重要的是定位这些病灶后进行活检。乳腺钼靶摄片检查结合 B 超、乳管造影，可以准确的定位微小病灶，进行安全、简便的肿块活检。乳腺肿块活检强调完整的、整块的切除病灶范围，这样既可以保证切除所有病灶，又有助于了解肿块边缘和大小情况。在提倡 DCIS 患者进行局部肿瘤切除的情势下，这点显得十分重要。Holland 提出的观点认为，切缘距病灶 2cm（至少 1cm）才为安全，有时需要手术后再次行乳腺钼靶检查，以保证完整切除病灶。

另外，细针穿刺细胞学检查（fine neelde aspiration cytology，FNAC）不适用于 DCIS 的诊断，因为 FNAC 无法进行组织学检查，无法确认病灶浸润的范围。立体定位空心针活检（stereotactic core needle biopsy，SCNB）是一种了解乳腺 X 线钼靶可疑病灶性质的方法，可能是由于组织量不足，SCNB 对判断 DCIS 还是浸润性癌仍会有偏差。Burbank 报道有 16%～20% 经 SCNB 诊断为 DCIS 的患者，最后手术病理证实为浸润性癌。有 10%～50% 经 SCNB 诊断为不典型增生的患者，手术切除后在活检部位旁可见癌灶存在，可见取材范围和取材组织学类型均影响 SCNB 的敏感性。另外，需注意的是，SCNB 有一定的出血并发症，对有出血倾向者禁忌。

（二）临床影像

X 线摄影是检出 DCIS 最常用的检查方法。据报道，X 线摄影检出 DCIS 的敏感性为 87%～95%。微钙化是 DCIS 典型且最常见的 X 线表现，占 50%～75%。数字化钼靶 X 线是发现钙化及辨认钙化形态、分布的最佳检查方法。其钙化常表现为分支状、多形性（图 4-50）及不定形、粗糙不均质钙化（图 4-51）。有研究认为，单纯颗粒点状钙化易出现在低核级 DCIS 中，细小多形态钙化及线样分支钙化较易出现在高核级 DCIS 中，高核级的钙化范围更广泛。DCIS 钙化的另一特点是其分布，它们通常呈线性、段性（图 4-52）或簇状分布。如累及大乳导管，则表现为钙化沿乳导管向乳头方向延伸分布；如累及较小导管系统，则呈小叶间或小叶内小导管分布。

对于以单纯微钙化为主要表现的 DCIS，DBT 与常规 DR 比较在钙化病变的检出及诊断效能上目前仍存在较大的争议。Tagliafico 等研究显示 DBT 可能会低估少数成簇微钙化，而国内陈穹等最新研究显示 DBT 有助于致密型乳腺的无定形和成簇分布钙化的诊断（图 4-53）。DBT 在乳腺微钙化病变中的诊断价值到底如何，有待于今后大样本、多中心研究进一步论证。

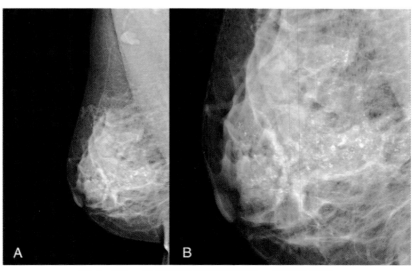

图 4-50　导管原位癌伴微浸润：多形性钙化

注：图 A：右乳 MLO 位示右乳后方段样分布的多形性微钙化；图 B：局部放大像：微钙化形态更加清晰。病理：导管原位癌伴微浸润

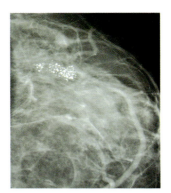

图 4-51　导管原位癌：粗糙不均质钙化

注：左乳 X 线摄影局部放大像：左乳外侧局限致密伴成簇粗糙不均质钙化影。病理：中核级导管原位癌

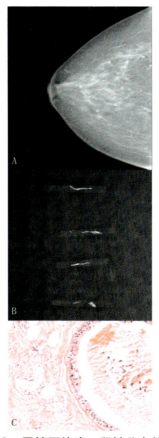

图 4-52　导管原位癌：段性分布的微钙化

注：图 A：右乳钼靶 X 线摄影 CC 位示右乳内多发沿导管走形的段性分布的微钙化影；图 B：穿刺活检标本 X 线片；图 C：病理：中核级导管原位癌

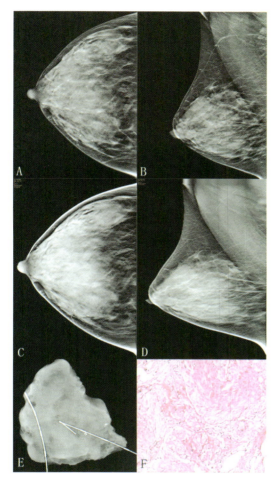

图 4-53 导管原位癌：断层融合 X 线摄影图像

注：图 A、B：右乳 CC 位及 MLO 位二维图示右乳内下象限散在微钙化；图 C、D：断层融合 X 线摄影示相应部位微钙化更加清晰；图 E：右乳钩丝定位切除标本 X 线摄影示微钙化位于切除组织中；图 F：病理：乳腺高核级导管原位癌

除钙化外，DCIS 还可表现为肿块（图 4-54）、结构扭曲（图 4-55）及不对称致密影（图 4-56）等，部分病例也可表现为阴性。有研究显示，低核级的 DCIS 更容易表现为肿块或致密影。另外有研究显示，当 X 线上仅表现为肿块时，更常见于低核级的 DCIS。肿块的边缘多模糊不清，有毛刺及分叶。结构扭曲可能为肿块形成的初级阶段，DCIS 出现结构扭曲的主要原因首先是由于硬化性腺病的存在，其次是 DCIS 周围间质的硬化及癌细胞浸润 Cooper 韧带。局灶性不对称致密影不同于肿块，它缺乏凸面的边界且其内可能含有散在的脂肪组织，这两种情况钼靶 X 线容易低估。

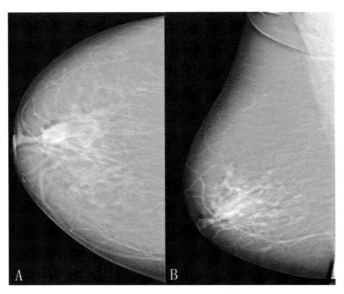

图 4-54　DCIS：肿块

注：图 A、B：右乳钼靶 X 线摄影示右乳头后方类圆形高密度肿物影，边缘毛糙。病理：中核级导管原位癌伴微浸润

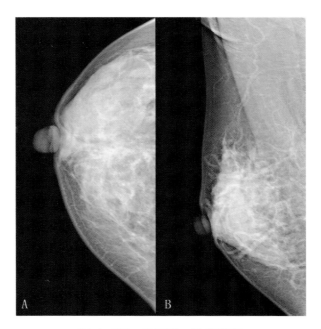

图 4-55　DCIS：结构扭曲

注：图 A、B：右乳钼靶 X 线摄影示右乳头后上方局部腺体结构扭曲。病理：中核级导管原位癌

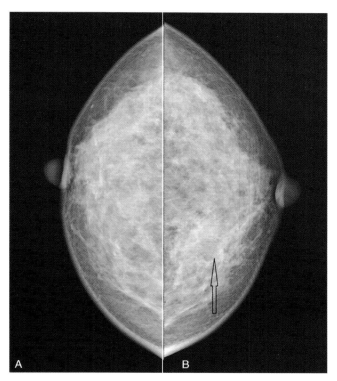

图 4-56　DCIS：不对称致密影

注：图 A、B：双乳钼靶 X 线摄影 CC 位示左乳内象限不对称致密影（如箭头所示）。病理：高核级导管内癌

乳管造影导管内可见充盈缺损，导管破坏中断、不规则（图 4-57），可呈虫噬状改变。

乳腺对比增强能谱摄影（CESM）：DCIS 在减影图上多表现为中 – 高度非肿块样强化（图 4-58），部分可表现为肿块样强化，少数 DCIS 也可无强化。因此在临床工作中，CESM 的减影图需结合低能图或常规乳腺 X 线摄影，不能单独用于诊断。

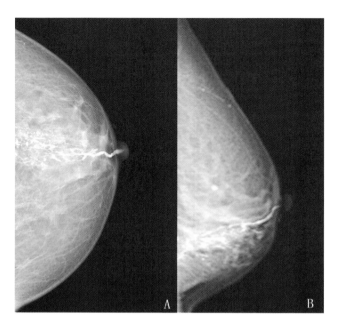

图 4-57 导管内癌伴多灶性微浸润：乳管造影表现

注：图 A、B：左乳溢液乳管造影示：主乳管增粗、迂曲，二级分支及以下导管走行僵直，粗细不均，可见乳管破坏中断、管壁不规则。病理：高核级导管内癌伴多灶性微浸润

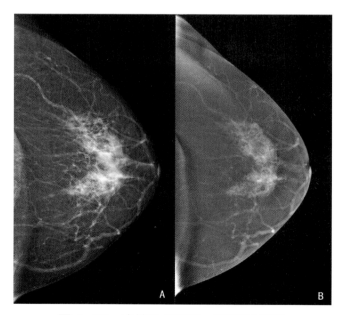

图 4-58 中核级 DCIS：CESM 图像

注：图 A：CESM 低能图示左乳后方局限致密伴点状微钙化；图 B：CESM 减影图示局限致密区域内非肿块样强化。病理：中核 DCIS

二、乳腺小叶原位癌

1. 疾病概述

（1）概述：小叶原位癌（lobular carcinoma in situ，LCIS）是指癌细胞局限于小叶内末梢导管基底膜内的非浸润性乳腺癌。LCIS 具有以下的三大特点：①无明确临床表现和病理学上的大体表现，常由显微镜观察偶然发现；②在乳腺中分布呈多中心性；③往往发生浸润性导管或小叶癌。LCIS 主要是乳腺癌的危险因素，而不是实际上的浸润性小叶癌的前期病变。所以，手术往往并不完全适合 LCIS，这就使人们对 LCIS 的生物学特性和治疗开展了更深入的研究。小叶原位癌患者的预后一般是较好的。

（2）流行病学及病因：小叶原位癌比较少见，加之 LCIS 缺乏明确的临床和钼靶 X 线摄片表现，其在自然人群中的确切发病率尚不清楚。虽然有些学者报道了一些发病率，但由于诊断标准、肿块大小及样本不同，它的差别很大。尸检资料对 LCIS 的检出率更低，还显示它常见于年轻的绝经前女性，在欧美国家较为多见，白人女性 LCIS 的发病率是黑人女性的 10 倍。随着病理技术的提高和钼靶普查的开展，LCIS 的发病率逐年提高。然而，LCIS 并无明确的钼靶征象，若其患者钼靶摄片发现钙化灶，常为手术指征之一，但实际上这些钙化灶并不真正位于病变的小叶中。文献多数指出，本病具有多中心和双侧性特点，其病程进展缓慢，不发生转移，预后良好，有些到绝经期后可自行消退，但因其病理检查不全面，难免会遗漏浸润性癌成分检出。对小叶原位癌患者自然病史的研究表明，有一定数量的患者在确诊后会在同侧或对侧发现浸润性癌。

（3）病理：LCIS 往往是在通过对乳腺组织镜下观察时偶然发现。与 DCIS 不同，LCIS 组织学特征较为单一，常表现为小细胞的实质性增生，常见小而一致的、圆形或卵圆形细胞，胞质内偶见嗜酸粒细胞以及具空泡的印戒细胞，以上为 Haagensen 提出的 A 型（经典型）LCIS。B 型 LCIS 则表现为大细胞核的多形性大细胞。LCIS 常位于终末导管小叶单位（TDLU），呈膨胀性生长并破坏 TDLU 系统，某些情况下其可影响至乳腺小叶以外。病变导管可为实质性或多形性，某些表现可类似于筛状型 DCIS。LCIS 细胞动力学显示其为低倍增生，大多数 ER 阳性，少见 HER-2 阳性和 P53 阳性。LCIS 细胞常见黏合分子 E- 钙黏合素的缺失。

（4）临床表现：通常 LCIS 没有明显的临床特征，无自觉不适，隐匿存在，少数可有轻度疼痛或乳头溢液，很少形成可触及的肿块，可有局部腺体组织增厚，常常是由于和良性病变（如腺纤维瘤或囊性增生）并存等其他原因，需要进行乳腺组织活检时偶然发现，也可因乳腺癌乳房切除术后标本常规病理检查发现。

多发生于绝经前期的中年女性，平均年龄为42~46岁，发病率国内较西方国家为低，其具有多灶性、多中心性和双侧性的特点。多灶性是指在显微镜下不连续的病灶分散于乳腺某一区域中；而多中心性是指大体上病灶分布于乳腺的多个不同区域或象限中。LCIS既有多灶性也有多中心性，同时也在双侧乳腺发生。但上述这三种特点不一定在每一个病例中出现。癌灶体积小，累及乳腺的范围也较窄，即可同时累及几个乳腺小叶，又可累及1个或1个小叶内的几个末梢导管或腺泡，所以癌灶既小又分散，与周围界限不清，临床检查多触及不到乳腺内肿块。对侧也常可发生癌。LCIS具有发展为癌的倾向，但间隔时间相当长，且常是特殊组织类型，预后好。

（5）诊断：LCIS的诊断多数是因为患者有其他乳腺疾病就医，并且行乳腺活检时偶然发现，也有因乳腺癌术后标本病理检查时发现。近些年来，根据它的临床表现特点和乳腺多领域诊检方法的展开，使乳腺癌的早期发现成为可能。影像学诊断是目前应用最广泛，研究较深入的方法，如乳腺钼靶摄片的清晰度明显提高，患者所受的辐射剂量明显减少；导向细针穿刺活检提高了诊断率，红外线、液晶热图、B超及MRI等影像检查技术及生物、生化标志物诊断技术的应用，对提高LCIS的诊断有一定帮助，可以筛选可疑病例，对乳腺活检起指导作用。

当然，病理检查是诊断小叶原位癌的唯一可靠手段。目前，大多数学者同意Page提出的诊断LCIS的标准，即必须完全具备以下3个条件：①小叶单位内的癌细胞为单一的具备明显的细胞群；②小叶内全部末端小导管必须被癌细胞充满，细胞团内无散在的细胞间隙；③至少小叶单位的一半末端小导管是胀大或变形的。多处取材连续切片才能发现病变。在日常镜检良性病变的过程中，应随时注意其周围组织是否有本病存在，如发现本病还需仔细检查有无间质侵犯。冰冻切片诊断常有困难，会使相当一部分病例误诊。

2. 临床影像

乳腺LCIS X线报道甚少，尚缺乏系统分析。LCIS病灶小、密度较低，虽使小叶增大，但基本仍保持其正常外形，加之它多发生在乳腺深部，X线上常很难清晰显示。若病变较广泛时，则可出现球形或绒毛状致密影，颇似小叶增生或导管增生。1966年，Snyder首先报道27例LCIS X线表现，发现成簇的微小钙化和线状钙化，这些钙化也出现在未被累及的相邻小叶内。1969 年，Hutter 继续追随观察了 Snyder 的 27 例和另外 31 例的 X 线表现，发现 7 例钙化的数目随时间推移而增多，那些成簇钙化很少发生在 LCIS 病灶内，而更多是发生在癌灶附近的小叶和导管内。同样的钙化还见于硬化性腺病和乳头状瘤病，并发现受检病例的一半没有出现异常 X 线表现。近些年来，Sonnen-feld（1991）、Beute（1991）和 Rebner（1994）等对 LCIS X 线表现做了进一步描述。综合文献，LCIS X 线表现可分为以下 3 种表现：

（1）钙化：是 LCIS 最常见的 X 线征象。钙化发生在小叶末端导管和腺泡内，钙粒微小，聚集成簇，大小不等，多为不规则圆形或卵圆形，偶见细微线状，多为单簇钙化，偶见散在分布的几簇小的钙化丛，常看不到肿块，仅见钙化。小叶末端导管内钙点直径仅 0.02mm，比导管癌钙化更微小，更密集，X 线平片显示不清楚，X 线放大摄片更为重要。在标本照片上，钙化点比平片增多数倍，并常发现新的病灶。X 线照片随访，见钙化进行性增多（图 4-59）。

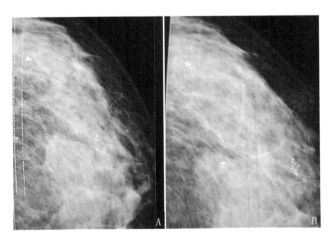

图 4-59 小叶原位癌

注：图 A：2008 年 10 月 10 日左乳内可见多处成簇多形性微钙化影；图 B：2009 年 5 月 21 日随访观察微钙化数目较前增多。病理：小叶原位癌

（2）肿块：LCIS 可形成局限性肿块，圆形或卵圆形，密度均匀，境界清楚。一般密度较低，与腺体重叠易被淹没，在脂肪背景上才能显示。

（3）不对称致密影：癌灶周围纤维组织增生，多中心癌灶面积较大。小叶间纤维组织增生，可形成轮廓不清的局部高密度区（图 4-60），常并发钙化和腺体组织结构扭曲。乳管造影可见导管分支变形，在高密度区或钙化灶边缘中断。

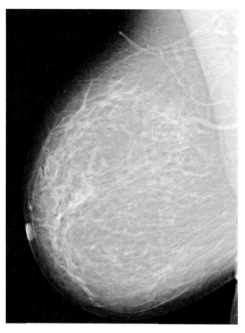

图 4-60 小叶原位癌：局限性致密影

注：右乳钼靶 X 线摄影 MLO 位示右乳头后方局限性致密影。病理：小叶原位癌

以上 X 线征象，并非 LCIS 所特有，但提示 LCIS 存在的可能，应及时在 X 线引导下定位活检，以及行标本 X 线照片，指导病理取材。但应注意，它与导管内癌不同，钙化常在癌旁区域而不是在癌巢内，此点在指导活检时须予以重视。只有临床、X 线、病理三方密切合作，才能提高 LCIS 的诊断率。

第四节 乳腺浸润性癌 X 线表现

乳腺浸润性癌是指癌成分突破乳腺导管或腺泡的基底膜侵入间质。乳腺浸润性癌占乳腺癌的 85% 以上。

一、乳腺非特殊类型的浸润性癌

1. 疾病概述

（1）概述：2012 年版 WHO 乳腺肿瘤分类中，将浸润性导管癌，非特殊类型命名修改为非特殊类型浸润性癌,亚类包括多形性癌、伴有破骨样间质巨细胞的癌、伴有绒癌特征的癌和伴有黑色素特征的癌四类。它是乳腺浸润性癌中最常见的类型,是最大的一组乳腺浸润性癌,占所有乳腺浸润性癌的40%～75%。

(2)临床表现:患者年龄多数偏高,好发于40岁以上的女性。与BRCA1突变有关的家族性乳腺癌常见于其中。临床触诊常表现为一孤立肿块,质地较硬,边界不清,部分可伴有疼痛,与周围组织固定。肿块近乳头时,常合并有乳头回缩、固定。肿瘤累及皮肤时,可发生局部皮肤红、肿、热而似炎性乳腺癌,活检可证实淋巴管内有癌细胞。

(3)病理:肉眼观察无明显特征,肿瘤1.0～10.0cm大小。大多数肿瘤外形不规则,呈星状或结节状,边界不清或尚清,与周围组织缺乏明显界限。但少数病例表现为圆形,边界清楚。肿瘤质地硬,砂粒感。切面呈灰白带有黄色条纹。镜下肿瘤细胞呈腺管样、巢状、条索状、大小不一的梁状或实性片状排列,部分病例伴有小管结构。核分裂象多少不一。间质纤维增生不明显或略有,有些则显示出明显的间质纤维化。80%的浸润性导管癌伴有导管原位癌成分。组织学分级根据3个特征进行评价,即腺管形成、核的多形性和核分裂数目,分为Ⅰ级(分化好)、Ⅱ级(中分化)及Ⅲ级(低分化)。

2.临床影像

(1)肿块:是浸润性导管癌最常见、最基本的征象。X线上显示肿物呈不规则形,肿块的密度较高,大小多数在2～5cm。肿物边缘多有毛刺(图4-61至图4-63)、分叶(图4-64)和(或)边界模糊。毛刺的长短不同,粗细不均,其长度甚至可数倍于肿块的直径。毛刺可直接伸展到皮肤,引起皮肤的局限增厚和(或)凹陷,亦可伸展到乳头下方,造成乳头内陷及漏斗征等(图4-65)。部分早期乳腺癌的毛刺很细小几乎看不到,轻度浸润也易与腺体重叠引起的模糊混淆,须放大或加照放大片仔细观察。部分肿块边缘较清晰,呈圆形或椭圆形。钙化可与肿块同时出现,钙化可位于肿块内、边缘或周围(图4-66)。

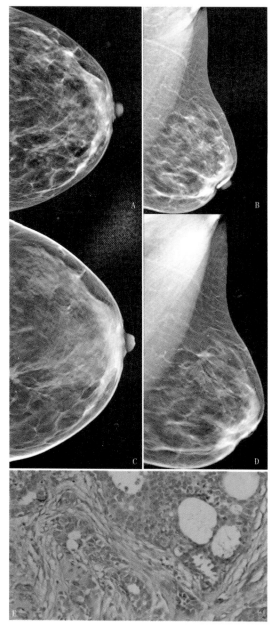

图 4-61 浸润性导管癌：肿物伴毛刺（1）

注：图 A、B：常规乳腺 X 线摄影示左乳内上象限隐约可见肿物影伴长毛刺；图 C、D：断层融合像更清晰的明确显示肿物，伴周围长毛刺；图 E：病理示浸润性导管癌Ⅰ级

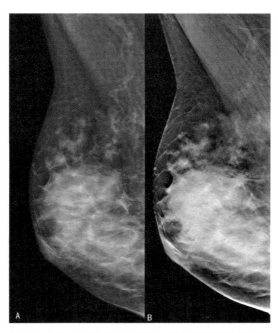

图 4-62　浸润性导管癌：肿物伴毛刺（2）

注：图 A：右乳钼靶 X 摄影 MLO 位示右乳上方可见不规则等密度肿物影，边缘似可见毛刺；图 B：断层融合图像更加清晰、明确地显示肿物及毛刺

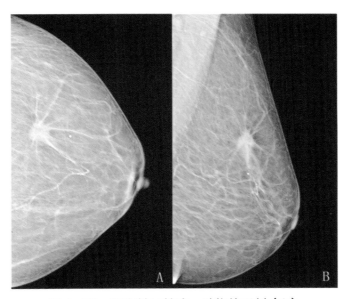

图 4-63　浸润性导管癌：肿物伴毛刺（3）

注：图 A、B：左乳钼靶 X 线摄影示左乳外上象限高密度肿块影，周围可见毛刺。病理：浸润性导管癌 Ⅱ 级

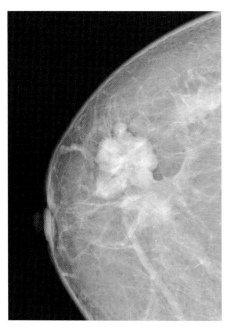

图 4-64　浸润性导管癌：分叶状肿物

注：右乳钼靶 X 线摄影局部放大像示右乳外侧不规则肿物影，边缘可见深分叶征，周围血管增粗。病理：浸润性导管癌 Ⅱ 级

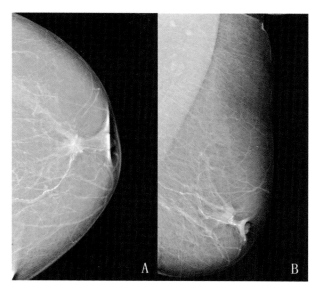

图 4-65　浸润性导管癌：肿瘤侵犯乳头

注：图 A、B：左乳钼靶 X 线摄影示左乳头后方肿块，边缘可见毛刺，向前方侵及乳头，致乳晕皮肤增厚、乳头内陷，可见漏斗征。病理：浸润性导管癌 Ⅱ 级

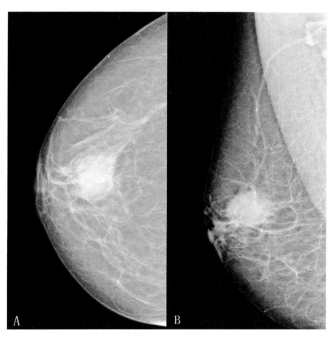

图 4-66　浸润性导管癌：肿物伴钙化

注：图 A、B：右乳钼靶 X 线摄影示右乳头后方类圆形肿物影，其内可见多形性微钙化影，边界模糊。病理：浸润性导管癌 II 级

（2）钙化：在乳腺癌的诊断有相当重要的意义，它不仅是乳腺癌的一个主要 X 线征象，而且非肿块型乳腺癌中微钙化的发现常常是乳腺癌诊断的唯一征象。因此应高度重视微钙化的发现，对于疑似病例要进一步做加压放大 X 线摄影或利用数字工作站后处理功能局部放大图像寻找微钙化。MG 上多表现为点状、小棒状或泥沙样钙化，常聚集成簇，粗细不均，浓淡不一。钙化可位于肿块内或外，也可看不到肿块，仅见成簇或大范围微钙化（图 4-67、图 4-68）。

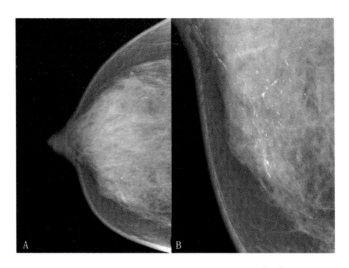

图 4-67　浸润性导管癌：微钙化（1）

注：图 A：右乳钼靶 X 线摄影 CC 位示右乳内侧呈段样分布的杆状、分支状及点状微钙化影；图 B：局部放大像显示钙化形态更加清晰。病理：浸润性导管癌 II 级

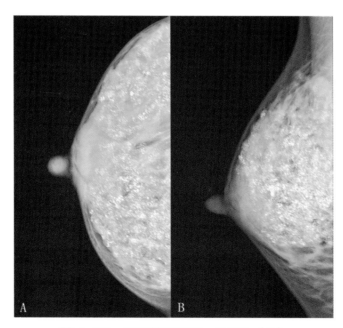

图 4-68　浸润性导管癌：微钙化（2）

注：图 A、B：右乳钼靶 X 线摄影示右乳内弥漫分布的泥沙样微钙化影。病理：浸润性导管癌 III 级

（3）结构扭曲：主要 X 线征象包括病变区域乳腺小梁局限性增粗，走形僵直，或从一点出发的放射状高密度影和局灶性收缩，或在实质的边缘发生扭曲，但无具体肿块形成（图 4-69），部分可合并钙化，有时结构扭曲可为乳腺癌的唯一征象。局部纤维化、慢性炎症、活检或手术后瘢痕也能使正常结构发生扭曲，此时应该详细询问病史，必要时局部加压拍片可更清晰地显示出结构扭曲，有助于诊断与鉴别诊断。

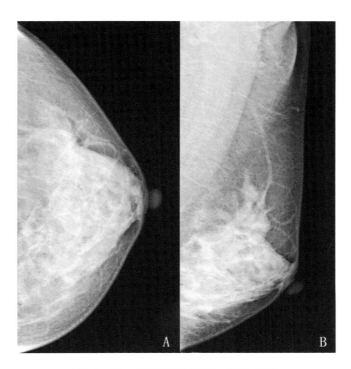

图 4-69　浸润性导管癌：结构扭曲

注：图 A、B：左乳钼靶 X 线摄影示左乳外上象限腺体结构扭曲，未见明显肿块形成。病理：浸润性导管癌 II 级

（4）不对称致密影：当在 X 线片上看不到明显的肿块形态，乳腺某一区域在两个投照体位上仅表现密度异常增高或两侧乳腺对比发现不对称致密区，特别是中央有密度较高的区域存在，向外逐渐变淡与正常乳腺组织融为一体时，要高度怀疑乳腺癌的存在。有时可合并钙化（图 4-70）。

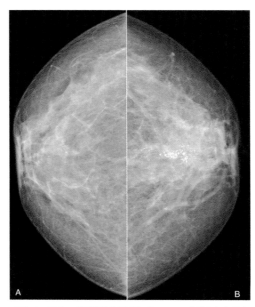

图 4-70　浸润性导管癌：不对称致密影

注：图 A、B：双乳钼靶 X 线摄影 CC 位示右侧乳腺未见异常，对比观察，左乳头后方可见片状不对称致密影，其内可见多形性微钙化影。病理：浸润性导管癌 II 级

常见的次要征象包括皮肤增厚和局限凹陷，皮下脂肪层浑浊、乳头内陷，血供增加（图 4-71）、阳性导管征、彗星尾征及腋下淋巴结肿大（图 4-72、图 4-73）等。

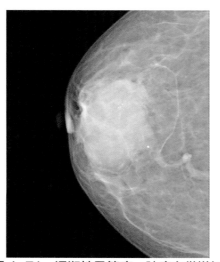

图 4-71　浸润性导管癌：肿瘤血供增加

注：右乳钼靶 X 线摄影 CC 位示右乳头后方不规则肿物影，其内可见微钙化影，边缘可见分叶征，周边血管增粗迂曲

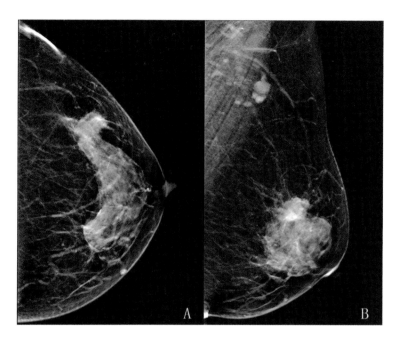

图 4-72　浸润性导管癌：腋下淋巴结转移（1）

注：图 A、B：左乳钼靶 X 线摄影示左乳外上肿物，边缘模糊，伴腋下淋巴结肿大。病理：浸润性导管癌 Ⅱ 级，左腋下淋巴结可见癌转移

　　文献报道所有非特殊类型浸润性癌在 CESM 均表现为不同程度的强化，以中 – 高度强化为主，可能的原因为肿瘤的微血管密度与恶性程度具有相关性，微血管密度越高，则肿瘤的恶性程度越高，强化程度越大。CESM 强化类型上多表现为肿块样强化（图 4-73），部分可表现为环形强化，考虑可能与肿瘤病灶周边血供丰富，中心部分血供差，易坏死、囊变有关。

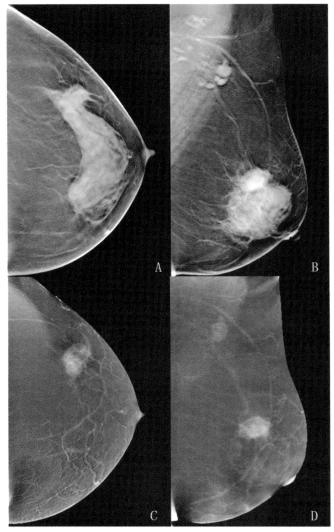

图 4-73　浸润性导管癌：腋下淋巴结转移（2）

注：与图 4-72 为同一患者。图 A、B：断层融合摄影示左乳外上肿物形态更加清晰，边缘显现毛刺征；图 C、D：对比增强摄影示左乳肿物及腋下淋巴结均有强化

二、乳腺浸润性小叶癌

1. 疾病概述

（1）概述：浸润性小叶癌（invasive lobular carcinoma，ILC）是浸润性乳腺癌第二大常见类型，占所有浸润性乳腺癌的 10%～15%。它与小叶原位癌之间存在一定

的相关性。当小叶原位癌中癌细胞突破基底膜向间质内浸润生长时，即成为浸润性小叶癌。WHO乳腺肿瘤组织学新分类中，浸润性小叶癌定义为：通常与小叶原位癌伴发的浸润性肿瘤，由在纤维间质中散在分布的独立细胞和呈单线状分布的细胞组成。

大量研究表明，浸润性小叶癌和浸润性导管癌转移播散的方式不同，尤其是转移到肺、肝和脑实质，小叶癌比导管癌少见。小叶癌常转移到骨、软脑膜、腹膜表面、腹膜后、胃肠道和生殖器官。由于浸润性小叶癌组织学诊断标准不同，在很大程度上难以判断浸润性小叶癌的总预后和浸润性导管癌不同。

（2）临床表现：患者年龄在31～76岁，中位年龄47岁，绝经期前发病占63.89%。临床上主要表现为可触及的肿块，大小0.6～10cm，＜2cm者占28.70%，＞5cm者占17.59%。肿块边界不清，活动度差，质地硬，部分与周围组织、胸肌或表面皮肤有粘连。可出现皮肤凹陷或乳头回缩，一般无乳头溢液或皮肤水肿、破溃等。

（3）病理：肉眼检查显示肿瘤形态不规则，可呈现为圆形、多结节形、盘状不规则形或弥散结节形，边界不清，不具备特异的形态学特征。切面瘤组织呈灰白色，放射状伸入周围组织，有时可见病灶与皮肤及乳头粘连。组织学上，浸润性小叶癌可分为经典型和变异型两类。经典型中癌细胞常呈单个散在弥散浸润于乳腺小叶外的纤维间质中，或呈单行线状排列，亦可围绕乳腺导管呈同心圆样靶环状排列。癌细胞体积较小，均匀一致，彼此之间缺乏黏附性。90%以上的经典型浸润性小叶癌伴有小叶原位癌成分。变异型包括：实性型、腺泡型、多形型、大汗腺/组织细胞样型、小管–小叶型、混合型。

浸润性小叶癌也可表现为经典型与其他一种或几种变异型同时存在。此外，大约5%浸润性乳腺癌中，存在导管、小叶的双重分化。Gal报道445例浸润性小叶癌中75%为单纯型，即癌灶成分100%为小叶癌，包括小叶原位癌；25%为混合型，即癌灶内伴有各型导管癌成分。

2. 临床影像

大多数浸润性小叶癌在X线片上可有阳性发现。但约有20%病例X线片上呈阴性，特别是早期，由于肿瘤的密度较低而被纤维腺体组织掩盖，或癌灶呈浸润性生长而不形成肿块导致被误认为正常腺体结构，常发生在致密型乳腺组织中。因此，对临床高度怀疑为癌的致密型乳腺，应仔细观察，寻找可疑征象，并建议结合超声、针吸活检等检查。此外，应特别注意，浸润性小叶癌中有20%～59%为双侧乳腺发病，42%～70%为多中心性，故在疑为浸润性小叶癌时，应仔细观察对侧乳腺和搜索有无第二个癌灶。肿瘤细胞较小，细胞间凝聚力差，在早期发育阶段常不损害内在解剖结构或引起基质的结缔组织反应。由于这种特殊的生长方式使浸润性小叶癌通常被乳腺X射线检查所漏诊，通常当肿块较大时方被检出。浸润性小叶癌好发于乳房外上象限，相对于乳腺癌的肿块和钙化征象，结构扭曲是它的一个常见表现。

（1）肿块：在X线上主要表现为肿块影（44%～65%），多数肿块呈星芒状，带有毛刺（图4-74、图4-75），或边缘模糊。少数肿块表现为圆形，边界清楚。

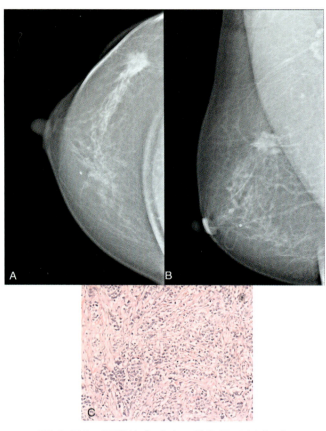

图4-74 浸润性小叶癌：肿物伴毛刺（1）

注：图A、B：右乳钼靶X线摄影示右乳外上象限类圆形肿物影，周围可见放射状毛刺。病理：浸润性小叶癌

第四章 乳腺癌X线诊断

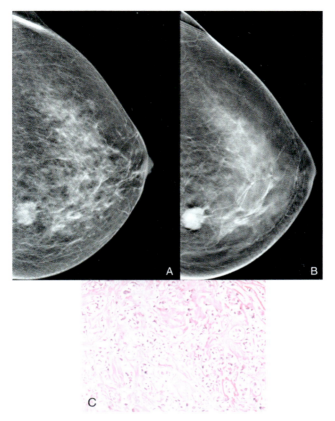

图 4-75 浸润性小叶癌：肿物伴毛刺（2）

注：图A：常规乳腺DR片显示左乳内侧直径约1cm肿物影，边缘不光滑，可见毛刺；图B：断层融合图像示肿物及周边毛刺显示更加清晰；图C：病理：浸润性小叶癌

（2）结构扭曲：可为浸润性小叶癌的早期或仅有的表现之一（图4-76），发生率10%～34%，多由导管扭曲、变形所致。导管造影可清晰显示结构扭曲处扭曲、变形的导管像，导管有的扩张、拉直，有的扭曲变细，有的被牵拉移位。顺着导管被牵拉方向可判断隐性癌灶的位置。

（3）不对称致密影：部分ILC癌灶呈浸润性生长而不形成肿块，造成局部高密度区，密度略高于邻近组织，双乳对比下呈现为不对称致密区（图4-77）。此高密度区以中央的密度略高，向四周逐渐变淡，无明确的边界。乳导管造影可发现邻近的导管分支向致密区牵拉移位，或在高密度边缘的导管显影中断。

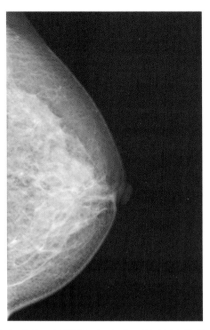

图 4-76　浸润性小叶癌：腺体结构扭曲

注：左乳钼靶 X 线摄影 CC 位示左乳头后方腺体结构扭曲。病理：浸润性小叶癌

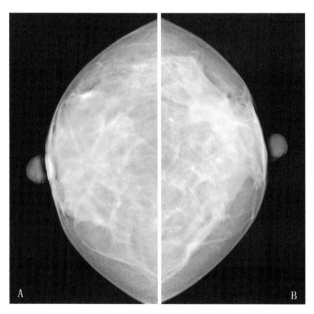

图 4-77　浸润性小叶癌：不对称致密影

注：图 A、B：双乳钼靶 X 线摄影 CC 位示右侧乳腺未见异常，对比观察，左乳外象限不对称致密影，未见明显肿物。病理：浸润性小叶癌

(4)钙化:其发生率在 0~32%,某些病例钙化可为它的唯一阳性表现。钙化多呈圆形、多形性、微小点状或细小线状,较密集(图4-78)。放大摄影可较清晰观察到一些微小钙化。在切除标本的 X 线片上可见钙化的范围和数目均明显增大和增多。

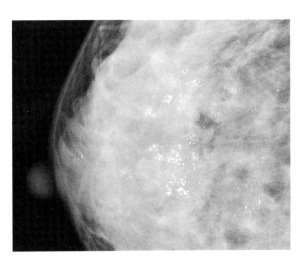

图4-78 浸润性小叶癌:微钙化

注:右乳钼靶 X 线摄影局部放大像示右乳头后方大范围的多形性微钙化影。病理:浸润性小叶癌

目前尚未见 ILC CESM 表现的报道,我院行乳腺 CESM 检查并经手术病理证实的 ILC 仅1例,表现为双乳内弥漫多发不规则肿块样及非肿块样强化,呈明显不均匀强化,部分病灶边缘可见毛刺,病灶数目较 DBT 明显增多(图4-79)。文献报道,ILC 比其他类型乳腺癌更易表现为多灶性、多中心以及双侧乳腺生长特征,而 CESM 对于乳腺癌术前分期,尤其是多灶及多中心病变的显示具有明显优势,而本例充分体现了 ILC 的特点和 CESM 的优势。

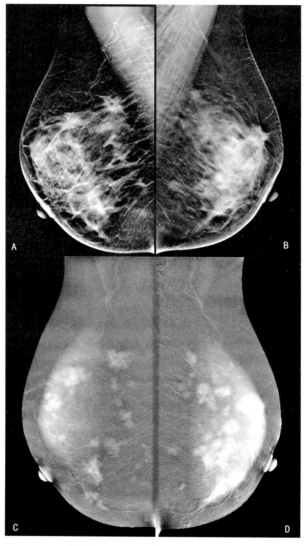

图 4-79 双乳浸润性小叶癌

注:图 A、B:双乳断层融合图像(DBT)MLO 位示双乳内多发不规则、等密度肿块及局灶性不对称;图 C、D:双乳对比增强能谱摄影(CESM)MLO 位减影图示双乳内病灶数目较 DBT 明显增多、显影清晰。穿刺病理:双乳浸润性小叶癌

浸润性导管癌和浸润性小叶癌是乳腺癌最常见的两种病理类型,浸润性导管癌微钙化较多见,而浸润性小叶癌表现为结构扭曲及致密影较多见,但两者的影像学表现很大一部分存在重叠,最终诊断仍需依赖于病理检查。

三、乳腺小管癌

1. 疾病概述

（1）概述：小管癌（tubular carcinoma，TC）又称高分化腺癌或管状腺癌，是一种由被覆单层腺上皮的开放性小管（90%）构成的低级别（Ⅰ级）浸润性癌。2003年及2012年出版的WHO乳腺肿瘤分类中均规定，当小管状成分＞90%时，诊断为单纯性小管癌（PT），并建议当小管成分占50%~90%，并伴有其他类型癌时，诊断为混合型小管癌（MT）。本病较罕见，约占浸润性乳腺癌的2%以下，而在T_1期乳腺癌中则可高达7%。

（2）临床表现：小管癌发病年龄多在40~60岁，平均年龄50岁，高龄和闭经后患者高发。临床上，小管癌的肿块多较小，呈圆或卵圆形，边界大多清楚，质地较硬，与皮肤无粘连，与乳腺良性肿瘤很难区分。肿瘤生长多较缓慢，亦罕有腋淋巴结的转移，故预后较佳，经乳房切除术后或乳房保守治疗亦少有复发。

（3）病理：肉眼观察见肿瘤较小，直径0.2~2cm，多数在1cm左右，与常见的非特殊型导管癌或混合型乳腺癌无明显差异。镜下见肿瘤由形成清晰管腔的小管结构构成。小管通常为卵圆形或圆形，部分泪滴状。构成小管的上皮细胞小而规则，比较一致，为一层腺上皮细胞，缺乏肌上皮细胞，亦无多形性及核分裂象。小管癌常与一些上皮增生性病变共存，其中包括高分化/低级别导管原位癌、小叶内肿瘤、平坦型上皮非典型增生和放射状瘢痕等。

2. 临床影像

因肿瘤生长缓慢，如在X线筛查中发现时，瘤体多比较小，呈星芒状或肿块影，密度不均，稍高于腺体密度，形态不规整，边缘多有明显毛刺（图4-80），部分可呈分叶状，颇似非特殊型浸润性导管癌的表现。如为多灶性发病时，可见多个大小不等结节堆积在一起，有的相互融合，有的孤立。微小钙化比较少见，仅见于10%~15%的病例。也可表现为结构扭曲、不对称致密影或阴性等。小管癌在影像学上虽无特征可言，但如在系列X线片回顾复习中，发现一缓慢生长的具有毛刺的小肿块，提示有小管癌的可能。

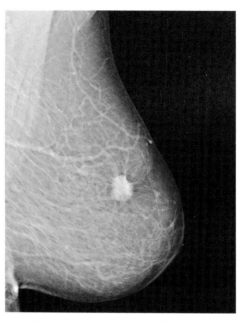

图 4-80 小管癌：肿物伴毛刺

注：左乳钼靶 X 线摄影 MLO 位示左乳上象限可见高密度肿物影，周围可见毛刺。病理：小管癌

四、乳腺髓样癌

1. 疾病概述

（1）概述：乳腺髓样癌（medullary breast carcinoma，MBC）是一种特殊型的浸润型乳腺癌，其定义是形态学特点为肿瘤边界清楚，癌细胞分化低，呈大片状分布，缺乏腺样结构，间质成分少，并伴大量淋巴细胞浸润。依据严格的组织学标准，髓样癌占所有浸润性乳腺癌的 5% ~ 7%。

（2）临床表现：患者年龄多在 40 ~ 59 岁，比一般乳腺癌的发病年龄要低。早期症状不明显，多以触及肿物来就诊，4% 可伴乳头溢液，个别伴有乳腺疼痛。就诊时，肿物多已较大，55.6% 直径 ≥ 5cm。肿块多为隆起状，突出皮肤表面，呈圆形，边界清楚，表面平滑，质韧，有时有囊性感，移动性良好。肿块较大时可与皮肤有粘连。

髓样癌的预后优于普通的浸润性导管癌，它的 10 年生存率从 50% ~ 90%，这种明显的差异是由于对它的诊断标准不同所造成。髓样癌有 3 个以上腋淋巴结转移者，预后较差，与普通的浸润性导管癌无明显差别。然而，仅 10% 髓样癌有淋巴结转移。

（3）病理：肉眼下肿瘤多为圆形，边界清楚，切面呈褐色或灰色，质地较软，常见灶性坏死和出血。组织学上，髓样癌可分为典型和非典型髓样癌两种。典型髓样癌应包括以下五点组织学特征：①合体状的癌细胞占所有癌细胞总量的75%以上；②缺乏腺管和小叶结构；③有大量或中等程度的间质内弥散淋巴细胞浸润；④癌细胞呈圆形，胞质丰富，核分裂象多见，核异型明显或中等程度；⑤肿瘤边界清楚，癌巢周边见被推挤的纤维结缔组织。非典型的髓样癌是指癌细胞呈明显的合体状排列，伴有其他2～3项形态学特征。

在遗传学中发现，髓样癌在BRCA1基因种系突变的人群中发病率较高。髓样癌中，P53基因突变率亦较高，39%～100%的髓样癌中可见体细胞突变，在61%～87%的髓样癌中存在该蛋白的积聚，而在普通的导管癌中，P53的突变率仅为25%～30%。

2. 临床影像

髓样癌在X线上多表现为圆形、卵圆形或分叶状肿块，境界清楚、锐利（图4-81），尤其较小肿块，可有假性包膜，易被误诊为良性纤维腺瘤；少数肿块的部分边缘可显示模糊，或甚至出现细小毛刺（图4-82），这与病理上淋巴浆细胞向邻近乳腺组织浸润有关。有研究显示，典型髓样癌与不典型髓样癌相比，边缘更倾向于清晰。肿块的密度一般较高，这与其在病理上细胞成分多而间质含量相对较少相关。小肿块的密度均匀；肿块较大时因常有瘤内的灶性出血和坏死，使其密度不均，中央区密度常低于周边区。坏死灶中可出现钙化，但比较少见，钙化颗粒常比较粗大，如钙化发生在癌细胞中，则表现为微小多形性钙化。较大肿块可推挤周围乳腺小梁移位及表面皮肤隆起，但无皮肤侵犯，仅少数可造成皮肤增厚和粘连。髓样癌除了上述的X线表现外，也可表现为不对称致密影（图4-83），且并不少见，应提高对它的认识。

鉴别诊断：①黏液腺癌：X线片上最类似髓样癌表现，但其常见于绝经期老年妇女，而髓样癌在年轻患者中有较高比例，年龄因素形成两者鉴别的基础；②纤维腺瘤：最具有鉴别诊断意义的是，两者肿块边缘不同，髓样癌均表现为浸润性或小分叶的恶性征象，而纤维腺瘤多呈清晰或特殊改变的良性边缘征象。另外，髓样癌高密度多见，而纤维腺瘤则等密度更为常见，两者在密度改变上有显著性差异。两者在密度上的差异推测可能与髓样癌组织中富于细胞，而纤维腺瘤伴有相对较多的间质，细胞含量相对较少有关。另外纤维腺瘤组患者年龄较轻，中位年龄较髓样癌组年轻。

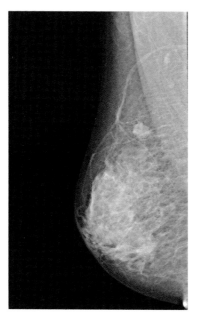

图 4-81　髓样癌：分叶状肿物

注：右乳钼靶 X 线摄影 MLO 位示右乳上象限浅分叶状肿物，边界清楚、锐利。病理：髓样癌

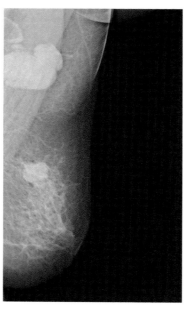

4-82　髓样癌：肿物伴毛刺

注：左乳钼靶 X 线摄影 MLO 位示左乳上象限类圆形肿物影，边缘毛糙，可见细小毛刺，左腋下可见肿大实心淋巴结影

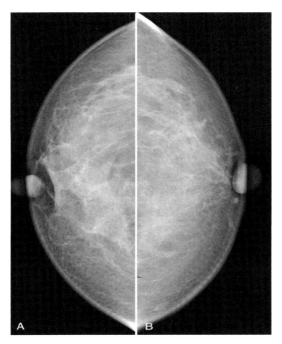

图 4-83　髓样癌：不对称致密影

注：图 A、B：双乳钼靶 X 线摄影 CC 位示右乳头后方片状不对称致密影伴乳头内陷，左侧乳腺未见异常。病理：髓样癌

五、乳腺黏液癌

1. 疾病概述

（1）概述：乳腺黏液癌（mucinous carcinoma，MC）又称黏液腺癌，以成簇的小而单一的细胞漂浮在大量细胞外黏液中为特征，肉眼常可见黏液样外观。少见，仅占乳腺癌的 2%~3%。

（2）临床表现：黏液癌的发病年龄较高，但年龄范围较大。据资料显示，年龄在 26~83 岁，平均 53.1 岁。临床上多可触及肿块，有韧性感；若黏液含量较多时，可有囊性感。肿块境界清楚，活动性良好。若癌灶发生在乳腺周边部时，易侵犯皮肤。肿瘤通常生长缓慢，预后较好。它的预后与组织学结构有关，局限型预后较好，癌灶中含黏液成分愈多，预后愈好。5 年存活率 70%~78%，10 年存活率 60% 左右。然而，黏液癌成分与非特殊型导管癌可在同一病灶内共存，此种混合型黏液癌的预后则与非特殊型浸润癌的预后相同。

（3）病理：黏液癌具有明显的大体特点，肿瘤呈胶样，有光泽，质地较软，边界清楚，无包膜，切面呈红棕、灰黄色，可见半透明胶冻样黏液。

镜下见癌细胞呈圆形，排列呈簇状，漂浮在黏液湖中，黏液湖被纤细纤维组织分隔。细胞簇大小和形状不一，可呈小管状、小乳头状或小巢状。黏液癌可分为单纯型和混合型两种，前者指肿瘤的主要成分为黏液，然后根据细胞多少再分为多细胞和少细胞两种亚型；若肿瘤成分中存在另一种癌成分时（多数为非特殊型浸润性导管癌），则为混合型黏液癌。黏液癌中偶尔可见少数印戒样细胞，如典型印戒细胞数＞20%，应诊断为印戒细胞癌，它的预后明显比黏液癌差。

2. 临床影像

X线上常表现为圆形或分叶状边界清楚的肿块（图4-84），类似良性肿瘤的表现，但用放大摄影或局部加压点片摄影，常可显出部分边缘模糊不清，少数肿块边缘可见有毛刺。因肿瘤含大量黏液，故肿块密度常等于或低于正常的乳腺纤维腺体组织密度，当有腺体重叠时，肿块常被掩盖而无法显示。若肿瘤内有出血，则密度可增高。如肿瘤发生在乳腺的邻近皮肤部分，可见肿块突入皮下脂肪层，显出半圆形的肿块影，同时亦见皮肤受侵增厚（图4-85）。黏液癌的黏液间质内可发生钙化，钙化的颗粒常比较粗大，形态不规则，形似良性钙化。少数呈现为多形性微小钙化、不对称致密影或结构紊乱（图4-86）等。

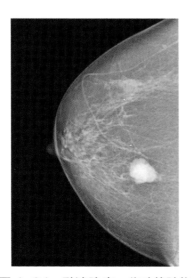

图4-84 黏液腺癌：分叶状肿物

注：右乳钼靶X线摄影CC位示右乳内象限分叶状肿物影，边界清楚、锐利。病理：黏液腺癌

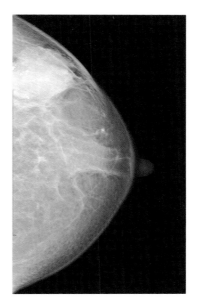

图 4-85　黏液腺癌：皮肤受侵

注：左乳钼靶 X 线摄影 CC 位示左乳外象限类圆形肿物，向外突出性生长，侵及邻近皮肤致皮肤增厚。病理：黏液腺癌

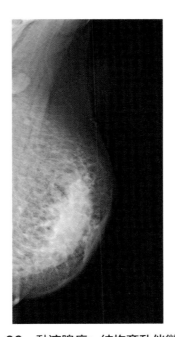

图 4-86　黏液腺癌：结构紊乱伴微钙化

注：左乳钼靶 X 线摄影 MLO 位示左乳上方腺体结构紊乱，其内可见多形性微钙化影，伴乳头稍内陷、皮肤弥漫性增厚。病理：黏液腺癌

黏液含量多的单纯型癌形态呈椭圆、圆形或分叶，边界清楚，类似良性疾病，如纤维腺瘤，尤其对于老年患者需引起临床及影像科医师重视，避免误诊。黏液含量少的单纯型癌边缘特征逐渐接近恶性表现。混合型癌则呈不规则形，边缘浸润或有毛刺，具有典型恶性疾病的特点，不难诊断。

六、乳头状癌

1. 疾病概述

（1）概述：乳头状癌（papillary carcinoma）是一种少见的乳腺癌，占女性乳腺癌的1%~2%，且发病年龄多偏大，常见于绝经后妇女。它可分为浸润型和非浸润型，也可分为导管内乳头状癌及囊内乳头状癌。导管内乳头状癌多发生在大导管，少数亦可见于中、小导管，病变局限于导管内，有时可向分支导管蔓延，但无间质浸润。病变局限于呈囊性扩张导管内的乳头状癌，称囊内乳头状癌。病变多数单发，但也可累及数支导管或一支导管内发生多发癌灶。少数乳头状癌可由大导管内乳头状瘤恶变而来，但多数报道认为，中、小导管内的多发性乳头状瘤病易转化为乳头状癌。李树玲报道6例，见到由良性发展到恶性的逐步过渡形态。

（2）临床表现：乳头状癌的早期症状为乳头血性溢液，发生在22%~34%的病例中。溢液涂片常能找到癌细胞。肿块较大时，临床可触及质地较软、时有囊性感、边界清楚、多位于乳晕旁、活动性较好的肿物。甚少有皮肤粘连及乳头回缩体征。多发者可触到一串多发小结节。肿瘤生长缓慢，预后较好。多数无腋淋巴结肿大。

（3）病理：可分为导管内乳头状癌和囊内乳头状癌两种。前者癌瘤起自扩张的导管内，可为多灶性，累及终末导管小叶单位。扩张的导管常有纤维化带围绕，乳头状的癌灶内可有钙化。偶尔肿瘤可累及相邻导管而形成肿块。囊内乳头状癌常见于乳晕后区域，多显示有较大的肿块，伴有囊性成分，肿块可呈乳头状、结节状或表现为囊的内壁粗糙不规则。由于乳头状结构的扭转及出血性梗死，故囊内伴出血不少见，使囊液呈陈旧性深褐色。囊壁常较厚，可达0.5cm，有纤维化带，阻止癌灶向邻近实质侵犯，部分可见肿瘤浸出囊壁。邻近合并有导管内癌亦不少见。肿瘤质脆表面呈灰白色或暗红色，可有棕红色斑点。组织学特征为缺乏肌上皮层、具有纤细的纤维血管茎的真性乳头，癌细胞具有低级别DCIS的组织病理学特征。

乳头状癌可以为导管内或囊内原位癌，亦可为浸润性癌，癌组织浸出囊壁，浸润性成分常位于病变的周边。

2. 临床影像

导管内乳头状癌X线上多表现为圆形或卵圆形肿块，边缘光滑或不清，由于病变内常伴有出血或含铁血黄素沉着，密度通常高于常见的良性肿瘤，如纤维腺瘤等。如肿瘤发生在乳晕后大导管内，乳晕和肿块之间可见增粗的大导管影（图4-87）。乳导管造影显示病变导管呈囊状扩张，造影剂进入囊内的瘤组织间隙后形成不规则充盈缺损（图4-88），似泡沫状。

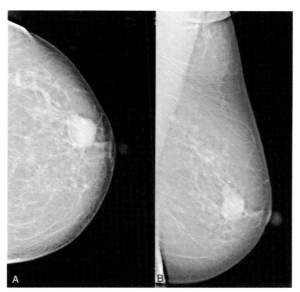

图4-87　导管内乳头状癌：肿物伴大导管像

注：图A、B：左乳钼靶X线摄影示左乳头后方类圆形肿物影，肿块与乳头之间可见大导管像。病理：导管内乳头状癌

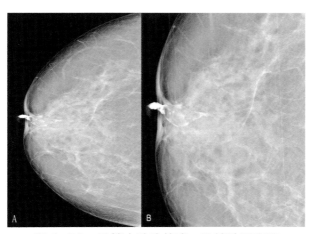

图4-88　导管内乳头状癌：乳管造影表现

注：图A：右侧溢液乳管造影示右侧主乳管扩张，管壁破坏中断，管腔内可见不规则充盈缺损影，远端狭窄，分支乳管未见显影；图B：局部放大像显示更加清晰。病理：导管内乳头状癌

囊内乳头状癌在 X 线片上常可见到肿块影，大小 1～14cm，境界清楚，有些病例部分边缘可不规则或略显模糊，为局部炎性反应所致。偶尔可见卫星小结节或丛状微小钙化。因肿瘤内常有出血及含铁血黄素沉着，故肿块的密度常较一般的单纯囊肿或纤维腺瘤要高。导管造影见造影剂可进入囊腔，在瘤灶处形成充盈缺损，邻近分支导管受压移位。

浸润性乳头状癌在 X 线上表现为孤立肿块（图 4-89），有时伴有卫星结节，或表现为乳腺一个象限内的簇状界限清楚小结节。肿瘤边缘通常锐利，但部分边缘可有模糊或不规则（图 4-90）。肿块内可伴有微小钙化。X 线区别浸润性乳头状癌与囊内乳头状癌有困难，当 X 线或超声发现任何可疑淋巴结时，可提示它的浸润性。多发簇状小结节与多发良性乳头状瘤亦难以鉴别，放射医师应高度警惕有浸润性乳头状癌的可能性。

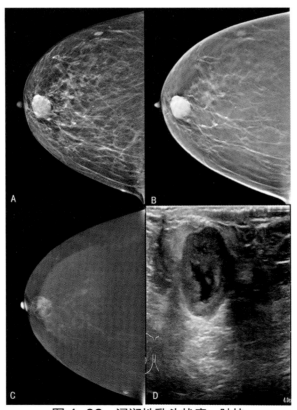

图 4-89　浸润性乳头状癌：肿块

注：图 A：右乳钼靶 X 线摄影二维图示右乳头后方类圆形高密度肿物影，边缘较光滑；图 B：断层融合摄影示肿物边缘更加清晰；图 C：对比增强能谱摄影减影图示肿块不均匀强化；图 D：超声示右乳头上方囊实性肿物，边界尚清晰

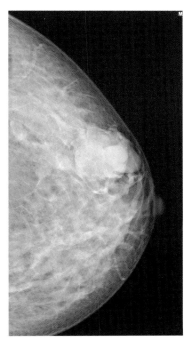

图 4-90　浸润性乳头状癌：不规则肿物

注：左乳钼靶 X 线摄影 CC 位示左乳外侧不规则肿物影，边缘可见分叶。病理：浸润性乳头状癌

第五节　其他乳腺癌 X 线表现

一、乳腺神经内分泌癌

1. 疾病概述

乳腺神经内分泌癌（neuroendocrine carcinoma）较罕见，占乳腺癌的 2%～5%，其肿瘤细胞中往往含有亲银或嗜银颗粒，神经内分泌指标呈阳性表达。1977 年，Cubilla 和 Woodruff 首先报道了发生于乳腺的神经内分泌癌。2003 年，世界卫生组织（WHO）乳腺及女性生殖器官肿瘤组织分类将乳腺神经内分泌癌正式命名，并将其分为实体型神经内分泌癌、小细胞或燕麦细胞癌及大细胞神经内分泌癌三个亚类。本病多见于老年人，主要发生于 60～70 岁。但临床上多缺乏神经内分泌综合征的表现。

2.X 线表现

可表现为分叶状或类圆形肿块、不对称类圆形致密影，边缘可清晰或模糊，较少出现恶性钙化和毛刺，大多具有良性肿瘤的表现（图4-91）。

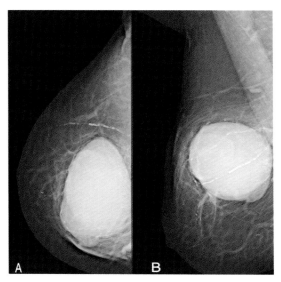

图 4-91　神经内分泌癌

注：右乳钼靶 X 线摄影示右乳上方类圆形高密度肿物，边缘清晰，周围可见低密度晕环征。病理：神经内分泌癌

3.鉴别诊断

（1）与常见的乳腺浸润性导管癌鉴别：乳腺神经内分泌癌的超声表现与其病理组织学特征有密切关系：乳腺神经内分泌癌的四个病理学亚型均由密集的细胞构成，可呈实性巢状、片状、小梁状，形成孤立的、界限清楚的肿块，使其在超声检查中可表现为边界清晰的实性肿块。乳腺浸润性导管癌实质向周围组织浸润明显，并伴有不同程度的间质反应，成纤维反应多，超声表现为毛刺及强回声晕。肿瘤间质的胶原纤维成分增多，排列紊乱形成后方回声衰减；而乳腺神经内分泌癌细胞成分丰富，间质成分少，以膨胀性生长为主，故多为实性肿块，边界清晰，无毛刺，后方回声无明显衰减，可据此加以鉴别。但乳腺神经内分泌癌呈浸润性生长时，则难以与乳腺浸润性导管癌相鉴别。

（2）与乳腺其他良性肿瘤相鉴别：乳腺神经内分泌癌呈膨胀性生长时，因其边界清楚而难以与其他乳腺良性肿瘤相鉴别，但肿块内血流丰富而提示恶性肿瘤可能。当肿块表现为部分边界不清，形态不规则并肿块内血流丰富，常提示乳腺恶性肿瘤。

二、乳腺大汗腺癌

1. 疾病概述

大汗腺癌（apocrine carcinoma，AC）较少见，占乳腺癌的 0.3% ~ 4%。多位于乳腺的边缘部。临床多能触到肿块，偶见乳头血性溢液。发病年龄 30 ~ 78 岁，平均 61 岁，79% 为绝经后妇女。

90% 以上的肿瘤细胞显示大汗腺细胞的细胞学和免疫组化的特殊型乳腺癌。大汗腺癌在形态学上具有明显特点，而预后相同于非特殊型乳腺癌。

2. X 线表现

X 线多表现为结节状或分叶状肿块，肿块边缘清楚，密度不均，呈中等增高密度。肿块大小多在 2 ~ 8cm。少数呈明显浸润性生长，肿块边缘模糊，或见有粗大毛刺向外延伸。病变可沿乳导管向乳头蔓延，形成伸向乳头的索条影。病变可侵犯皮肤，引起皮肤广泛增厚。

大汗腺癌的钙化率较高，钙化多与肿块伴发（图 4-92），钙化多位于瘤体内或瘤旁组织中，亦可仅见钙化而无肿块。

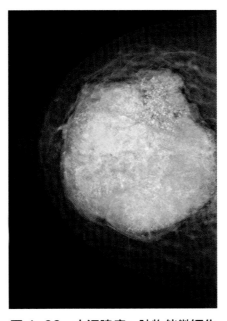

图 4-92 大汗腺癌：肿物伴微钙化

注：右乳钼靶 X 线摄影 CC 位示右乳内巨大高密度肿物，形态不规则，内可见大量多形性微钙化。
病理：大汗腺癌

三、乳腺化生性癌

1. 疾病概述

乳腺化生性癌常伴有各种类型的化生，如鳞状上皮化生、梭形细胞化生、软骨化生或骨化生，故称其为化生性癌（metaplastic carcinoma）。

2. X 线表现

多数边界较清楚，无钙化，表现为良性征象（图 4-93）。少数可表现为部分边界清楚，个别可见毛刺。

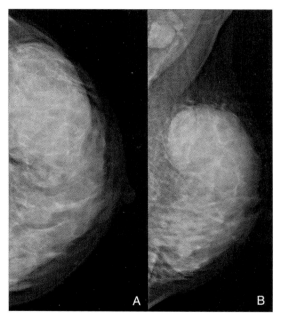

图 4-93　化生性癌

注：左乳钼靶 X 线摄影示左乳外上类圆形高密度肿物，大部分边界清楚。病理：化生性癌

四、分泌性癌

1. 疾病概述

乳腺分泌性癌（SCB）是一种少见的乳腺癌组织学类型。1966 年首次报道，均为青少年女性，故又称为幼年性乳腺癌。随后报道陆续增多，发现 SCB 可发生于任何年龄，常见于年轻女性，男性也有个别报道。2003 年 WHO 乳腺肿瘤病理学遗传学分类中将其列为一个独立的类型。

一般单发，多见于乳晕下，副乳腺也可发生。临床上多表现为生长缓慢、可移动的无痛性肿块。个别病例表现为肿痛或乳头血性溢液。肿瘤常呈结节状，大小不一，但多数较小。

2. X线表现

X线可表现为分叶状肿块，边缘清楚。

五、腺样囊性癌

1. 疾病概述

腺样囊性癌(adenoid cystic carcinoma, ACC)最常发生在涎腺，也可见于其他器官，如气管支气管、肺、鼻咽、鼻窦、泪腺、外耳道、皮肤、宫颈、前庭大腺、前列腺、食管、舌、唇等，发生在乳腺者极少见，约占乳腺癌总数的0.1%以下。它的预后良好，淋巴结转移和远处转移很少见。

本病好发于老年妇女，高峰发病年龄为50～64岁（31～80岁），平均56岁。少数发生于男性或儿童。病程长短不一，可数月至数年，一般病史较长。多以触及肿块而就诊，约半数以上病例肿块位于乳晕区周围，肿瘤呈孤立结节，可有囊性表现，直径1～10cm，可伴有疼痛或触痛，移动性良好，不侵犯皮肤，有时较大肿块可推挤皮肤使之局部隆起，偶尔乳晕后方的癌灶可导致乳晕皮肤增厚和乳头回缩。少数高度恶性者肿瘤发展较快，体积较大，浸润广泛，界限不清，可形成皮肤溃疡。

2. X线表现

早期较小肿瘤多表现为一界限清晰的小结节，可略呈分叶状，密度均匀，似一良性肿瘤。肿块较大时，边缘可出现模糊、浸润，或边缘不规则，向间质浸润，形成粗短毛刺，也可表现为结构扭曲或进行性致密等。由于瘤体呈膨胀性生长，导管造影仅显示导管被推移移位，颇似一良性肿瘤的导管造影所见。当肿块边缘有浸润或毛刺时，导管造影可显示分支导管有扭曲、变形、牵拉或中断。

乳腺腺样囊性癌的影像学表现与髓样癌、黏液腺癌、分叶状肿瘤、纤维腺瘤有很多相似之处，难以鉴别。

六、炎性乳腺癌

1. 疾病概述

炎性乳腺癌（inflammatory breast cancer，IBC）是一种较罕见的进展迅速、高度恶性、预后较差的临床病理综合征。患者以短期内（2～4个月）出现乳腺皮肤炎性改变，累及乳腺皮肤的1/3以上为主要表现，组织学检查多见真皮淋巴管内瘤栓浸润，而肿瘤病理学类型无特殊性，各种组织学类型均可见炎性乳腺癌，是局部晚期乳腺癌中预后最差的一类。

1924年，Lee和Tannenbaum首先采用炎性乳腺癌的概念命名24例乳腺癌患者，报道炎性乳腺癌占乳腺癌发病率的1.3%，80年来文献报道的IBC的发病率在乳腺癌中的构成无明显变化。据统计，美国IBC的发病率为乳腺癌总数的1%～6%，国内资料报道约占乳腺癌的0.9%。IBC可发生于任何年龄段妇女，文献报道IBC最小发病年龄为12岁，平均发病年龄约52岁。目前多数文献认为妊娠或哺乳并不是IBC的易患因素，约1%发生于妊娠、哺乳期。和其他类型乳腺癌一样，男性IBC罕见，Treves报道131例男性乳腺癌中，有3例为炎性乳腺癌，为2%。

关于炎性乳腺癌的发病机制，多数学者倾向认为与患者的免疫力低下有关。分子生物学研究表明炎性乳腺癌的发生与RhoCGTPase、LIBC（lost in inflammatory breast cancer）致癌基因的过度表达和WISP基因的缺失有关。

IBC典型体征为乳房呈弥散性肿大、弥散性或局限性皮肤发红并伴有皮肤硬化、变厚、表面不平，因水肿增厚僵硬而失去弹性，呈橘皮样改变，触之韧感。皮肤最初呈粉红色，很快变成淤血样紫红色，呈丹毒样改变，范围＞1/3乳房，约70%波及全乳，约70%伴有明显的橘皮样水肿，皮肤界限清楚，这主要是因为皮下淋巴管和毛细血管被癌栓堵塞引起。局部皮温高于对侧相应部位，可有乳头内陷、瘙痒、溢液、结痂或干裂。病情进一步发展很快会出现皮肤破溃，约20%伴有卫星结节。一般认为乳房的皮肤改变达乳房的1/3或以上方可以诊断为IBC，也就是狭义的IBC的概念限定标准。个别病例皮肤淋巴管内充满癌栓，但皮肤并无炎性改变，这类病例也是IBC，属于广义的IBC的定义范围。

继发于原有的局部晚期乳腺癌的继发性炎性乳腺癌常可见到局部肿瘤所致的皮肤溃疡，约10%的病例可侵犯对侧乳腺或伴有远处转移。

乳房因皮肤水肿增厚，肿块边界常常触之不清，30%～65%可触及明显的肿块，部分病例触不到肿块而仅皮肤呈典型的炎性改变。对IBC对侧乳房的检查和检测同样重要，因为就诊时约5%的患者对侧乳腺中已经有癌灶，而异时性双侧乳腺癌的发生率可达约30%。文献认为IBC的恶劣预后主要由IBC的生物学特性决定，同时或者异时发生的对侧乳腺癌对IBC的预后并无太大的叠加影响。

IBC 的转移发生率较高，50% ~ 75% 患者就诊时可触及腋下或锁骨上肿大的淋巴结，当淋巴结周围的腋神经、血管受累时，会出现腋窝部疼痛和上肢水肿。约 1/3 的 IBC 就诊时已经出现骨、肺等远处脏器转移灶，并可以出现相应的临床表现，如骨痛、咳嗽、咯血等。

2.X 线表现

①乳腺皮肤明显增厚可达 1cm，皮下脂肪层浑浊、消失，可见细条状或网状与皮肤垂直走行的致密影，系为癌性淋巴管炎所致；②乳晕增厚、乳头内陷；③乳腺内界限不清的大片状致密阴影，乳腺小梁增粗；④分叶或毛刺状肿块，或伴有泥沙样或多形性微钙化；⑤患侧较对侧血管影增粗；⑥腋下淋巴结肿大。

X 线片内见肿块、钙化，乳腺小梁增粗，炎性浸润所致皮肤增厚，腋下淋巴结肿大时，应考虑到 IBC。

不典型的病例主要有以下几种情况：①临床有炎症表现，但未触及具体肿块，X 线仅表现为乳腺实质密度增高，乳腺小梁增粗紊乱，皮肤增厚，但未见具体肿块及恶性钙化征象，腋下无肿大淋巴结；②X 线片中可见泥沙或小杆状等恶性钙化，但未见具体肿块；③X 线片中可见肿物，但临床无炎症表现（图 4-94 至图 4-96）。

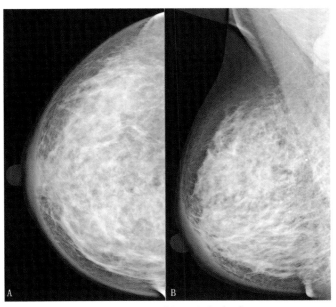

图 4-94　炎性乳腺癌（1）

注：图 A、B：右乳钼靶 X 线摄影示右乳皮肤弥漫性增厚，皮下脂肪层浑浊，腺体密度增高，未见明确肿块及恶性钙化

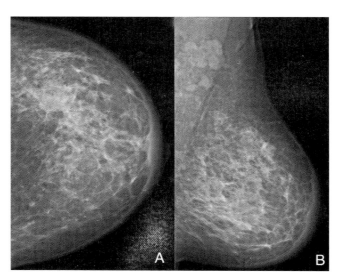

图 4-95 炎性乳腺癌（2）

注：图 A、B：左乳钼靶 X 线摄影示左乳皮肤弥漫性增厚，皮下脂肪层浑浊，腺体密度增高，外上象限见不对称致密，内可见多形性微钙化，左腋下可见肿大淋巴结影

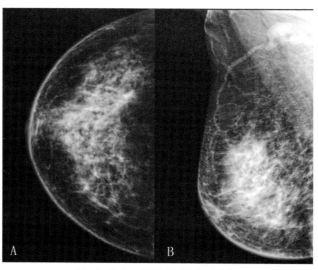

图 4-96 炎性乳腺癌（3）

注：图 A、B：右乳钼靶 X 线摄影示右乳腺体密度增高，未见明显肿块，皮下脂肪层浑浊，乳晕区及下方皮肤增厚，乳头变平，腋下淋巴结肿大

3. 鉴别诊断

（1）局部晚期的非 IBC 乳腺癌伴皮肤侵犯：IBC 与局部晚期的非 IBC 乳腺癌侵及皮肤而引起的晚期炎症反应的鉴别较困难，主要依靠病史，通常局部晚期的乳腺

癌有较长的乳腺肿块的病史，肿块逐渐生长而侵犯皮肤。IBC通常起病较急，多数伴有广泛的皮肤炎症反应。

（2）急性化脓性乳腺炎：该病多见于年轻尤其是哺乳期女性，有急性炎症的全身和局部表现，伴有全身发热、中性粒细胞的增多。乳房皮肤红肿热痛的炎性表现明显，皮肤多光滑而变薄，不伴卫星结节，乳腺肿块可有波动感或局部囊性感，穿刺可见脓液和坏死组织，涂片检查可见炎细胞。应用抗生素治疗可明显改善炎症反应。IBC患者的年龄通常较大，局部炎症明显，皮肤红紫呈丹毒样，肿块的位置可以与炎症局部不一致，部分病例不伴有乳腺肿块，不伴有发热，对抗感染治疗无效。因此建议有乳腺炎症表现、经短期积极抗感染治疗无明显改善者，即使没有触及乳腺肿块，也应考虑取病理组织活检，明确诊断。肿块穿刺物为鱼肉样组织颗粒，细胞学可查到癌细胞。

（3）恶性淋巴瘤或白血病的乳腺浸润：通常只有肿瘤区域局部的皮肤变红而无炎症表现，临床鉴别困难，多需细胞学或组织学检查确诊。

（4）梅毒或结核侵犯乳腺引起的急性炎症改变：多有原发疾病史，目前已很少见。

七、乳腺包裹性乳头状癌

乳腺包裹性乳头状癌（encapsulated papillary carcinoma，EPC）曾命名为囊内乳头状癌（intracystic papillary carcinoma，IPC），2012年WHO分类取消了囊内乳头状癌，而提出了包裹性乳头状癌，并认为其是导管内乳头状癌的一种特殊亚型。

临床特点：EPC发病率较低，多发于绝经后女性，平均年龄65岁，偶见于男性及年轻患者。肿瘤可发生于乳腺导管系统内任何部位，常位于乳晕后大导管区，部分患者伴乳头溢液。

组织学特征：大体上EPC呈囊实性，囊腔内可见出血，肿瘤位于囊腔内，囊壁中常见浸润性生长的肿瘤巢团。部分EPC大体标本上无肉眼可见的囊腔形成，呈结节状实性肿块。肿瘤周围常无间质反应。

镜下EPC为纤细的纤维脉管束轴心上被覆增生的肿瘤性上皮细胞，完全包裹在纤维被膜内，肿瘤细胞具有低或中级别DCIS的形态特征，多数病变的乳头内或病变周围肌上皮细胞缺失。

X线表现：多表现为乳晕后单发肿块，形态规则，边界清晰，部分表现为分叶状，钙化率明显低于普通乳腺癌（图4-97）。

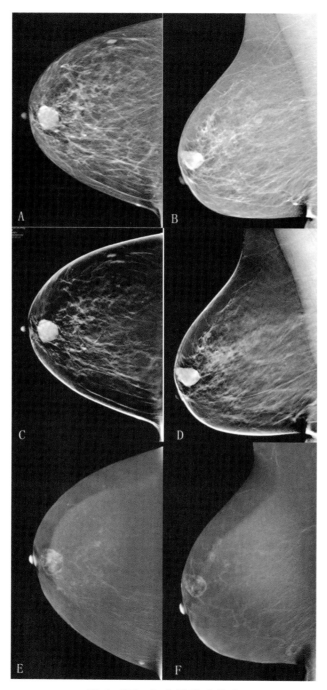

图4-97 包裹性乳头状癌

注：图A、B：右乳钼靶X线摄影二维像示右乳头后上方不规则肿物，边缘有浅分叶；图C、D：右乳断层融合摄影图像示肿物形态、边缘更清晰；图E、F：乳腺对比增强能谱摄影减影图示肿物边缘及内部均可见强化。病理：乳腺包裹性乳头状癌

鉴别诊断：①中央型导管内乳头状瘤：当伴导管囊状扩张时与 EPC 鉴别困难，但导管内乳头状瘤多伴有乳头溢液，与 EPC 相比，病程较短，病灶较小；②导管内乳头状癌：最常见 MRI 表现征象同样为囊实性肿块，与 EPC 鉴别困难，确诊依靠病理及免疫组化；③黏液腺癌：可表现为囊实性肿块，但其内黏液成分于 T_2WI 呈明显高信号，ADC 值较高，增强曲线多为Ⅰ型；④乳腺浸润性导管癌：尤其是三阴性乳腺癌，内可见囊变坏死，实性成分 TDC 曲线多为Ⅲ型，增强晚期亦可见环形强化假包膜结构，包膜在 T_2WI 以等信号和高信号为主，部分为低信号。EPC 的包膜为纤维性厚包膜，在 T_2WI 多表现为低信号，且三阴性乳腺癌发病年龄较 EPC 轻，ADC 值较乳腺 EPC 低；⑤叶状肿瘤：尤其是交界性及恶性叶状肿瘤，多发于老年人，在 X 线多表现为边缘清楚肿块，深分叶，内可见坏死及出血。但叶状肿瘤多有短期迅速增大病史，与 EPC 囊内结节的特征不同；⑥纤维腺瘤：纤维腺瘤表现各异，当 EPC 表现为实性肿块时不易鉴别。但纤维腺瘤发病年龄较轻，曲线以Ⅰ、Ⅱ型为主，ADC 值较 EPC 高，不典型者鉴别困难。

第六节　多中心乳腺癌 X 线表现

多中心乳腺癌（multi-center breast cancer）又称多原发乳腺癌，对于多中心乳腺癌的定义，目前尚存在分歧。理论上讲只要乳腺内的两个以上癌灶均为原发，不管是否位于同一象限，都可称为多中心乳腺癌。有研究认为，乳腺癌多中心起源可能是由于导管癌沿同一导管系统播散，在病理切片上表现为多发导管为中心的病变，这种情况可能占乳腺癌多中心起源的绝大多数。张振东总结定义为：组织学上乳腺内两个以上的原发灶，癌灶间相距 2～5cm，组织学类型可相同或不同（图 4-98），相互间不存在乳腺导管、淋巴管、血管转移或直接侵犯的表现。通常发生于乳腺小叶的原位癌具有多中心发病的倾向，导管内癌也常表现为多中心性。乳腺癌多中心癌灶的病理类型大多为非浸润性癌。一般认为多中心乳腺癌发生与主癌灶大小无关，但国内研究发现，主癌灶体积愈小，特别是 <1cm 者多中心乳腺癌呈增多趋势。此外，也有研究认为主癌灶内导管内癌成分较多者更易发生多中心性乳腺癌。

国内文献报道，MRI 对多中心乳腺癌诊断的敏感性可达 100%，特异性达 86%，阳性预测值 73%，阴性预测值 100%。国外最新文献报道，MRI 诊断多中心乳腺癌比 X 线摄影联合超声有更高的敏感性和准确性。主癌灶改变同前述其他相同类型乳腺癌，副癌灶往往不形成明显的肿块,因此临床检查不易发现。超声检查有助于发现多中心乳腺癌,检查时可见同侧乳腺内有多处病灶,其声像图表现与同类型的乳腺癌相同。

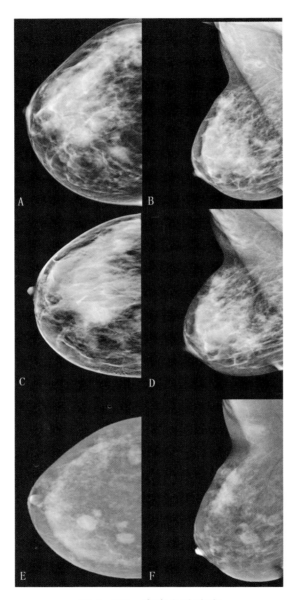

图 4-98　多中心乳腺癌

注:图 A、B:右乳钼靶 X 线摄影二维像:右乳腺体致密,内可见多发边缘模糊、大小不等的肿物影;图 C、D:右乳断层融合图象示右乳内多发肿物边缘仍较模糊、显示不清;图 E、F:右乳对比增强能谱摄影减影图示多发肿物均明显强化,数目、位置、边缘均显示非常清晰。病理:浸润性导管癌

第七节　双侧乳腺癌 X 线表现

一、疾病概述

1. 概述

人的乳腺是成对器官,而双侧乳腺又有淋巴相互交通,在同样的致癌因素影响下,双侧乳腺可以同时或者先后患乳腺癌,也可以有一侧患乳腺癌,而后累及对侧。因此,双侧性乳腺癌也分为两种,其中双侧分别原发的癌称之为双侧原发性乳腺癌(BPBC);而一侧患乳腺癌后转移至对侧时,称之为转移性双侧乳腺癌,习惯上说的双侧乳腺癌是指双侧乳腺原发性癌。根据双侧发病先后时间间隔又将 BPBC 分为同时性和异时性,划分时间间隔从 3 ~ 24 个月,而目前多数学者选择 6 个月或 12 个月。BPBC 的发病率占全部乳腺癌的 2% ~ 11%,目前 BPBC 的发病率有逐年升高的趋势。

2. 临床表现

BPBC 较单侧乳腺癌的发病年龄明显提前,中位年龄提前 5 ~ 10 岁。与单侧乳腺癌的多发部位相同,即外上象限,大约占一半以上。BPBC 多为异时性,同时发生者较少,而同时双乳均为多发灶者,更为少见。

3. 诊断

双侧乳腺癌中,由于一侧的乳腺癌可以是原发的乳腺癌(BPBC),也可以是由于对侧的乳腺癌转移所致,即所谓的继发性双侧乳腺癌,而继发性乳腺癌是第一侧乳腺癌全身转移的一个局部表现,因此,对于原发性乳腺癌和继发性乳腺癌的鉴别具有重要的临床意义。而原发性乳腺癌又有同时性和异时性之分。因此,双侧乳腺癌的临床诊断比较困难。目前通过对双侧乳腺癌的标本的基因分析鉴别双侧乳腺癌是原发性还是转移性的技术已取得一定的进步,但是尚不成熟。

二、临床影像

双侧乳腺癌的 X 线表现与原发性单侧乳腺癌相似,分布部位以外上象限居多,X 线表现为肿块型、肿块伴钙化型、钙化型、结构扭曲(图 4-99)。原发性双侧乳腺癌的第二癌与第一癌的 X 线表现、病理类型及基因表达可能不具有相似性。超声表现同一侧同类型的乳腺癌相同。乳腺核磁检查对于较小病灶的发现较 X 线钼靶检查更具有优势。

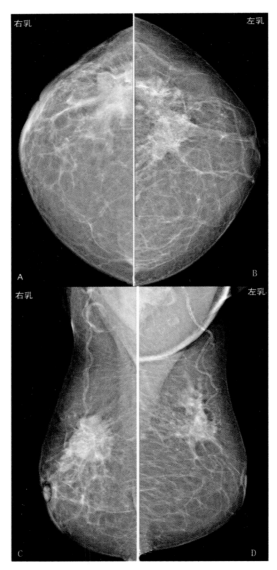

图 4-99 双乳同时性乳腺癌：肿物伴毛刺

注：图 A、B、C、D：双乳钼靶 X 线摄影示双乳外上均可见不规则高密度肿物，边缘可见毛刺。
病理：双侧浸润性导管癌

第八节 男性乳腺癌 X 线表现

一、疾病概述

1. 概述

男性乳腺癌（male breast cancer，MBC）是一种少见的特殊类型的乳腺癌，世界上男女乳腺癌比例约为 1 : 100，占男性恶性肿瘤的 0.1%。

2. 病理特点

由于男性乳腺组织通常不发育，一般不会分化形成小叶结构。因此，男性乳腺癌最常见的组织病理学类型是浸润性导管癌，占 90% 以上。少见的病理类型还包括侵袭性乳头状瘤、髓样癌和神经内分泌来源型，小叶癌也比较少见。

3. 病因

MBC 的发病机制目前不是十分清楚，Sasco 等 meta 分析认为男性乳腺发育、乳腺癌家族史、曾患肝脏疾病或睾丸疾病、胸壁放疗史、基因异常等是 MBC 的高危因素。

4. 临床表现

MBC 可见于任何年龄，平均年龄 < 60 岁，MBC 的首发症状多数（90%）为乳晕下无痛性肿块，乳晕区多发与男性乳腺组织不发达、乳管主要集中在乳晕区有关。由于男性乳房较小，皮下脂肪较少，腺管与乳头之间的距离较短，故易早期侵及大乳管，而导致乳头变形、回缩凹陷、糜烂，部分 MBC 以乳头改变为初始症状，部分患者乳头有血性溢液，其中 70% 为血性或血清样。男性乳房皮下脂肪少，与胸壁紧贴，因而肿瘤易侵犯皮肤和胸肌，形成凹陷或溃疡并易和胸肌发生粘连，晚期皮肤可出现卫星结节。腋窝淋巴结转移较早，半数以上在就诊时已有淋巴转移，内乳区淋巴结、锁骨上下淋巴结均可较早受累。

二、临床影像

男性乳腺癌常有特征性的影像学表现，即：一小型肿块、肿块界限清晰和肿块多位于乳头的偏心侧等所谓"三联征"。

多数男性乳腺癌表现为边缘锐利的孤立结节，肿块的形态可为圆形、卵圆形或不规则形，但多数呈分叶状。约60%以上男性乳腺癌的肿块呈偏心性，通常在乳头的上、外侧（图4-100）。

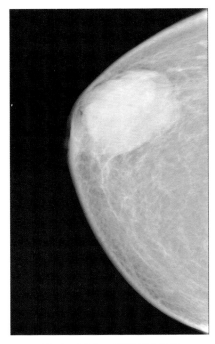

图4-100　男性乳腺癌

注：右乳钼靶X线摄影CC位示右乳头后方外侧不规则肿物，边缘可见分叶，边界清晰。病理：浸润性导管癌

男性乳腺癌钙化的发生率较女性乳腺癌要低，Ouimet-Oliva报道为30%，而Dershaw组仅13%。男性乳腺癌的钙化数目较少，较粗糙，且较散在分布，很少出现女性乳腺癌中常见的簇状微小钙化；其他一些继发征象，如皮肤增厚与粘连、乳头内陷、皮肤溃疡及血运增加等，亦可在男性乳腺癌中出现。男性乳腺癌较女性乳腺癌更易有胸壁侵犯，导致乳后脂肪间隙闭塞或胸大肌受累。

该病的主要诊断要点为：①中老年男性，乳房内出现无痛性肿块，边界不清，质地坚硬，或伴乳头内陷、转向、乳头溢液、皮肤粘连甚至溃疡者，不管有无腋淋巴结肿大，均应排除癌的可能性；如果有乳头溢血，则可能有隐匿癌的存在；②X线主要表现为不规则的、密度不均匀的肿块阴影，边缘呈毛刺，分叶状，乳头凹陷，乳晕皮肤增厚；③细针穿刺抽吸细胞学检查找到重度增生、可疑癌细胞，乃至癌细胞；

④术前切取肿块做病理冰冻检查以明确诊断；另外，前哨淋巴结活检对早期诊断乳腺癌转移有一定的参考价值。

第九节 其他乳腺恶性肿瘤

一、叶状肿瘤 X 线表现

1. 疾病概述

（1）概述：乳腺叶状肿瘤属于乳腺纤维上皮型肿瘤，临床少见，发生率占乳腺原发性肿瘤的 0.3%～1.0%。该肿瘤由 Muller 于 1838 年首先描述，因肿瘤切面呈肉样，具有囊状分叶状的特殊外观而命名为叶状囊肉瘤，并特别强调其良性特征，直到 1931 年 Lee 等报道此病有复发及转移特征，才证明本病具有恶性性质。WHO 于 1981 年和 2003 年对乳腺疾病进行统一分类时，将其正式更名为叶状肿瘤。再结合组织形态学特点将其分为良性、交界性和恶性 3 种类型。

（2）病理：叶状肿瘤是由纤维、上皮两种成分共同组成的一种肿瘤。在大体病理上，叶状肿瘤多较巨大，肿块常呈分叶状，质地韧，界限清楚，多有较完整的包膜，偶见弥散间质浸润。肿瘤切面呈灰白或多种颜色相间，呈鱼肉状。小的肿物呈实性，大的肿物内有时可见囊腔，内可含棕色液、清亮液、血块或胶冻样物。肿瘤的实性部分呈韧性纤维样，可呈乳头状样突入囊腔内，也可为豆腐渣样物。瘤灶内常有出血、坏死或黏液样变，有时可见黏液、脂肪、纤维、平滑肌、横纹肌、软骨及骨样结构。肿瘤的间质过度增生构成了肿瘤的本质，而上皮只是包裹在其中的非肿瘤性导管，但所有叶状肿瘤的组织中都应含有上皮结构，无上皮结构即非叶状肿瘤。

（3）临床表现：乳腺叶状肿瘤可发生于任何年龄的妇女，平均年龄在 45 岁左右。主要表现为单侧乳房无痛性单发肿块，呈圆形或分叶状，少数表现为多发肿块。一般病程较长，生长缓慢，常有短期内迅速增大病史，相当一部分患者有纤维腺瘤切除史。肿块体积一般较大，呈膨胀性生长，触之质韧、有弹性，有时可有囊性感，边界大多清楚，活动度良好。

2. 临床影像

叶状肿瘤的 X 线表现依肿瘤的大小及病理类型而异。肿瘤为良性时，多表现体积较小、边缘光滑的结节，呈圆或卵圆形、密度均匀，与纤维腺瘤难以区别。肿瘤为恶性时，肿瘤体积较大，表现为分叶状、高密度、边缘光滑锐利或部分模糊的肿块，此征象为叶状肿瘤的特征性表现（图4-101）。患乳血供明显增加，可有皮肤受压变薄、浅表静脉曲张或局部皮肤破溃等征象。表面皮肤多数正常或因被下方肿块顶起而变得菲薄，少数恶性分叶状肿瘤也可表现为部分边缘模糊的单纯肿块。交界性叶状肿瘤单从X线表现难以做出正确诊断，最后还须依靠病理诊断。

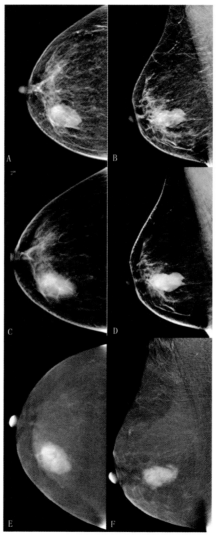

图4-101 叶状肿瘤

注：图A、B右乳钼靶X线摄影示右乳内下分叶状肿物；图C、D：右乳断层融合摄影示肿物的形态、边缘显示更加清晰；图E、F：右乳对比增强摄影减影图示右乳肿物呈明显强化。
病理：交界性叶状肿瘤

二、间叶恶性肿瘤 X 线表现

(一)乳腺血管肉瘤

1. 疾病概述

(1)概述:血管肉瘤是由血管内皮细胞或向血管内皮细胞分化的间叶细胞发生的恶性肿瘤。原发性乳腺血管肉瘤是一种来源于乳腺小叶或其周围毛细血管的高度恶性肿瘤。原发于乳腺的血管肉瘤较罕见,文献报道乳腺血管肉瘤发生率占乳腺肿瘤的 0.03%～0.04%,但血管肉瘤是乳腺肉瘤中相对常见的类型,占所有乳腺肉瘤的 2.7%～9.1%。

(2)病理:乳腺血管肉瘤位于乳腺实质内,多无包膜,边界不清,浸润性生长,质地软或脆,切面呈鱼肉样、海绵状,灰白色或灰红色,含扩张的血管腔,常合并出血、坏死,可侵及皮肤。

(3)临床表现:乳腺血管肉瘤好发年龄在 40 岁以下,临床表现缺乏特异性,通常表现为短期内迅速增大的乳房肿物,伴或不伴疼痛,少数病例无明显肿块,仅表现为弥散性全乳房肿大或持续性皮下出血。瘤组织表浅处皮肤可呈局限性斑点状或边界不清的紫蓝色或紫红色改变,被认为是乳腺血管肉瘤较特异性表现(图 4-102A)。肿瘤一般体积较大,大多数肿瘤直径＞4cm,边界不清,质地较软,活动度好,与皮肤或胸壁无粘连。乳腺血管肉瘤与乳腺癌不同,皮肤凹陷、乳头溢液非常少见。乳腺血管肉瘤以血行转移为主,常见的转移部位为皮肤、肺、骨髓及腹部脏器,特别是肝及卵巢等,甚少发生淋巴结转移。

2. 临床影像

乳腺血管肉瘤 X 线表现缺乏特异性,一般肿块多较大,常呈分叶状,边缘锐利或模糊,密度可均匀或不均匀,少数有粗大钙化,有时因肿块较大而仅见大范围密度异常增高影,不伴典型乳腺癌常见的细小钙化(图 4-102B)。行 MRI 或 CT 增强检查对定性诊断有帮助。文献报道,当临床疑为乳腺血管肉瘤时,MRI 表现对确定其肿块内血管特性具有帮助,乳腺血管肉瘤在 MRI 上常表现为 T_1WI 低信号,T_2WI 高信号,增强后肿瘤强化较明显,肿瘤内的囊性含血液区在 T_1WI 上表现为点状或片状高信号为乳腺血管肉瘤的特征性表现。

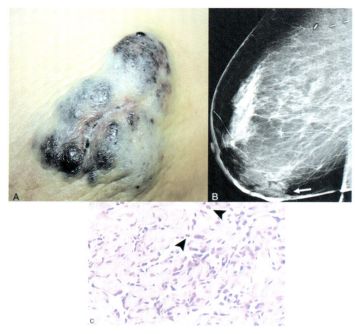

图 4-102　乳腺原发性血管肉瘤

注：图 A：查体可见隆起于皮肤表面的蓝色肿物；图 B：右乳钼靶 X 线摄影 MLO 位示右乳内侧皮下脂肪层内边缘不清的肿物（箭头示），伴相邻皮肤增厚；图 C：组织病理学：显示内衬恶性内皮细胞（箭头示）的吻合血管通道。（放大倍率，×200；HE 染色）

乳腺血管肉瘤 X 线上易被误诊为良性肿瘤、叶状肿瘤或乳腺癌，在术前做出正确诊断较为困难。乳腺血管肉瘤与乳腺癌 X 线表现不同之处在于：①血管肉瘤钙化较典型乳腺癌钙化相对粗大且少见，镜下显示钙化一般位于异常血管间隙内，而乳腺癌的钙化常位于导管内和小叶内；②乳腺癌肿瘤边缘常见毛刺样改变，血管肉瘤肿瘤边缘虽然不光整，但毛刺征象较少见。

（二）乳腺横纹肌肉瘤

乳腺横纹肌肉瘤是由分化程度不同的横纹肌细胞构成的肿瘤，相当罕见，国内外仅见少数个案报道。乳腺横纹肌肉瘤大体病理表现为肿瘤无包膜，界限不规整，质地坚实，切面灰白或灰红色，常有出血坏死。镜下分为腺泡型横纹肌肉瘤、胚胎型横纹肌肉瘤和多形型横纹肌肉瘤。乳腺横纹肌肉瘤临床表现缺乏特异性，通常为迅速增大的乳房肿物伴有疼痛，界限不清，以血行转移为主。影像学上多表现为较大的肿块性病变，界限清楚，无特异性。

（三）乳腺平滑肌肉瘤

乳腺平滑肌肉瘤少见，其组织病理学特征和免疫表型与发生在其他部位的平滑肌肉瘤一致，肿瘤表现为界限清楚或边缘不规则浸润，由呈交叉束状排列的梭形细胞构成。临床上肿瘤体积多较大、表面光滑、边界清楚、质地较软，恶性程度高者，可出现血行转移，多见肺、骨、肝脏及中枢神经系统转移。影像学多表现为边界清楚肿块，形态学特征类似于纤维腺瘤，最后诊断依靠病理学检查。

（四）乳腺脂肪肉瘤

乳腺脂肪肉瘤罕见，在所有乳腺肉瘤中其发生率不足1%。该肿瘤来源于血管周围的幼稚间叶细胞，呈肿瘤性增生，向脂肪细胞分化而形成。乳腺脂肪肉瘤的组织病理学特征和免疫表型与发生在其他部位的脂肪肉瘤相同，即任何一种类型的脂肪肉瘤均可在乳腺发生。临床上以乳房肿块为主要表现，界限清楚，质地较软，一般无皮肤改变及腋窝淋巴结肿大，治疗以肿瘤广泛切除或乳腺单纯切除为主。影像学多表现为边界清楚肿块，MRI和CT检查对其诊断可有帮助。

（五）乳腺骨肉瘤

乳腺骨肉瘤罕见，是一种由产生类骨质和（或）骨质的梭形细胞构成的恶性肿瘤。乳腺骨肉瘤病理诊断需与伴有骨和软骨化生的乳腺癌鉴别。关于乳腺骨肉瘤的来源，目前尚无定论，有人认为是胚胎期间叶细胞向骨组织分化而来；也有人认为是中胚叶成分残留，而后形成骨质，其中成骨成分大量增生；还有人认为是乳腺间质的成纤维细胞在外部或内部因素刺激下骨化形成。乳腺骨肉瘤主要发生于老年妇女，临床表现为逐渐增大的肿块，伴或不伴疼痛，碱性磷酸酶可升高。本病恶性程度较高，易发生血行转移，但很少有淋巴结转移。影像学多表现为边界清楚肿块，可呈分叶状，病变内粗大钙化是其较特征性表现，乳腺骨肉瘤中约10%会出现坏死，超声有利于观察坏死表现，但最终确诊需依靠组织病理学检查。

三、乳头Paget's病X线表现

（一）疾病概述

1. 概述

1874年，JamesPaget首先报道15例该病而得名，又称湿疹样癌或癌性湿疹，指乳头鳞状上皮中存在恶性腺上皮细胞，并伴有乳头下的导管内癌，通常侵犯一个以上输乳管和远处导管，伴或不伴有乳腺深部组织浸润。本病较少见，它占女性乳腺癌的0.5%～4.3%，好发于中老年妇女，50～60岁为高发年龄段，30岁以前极其少见。

2. 病理

它的病理特征是在乳头和乳晕表皮内可见成巢团状或散在的Paget细胞，细胞呈圆或卵圆形、体积大、边界清、无细胞间桥，胞质丰富，淡染或透亮。细胞核增大淡染，核仁清楚且大，核分裂易见。

大量研究表明，几乎所有乳头Paget's病病例均伴有乳晕后导管内癌或浸润性癌，但有些病例因癌灶太小，临床及X线均未被发现，经病理连续大切片检查才检出乳腺内的癌灶。

3. 临床表现

（1）乳头糜烂型：发病初期，乳头瘙痒、发红，继而出现乳头、乳晕湿疹，最终形成乳头糜烂或呈裂隙状。病情发展可形成大片糜烂，皮肤增厚，严重溃烂者可导致乳头部分或甚至全部缺失。

（2）乳腺肿块型：触及乳腺肿块，但未发现明显的乳头糜烂征象，经术后病理检查发现乳头病变。

（3）混合型：乳头糜烂与乳腺肿块并存。Maier报道，此型占乳头Paget's病的48.9%。

（二）临床影像

乳头Paget's病的诊断主要依赖临床和病理所见，影像学上的报道较少。Ikeda报道34例，其中17例X线上有阳性发现，包括乳头、乳晕或乳晕下异常（图4-103），乳腺肿块或钙化等。Sawyer报道的17例，其中12例有阳性表现，包括微小钙化10例，乳腺内肿块9例，4例呈多灶性乳腺癌。国内蔡丰等报道8例，X线上4例伴发肿块，3例出现钙化。

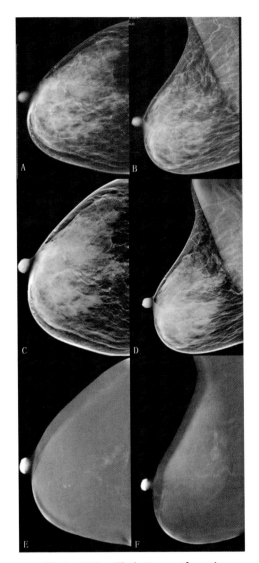

图 4-103 乳头 Paget's 病

注：患者因右乳头破溃 2 个月来诊。图 A、B：右乳钼靶 X 线摄影示右乳头后上方沿导管走形分布的多形性微钙化；图 C、D：右乳断层融合摄影示微钙化的形态、大小、分布显示更加清晰；图 E、F：右乳对比增强能谱摄影减影图示右乳后上方区域性强化，与图 A、B 所示微钙化分布的范围相符。病理：乳头 Paget's 病伴乳头下方导管原位癌

（三）诊断

该病确诊主要靠病理诊断，细胞学或病理学检查找到 Paget 细胞即可确诊。钼靶摄片对于 Paget's 病的直接诊断意义不大，但对于诊断乳腺实质内有无癌灶具有一

定的意义，对 Paget's 病的诊断有间接指导意义，故对于无乳腺肿块者也要行乳腺钼靶摄片，有助于发现早期乳腺癌。对钼靶摄片阴性的 Paget's 病患者应给予超声检查，了解乳腺实质内有无微小转移灶，从而指导手术方式的选择。从免疫组织化学技术的角度看，CK7 可作为乳腺 Paget's 病的组织学标志。

四、乳腺恶性淋巴瘤 X 线表现

1. 疾病概述

（1）概述：乳腺恶性淋巴瘤比较少见，包括原发性乳腺恶性淋巴瘤和继发性乳腺恶性淋巴瘤。继发性乳腺淋巴瘤为全身淋巴瘤的一部分，或作为其他器官淋巴瘤的一个复发部位。原发性乳腺恶性淋巴瘤的发生率远比乳腺癌低，大多数为非霍奇金淋巴瘤（NHL）。文献报道发生率占乳腺所有恶性肿瘤的 0.04%～0.74%，高者可达 1.1%。

（2）病理：病理学上，Wiseman 等于 1972 年首先提出诊断原发性乳腺恶性淋巴瘤的条件包括：①有足够的材料供检查；②淋巴瘤和乳腺组织关系密切；③既往无乳腺外淋巴瘤病史，乳腺作为临床首发部位；④镜下示瘤细胞对乳腺小叶及导管浸润而乳腺上皮无恶性证据。以后多数文献报道将病变首发并局限在乳腺内，或可同时伴有相应侧腋下淋巴结肿大，但无乳腺外淋巴瘤病史者，归为原发性乳腺淋巴瘤。原发性乳腺恶性淋巴瘤大多数为 NHL，B 细胞来源，而 T 细胞性或组织细胞性罕见。

（3）临床表现：原发性乳腺淋巴瘤患者大多数为女性，发病年龄为 13～88 岁，平均 55 岁。多数患者是单侧乳腺受累，诊断时双侧乳腺同时受累者占 10% 左右，但在疾病过程中可累及对侧乳腺，故双侧受累的发生率可高至 20%～25%。临床主要表现为单侧或双侧乳房无痛性肿块，生长较迅速。肿块多为单个孤立性，也可呈多结节，少数患者呈弥散浸润使乳房变硬，局部皮肤受累，伴炎症性改变而与炎性乳腺癌相似。

2. 临床影像

乳腺淋巴瘤影像学表现大致可分为结节或肿块型及致密浸润型。表现为结节或肿块型者，可为单乳单发或多发（图 4-104），亦可为双乳多发，肿块边缘多清楚，表现为部分边缘不清者多为与周围腺体重叠，而周围浸润少，无毛刺、钙化或漏斗征及皮肤凹陷征等乳腺癌典型征象。表现为致密浸润型者，病变较弥散，常累及乳房体积的 1/4 以上，界限多不清，多数伴有皮肤的弥散水肿、增厚（图 4-105）。乳腺恶性淋巴瘤患者常合并有腋淋巴结的肿大，X 线检查常可发现腋部有圆形或卵圆形、边缘光滑锐利的肿大淋巴结（图 4-106）。

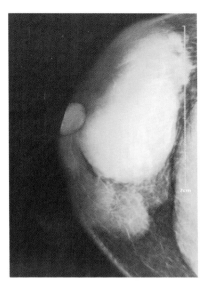

图 4-104　原发性乳腺淋巴瘤

注：右乳钼靶 X 线摄影 CC 位示右乳内多发高密度肿块，边界清晰。病理：非霍奇金淋巴瘤，弥漫大 B 细胞型

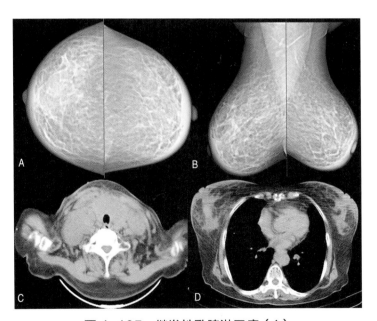

图 4-105　继发性乳腺淋巴瘤（1）

注：此患者为颈部淋巴瘤乳腺转移。图 A、B：双乳钼靶 X 线摄影示双乳皮肤增厚、水肿，以乳晕区皮肤增厚明显，皮下脂肪层浑浊，乳头稍凹陷；图 C：颈部 CT 平扫示颈部淋巴结明显增大、融合；图 D：胸部 CT 平扫示双乳皮肤增厚，乳头凹陷，腺体组织密度增高

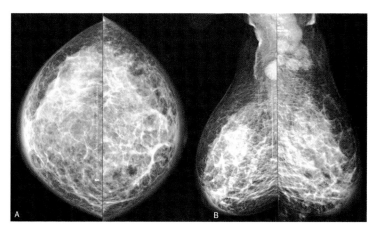

图 4-106　继发性乳腺淋巴瘤（2）

注：图 A、B：双乳钼靶 X 线摄影示两侧乳腺皮肤增厚，乳腺内索条状致密影，两腋下多发肿大淋巴结

乳腺淋巴瘤的 MRI 形态学表现与 X 线片基本相同，表现为结节或肿块型者，肿块边缘多清楚，周围浸润少，无毛刺、钙化或漏斗征及皮肤凹陷征等乳腺癌典型征象。表现为致密浸润型者，显示界限多不清，多数伴有皮肤的弥散水肿、增厚。MRI 平扫，病变在 T_1WI 常呈低信号，T_2WI 呈较高信号，因内部较少出现退变坏死，信号较均匀，增强后病变呈中等或明显强化。因笔者所见经病理证实的乳腺淋巴瘤行 MRI 检查的病例极少，且目前尚无文献报道，其 MRI 表现有待进一步总结。

五、乳腺转移性肿瘤 X 线表现

（一）疾病概述

1. 概述

乳腺转移性肿瘤又称继发性乳腺恶性肿瘤，是指人体其他部位恶性肿瘤转移至乳腺，包括一侧乳腺癌转移到对侧的转移性乳腺癌。临床十分少见，原发病灶的来源不单一，全身各脏器恶性肿瘤的晚期均可转移到乳房，文献报道中最常见的一类为血液系统恶性肿瘤，如：多发性骨髓瘤、淋巴瘤、白血病、巨细胞肿瘤；其他肿瘤包括恶性黑色素瘤、肺癌、卵巢癌、宫颈癌、肾癌和胃肠道恶性肿瘤等。

2. 病理

继发性乳腺恶性肿瘤的病理组织可显示一些原发病灶的病理特点，如透明细胞癌提示为肾来源的；组织切片内见少量的色素核核内包涵体，提示可能为恶性黑色素瘤。但至少有 1/3 的病理组织切片中没有特异性的表现。

3. 临床表现

（1）女性明显多于男性，多见于年轻患者。这可能与年轻妇女乳腺的血液循环丰富而老年人乳腺组织逐渐纤维化，血供减少，一些小血管发生闭塞有关。

（2）与原发恶性肿瘤间隔的时间波动很大，可以同时出现甚至数年以后。

（3）以乳腺肿块为首诊症状的继发性乳腺恶性肿瘤，以肺小细胞未分化癌、恶性黑色素瘤、恶性淋巴瘤为多见。肺小细胞未分化癌乳腺转移率相对较高的可能与肺癌侵犯胸壁，通过胸壁与乳腺广泛的淋巴及血运交通有关。

（4）一般有乳腺外的恶性肿瘤病史，有时全身已有其他脏器的转移性病灶并表现出相应的临床表现，乳房转移灶只是全身转移的一部分，病程进展迅速。

（5）乳房肿块特点：继发性乳腺恶性肿瘤多发生在左侧乳房的外上象限，也可双侧，表现为无痛性肿块，大小不等，单发或多发。位置多较表浅，多位于乳房的皮下、乳腺实质外，一般无皮肤浸润，肿块不规则，质硬，境界清楚。通常不伴有乳头溢液、乳头凹陷和皮肤的橘皮样改变等，腋窝淋巴结肿大较常见。

（二）临床影像

乳腺钼靶 X 线摄影检查多为乳房边缘轻度不规则的圆形肿块，可以多发或双侧，边缘清楚，多位于乳房边缘，位置表浅，多无皮肤、胸肌侵犯表现，多无乳头偏移、内陷等。钙化和短毛刺等表现不如原发乳腺癌明显。超声检查提示为低回声，常难以判断其性质。当腋下淋巴结肿大伴广泛乳房淋巴管浸润时，亦可表现为单侧或双侧乳房弥散病变（图 4-107）。

乳腺癌影像诊断

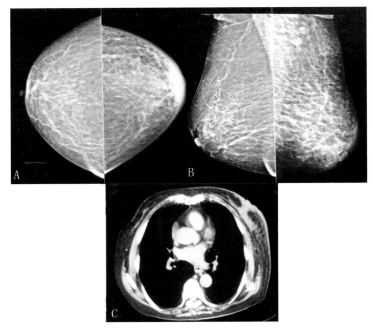

图 4-107 转移性乳腺癌

注：图 A、B：双乳钼靶 X 线摄影示左乳皮肤增厚、乳晕区明显，乳房内腺体结构紊乱呈网状及索条状，左腋下可见多发实性肿大淋巴结；图 C：同一患者 CT 显示左乳肿胀增大，乳晕区皮肤明显增厚，乳头凹陷，乳头后方可见片状致密影。左乳及左腋下肿物针吸：鳞癌。此患者既往 3 年前患宫颈癌（鳞癌）

第十节　乳腺癌放化疗后及术后影像学表现

一、乳腺癌新辅助化疗后影像学表现

　　新辅助化疗（neoadjuvant chemotherapy，NAC）是指在恶性肿瘤局部实施手术或放疗前应用的全身性化疗，是指在局部治疗前先以全身化疗为第一步治疗，局部治疗（手术或加放疗）后继之完成全程化疗而言。乳腺癌新辅助化疗主要用于局部进展期乳腺癌手术前的治疗，其主要意义：①使较大的乳腺癌肿块缩小，降低临床分期，增加手术根治和保乳手术的机会；②可靠的体内药敏试验，避免无效方案的长时间治疗，同时为术后辅助化疗提供指导，现已成为 LABC 的标准治疗方法；③消除微

小转移灶。NAC 后手术标本残留癌的范围，是直接影响肿瘤复发和患者生存率的重要预后因素。因此，客观、早期、有效的疗效评价就显得尤为重要。

目前，评价乳腺癌 NAC 疗效的方法主要有临床评价、病理学评价及影像学评价。临床评价主要根据检查医生触诊肿块大小来进行，缺乏客观性，较受限制；病理学检查是评价 NAC 的金标准。但其取得的结果须在手术切除组织后获得，不能为化疗后的病变变化提供依据。因此，乳腺癌 NAC 后的影像学评价越来越受到国内外学者的重视。

（一）乳腺 X 线摄影

乳腺癌患者的 X 线改变中，较有意义的表现主要有以下几种。

1. 肿瘤体积的改变

该征象判定准确率达 76%，这是因为乳腺癌细胞崩解、吸收后体积大大缩小，体现为形态的缩小（图 4-108）。

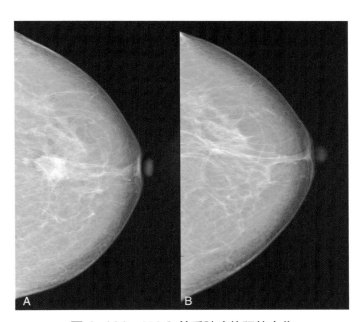

图 4-108　NAC 前后肿瘤体积的变化

注：图 A：新辅助化疗前；图 B：3 个疗程新辅助化疗后。左乳钼靶 X 线摄影 CC 位示新辅助化疗后左乳头后方肿物体积明显缩小、密度降低

2. 密度改变

病变密度常较前减低（图 4-109）。

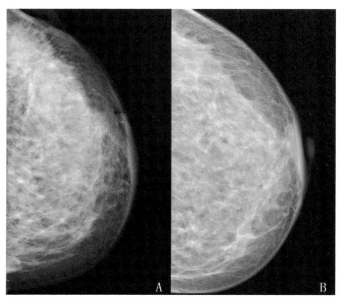

图 4-109　NAC 前后肿瘤密度的变化

注：图 A：新辅助化疗前；图 B：4 个疗程新辅助化疗后。左乳钼靶 X 线摄影 CC 位示新辅助化疗后肿瘤密度较前明显降低、变淡

3. 边缘改变

该征象判定准确率达 74%，这是因为乳腺癌细胞在化疗后，大量坏死，相应浸润范围缩小，相应"蟹足"变细，乃至挛缩（图 4-110）。

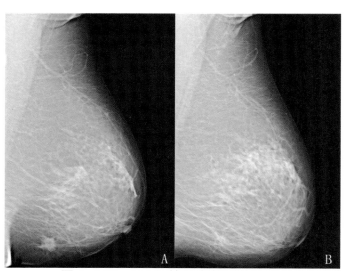

图 4-110　NAC 前后肿瘤边缘的变化

注：图 A：新辅助化疗前；图 B：4 个疗程新辅助化疗后。左乳钼靶 X 线摄影 MLO 位示新辅助化疗后左乳下方肿物体积缩小，边缘毛刺不明显

4. 钙化的改变

在依据乳腺 X 线摄影上的钙化征象对新辅助化疗进行评价时，一般认为钙化范围缩小、钙化消失是化疗有效的重要征象（图 4-111），而钙化范围不变甚至增大是化疗无效、病变进展的重要征象。

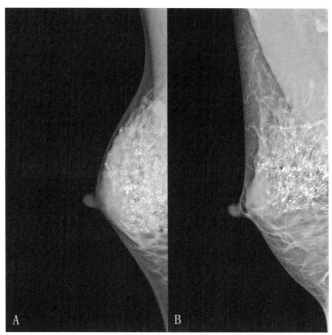

图 4-111　NAC 前后肿瘤微钙化的变化

注：图 A：新辅助化疗前；图 B：6 个疗程的新辅助化疗后。右乳钼靶 X 线摄影 MLO 位示新辅助化疗后右乳微钙化范围缩小、数目减少

5. 腋下淋巴结变化

表现为腋下淋巴结体积缩小、密度减低（图 4-112）。

6. 皮肤变化

皮肤增厚明显减轻或消失（图 4-113）。

CESM：可反映肿瘤血供情况，其强化与碘摄取、肿瘤血管密度、血管通透性密切相关，可作为评价新辅助化疗的工具（图 4-114）。与常规 X 线摄影相比，CESM 诊断残余肿瘤的敏感度、特异度、阳性预测值、阴性预测值均增高，CESM 所测残余肿瘤大小与病理结果一致性较高。另有研究显示，CESM 用于评价新辅助化疗后是否有残余癌的准确率与 MRI 相仿。

总之，依据乳腺 X 线表现对乳腺癌新辅助化疗进行疗效评价，简单而确实，可作为临床新辅助化疗评价的首选方法。

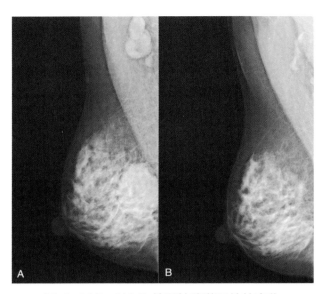

图 4-112　NAC 前后转移淋巴结的变化

注：图 A：新辅助化疗前；图 B：3 个疗程的新辅助化疗后。右乳钼靶 X 线摄影 MLO 位示新辅助化疗后右乳肿物及腋下淋巴结均明显缩小、密度减低

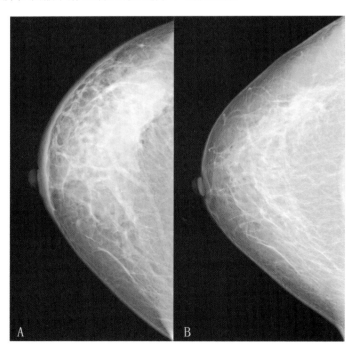

图 4-113　NAC 前后乳腺皮肤的变化

注：图 A：新辅助化疗前；图 B：3 个疗程的新辅助化疗后。右乳钼靶 X 线摄影 CC 位示新辅助化疗后右乳皮肤较前变薄、水肿消失，肿物明显缩小

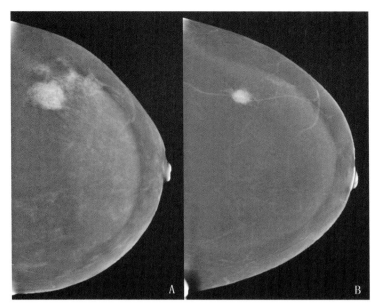

图 4-114 乳腺癌化疗前后 CESM 变化

注：图 A：为新辅助化疗前；图 B：为 6 个疗程的新辅助化疗后复查的影像，显示左乳内强化肿块明显缩小

（二）多层螺旋 CT

可获得大范围高空间和高对比分辨率的图像，还可进行多平面重建，冠状位、矢状位图像可应用于评价乳腺癌 NAC 疗效。有研究表明，多层螺旋 CT 对判断病灶大小的准确率达到 87%。徐民等对比多层螺旋 CT 评估的 NAC 后残留病灶范围与组织病理学符合率高达 90.9%，高于钼靶 X 线检查，平扫 CT 能够准确反映 NAC 前后乳腺癌病灶及淋巴结变化（图 4-115 至图 4-117），增强 CT 可准确反映乳腺癌病灶前后的血流信息。虽然 CT 评价乳腺癌 NAC 疗效有一定的价值，但也有一些不足之处，如 CT 对乳腺癌病灶中微小钙化的显示率比钼靶 X 线低，检查过程中患者需要接受较多辐射等。

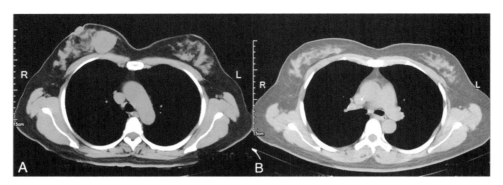

图 4-115　NAC 前后乳腺癌病灶 CT 变化（1）

注：图 A：新辅助化疗前；图 B：3 个疗程的新辅助化疗后。乳腺 CT 显示新辅助化疗后右乳内象限肿块较前明显缩小

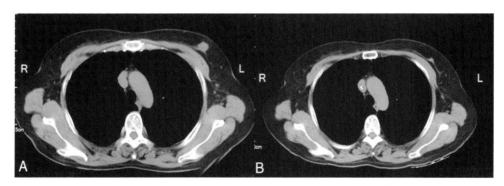

图 4-116　NAC 前后乳腺癌病灶 CT 变化（2）

注：图 A：新辅助化疗前；图 B：4 个疗程的新辅助化疗后。乳腺 CT 显示新辅助化疗后左乳外侧肿物较前明显缩小，仅残留索条影

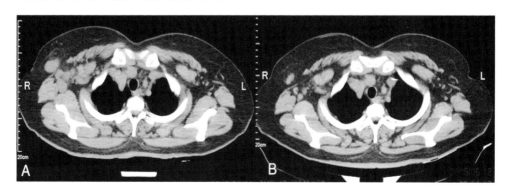

图 4-117　NAC 前后乳腺癌转移淋巴结的 CT 变化

注：图 A：新辅助化疗前；图 B：3 个疗程的新辅助化疗后。乳腺 CT 显示新辅助化疗后右腋下淋巴结较前明显缩小

(三)MRI 检查

MRI 检查已成为乳腺癌 NAC 疗效评价的一种新方法,它具有以下优势:①发现残余病变具有较高的敏感性;②它能够鉴别残余病变与化疗后引起的纤维增生或坏死,较为准确的评估化疗效果;③除了形态学分析,它还有多种功能学检查技术,如扩散加权成像(diffusion weighted imaging,DWI)、MR 波谱(magnetic resonance spectroscopy,MRS)成像、MR 灌注成像(perfusion weighted imaging,PWI)等多种新技术可以用来评估 NAC 疗效。

1. 常规动态增强扫描

它对肿瘤化疗反应的疗效评估主要是通过残余肿瘤的大小、增强模式及强化程度等指标来进行判断。

(1)肿块大小测量:根据实体瘤治疗疗效评价标准提供的肿瘤反应评价原则,肿瘤的最大径可作为反应的评价标准(图 4-118)。

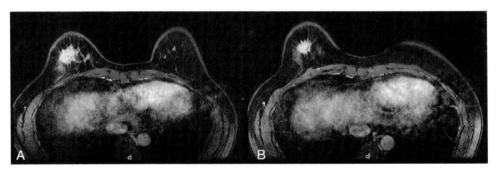

图 4-118　MRI 评估乳腺癌 NAC 前后肿块大小变化

注:图 A:新辅助化疗前;图 B:4 个疗程的新辅助化疗后。乳腺 MRI 示新辅助化疗后右乳肿块明显缩小

(2)肿块强化模式及程度的变化:病变强化的特征可采用信号强化百分比、强化速率、强化峰值时间、强化峰值百分数、时间-信号强度曲线的形态等指标进行描述。对化疗有反应的肿瘤,化疗后肿块达到强化峰值的时间较化疗前延迟,时间-信号强度曲线右移,强化峰值百分数下降(图 4-119)。乳腺癌化疗前后 MRI 表现发生变化是与肿瘤组织和纤维组织中的血管分布相关,纤维组织内细胞成分少,增强时常不强化或仅轻度缓慢强化。而肿瘤组织有大量的肿瘤血管形成,因此可呈早期快速明显的强化。

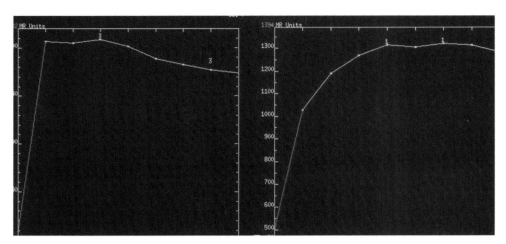

图 4-119　NAC 前后肿块强化模式及程度的变化

注：与图 4-118 为同一患者。图 A：新辅助化疗前时间 - 信号曲线呈流出型；B：4 个疗程的新辅助化疗后时间 - 信号曲线呈平台型，同时强化峰值百分数下降

2. 磁共振扩散成像（DWI）

DWI 不仅可通过 DWI 图来评估治疗过程中肿瘤的大小变化（图 4-120），还可先于肿瘤大小变化而通过肿瘤化疗前后表观扩散系数（apparent diffusion coefficient，ADC）值的变化判断肿瘤细胞的活性。汪晓红等比较了 17 例乳腺癌 NAC 前后 ADC 值和 DWI 信号强度的变化，发现缓解病例在治疗后 ADC 值升高，而信号强度有所减弱（图 4-121）。

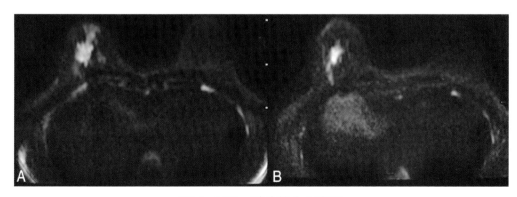

图 4-120　肿瘤的大小变化

注：与图 4-118 为同一患者。图 A：新辅助化疗前；图 B：4 个疗程的新辅助化疗后复查的影像。DWI 图显示病变较前变小

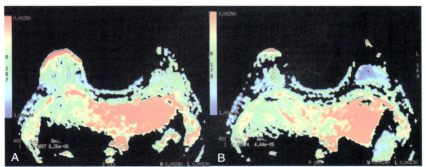

图 4-121　NAC 前后肿瘤 ADC 值和 DWI 信号强度的变化

注：图 A：新辅助化疗前；图 B：6 个疗程的新辅助化疗后。乳腺 MRI DWI 图像示肿瘤信号强度降低，ADC 值较前升高

二、乳腺癌保乳术后放疗后影像表现

乳腺癌保乳术后放疗后影像常表现为乳腺水肿、皮肤增厚（图 4-122），其内常可见金属钛夹影。放疗结束后 6 个月内最为明显，然后逐渐减轻或在 2～3 年保持稳定。

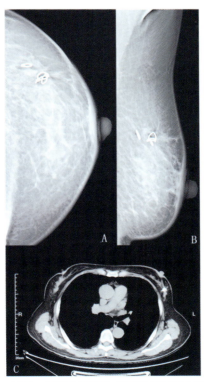

图 4-122　乳腺癌保乳术后放疗后 X 线表现

注：图 A、B：左乳钼靶 X 线摄影示左乳外上腺体结构紊乱，呈术后改变，邻近皮肤增厚，皮下脂肪层浑浊；图 C：胸部 CT 示左乳外侧腺体结构紊乱，其内可见高密度金属钛夹影

三、乳腺癌保乳及切检术后影像表现

1. 手术瘢痕

术后时间较短者影像学检查常可见手术缝合所致的影像（图4-123），术后时间较长则表现为局部皮肤增厚（图4-124）。

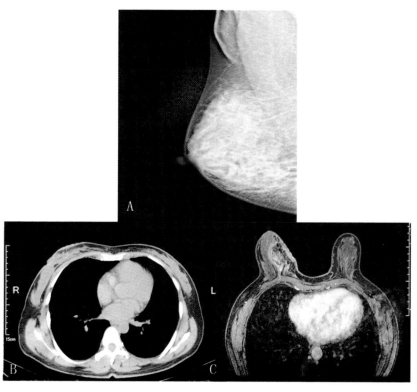

图 4-123　乳腺术后短时间瘢痕影像

注：图A、B、C为同一患者，右乳癌肿物切除术后4天。右乳钼靶X线片、CT、MRI均可显示右乳内下象限可见术后缝合线，局部皮肤增厚，皮下脂肪层浑浊

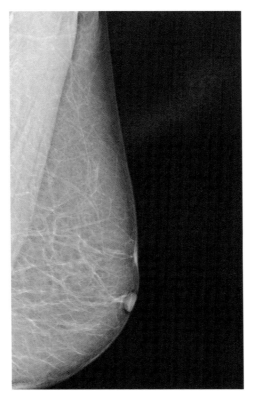

图 4-124　乳腺癌术后较长时间手术瘢痕影像

注：左乳癌保乳术后。左乳钼靶 X 线摄影 MLO 位示左乳上方局限性皮肤增厚

2. 结构紊乱和结构扭曲纠集

表现为与对侧同一投照体位的 X 线片比较，局部的腺体、纤维结构分布较乱（图 4-125），但无明确的收缩征象。与局部肿瘤切除后正常结构排列发生改变有关，是比较难以观察的一个征象，常在比较两侧同一投照体位 X 线片得以发现。后者常表现为除结构紊乱以外，还有比较明显的纠集征象（图 4-126），代表了瘢痕的形成，并随着时间的延长而缩小。

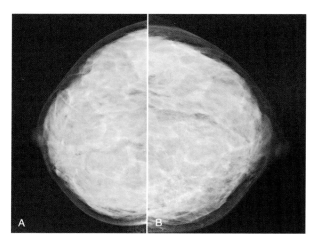

图 4-125　乳腺癌术后腺体结构紊乱

注：左乳癌切检术后第 4 天。双乳钼靶 X 线摄影 CC 位示：双乳对比，左乳内象限术区腺体结构紊乱

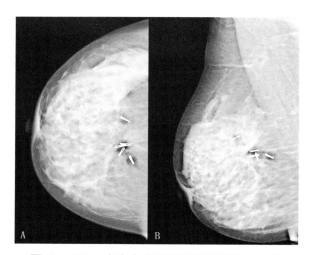

图 4-126　乳腺癌术后腺体结构扭曲、纠集

注：右乳癌保乳术后。右乳钼靶 X 线摄影示右乳后上方局部腺体结构扭曲、纠集，内可见多枚金属钛夹影

3. 乳腺水肿

表现为乳腺皮肤增厚，皮下脂肪层浑浊，乳腺实质密度增高（图 4-127）。

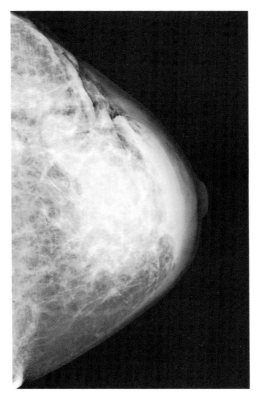

图 4-127　乳腺癌术后水肿

注：左乳癌切检术后 15 天。左乳钼靶 X 线摄影示左乳外侧呈术后改变，可见残留肿物影，伴乳腺腺体密度增高，皮下脂肪层浑浊，皮肤弥漫性增厚

4. 钙化

是最重要的术后残留或复发征象（图 4-128）。手术活检后即刻乳腺 X 线检查的一个很重要目的就是判断肿瘤是否被切除干净，这对原先表现为钙化的病变尤其重要。但术后也有良性钙化出现，多形成在手术后的 6~12 个月，一开始表现为纤细、模糊改变，为坏死组织或脂肪坏死形成的浅淡钙化，以后逐渐变为粗糙。晚期则可出现退变钙化和缝线钙化。

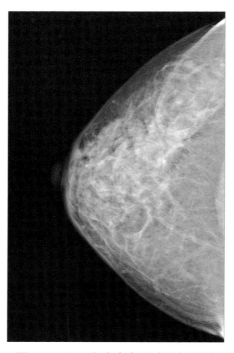

图 4-128　乳腺癌术后残留钙化灶

注：右乳肿物切检术后 7 天。右乳钼靶 X 线摄影 CC 位示：右乳外侧呈术后改变，术区内腺体结构紊乱、纠集，其内可见模糊微钙化影。病理：原切口处可见小灶性癌残余，中核级导管内癌伴微浸润

第五章　乳腺癌的超声诊断

乳腺癌是我国女性最常见的恶性肿瘤之一，发病率逐年升高，发病年龄逐渐减小，严重危害了女性生命健康。但是，虽然发病率逐年增高，死亡率并未明显增长，呈现出比较稳定的趋势，这不但归因于临床治疗手段的进步，早期发现亦可以明显提高生存率、改善预后，因此影像诊断水平的显著提高也起到了巨大的助力作用。超声作为乳腺病变的首推检查手段，具有简便、安全、价格低廉，可重复性好等优点，可以显示病变的数量、位置、大小、边界、边缘、内部回声及与周边相邻组织的关系等特点，在乳腺癌的诊断中发挥着重要的作用。

第一节　正常乳腺的超声表现

一、仪器条件要求

一般选择 7.5～12MHz 高频线阵探头，直接接触皮肤探查，对于极浅肿物，可选择 14～18MHz 高频探头，而对于较大或者较深肿物，宜选择 5MHz 凸阵探头，以达到显示深面结构的目的。

二、检查体位

一般取平卧双臂上举位，对于拟行手术并需要定位的患者，宜采用与手术相同的检查体位，充分暴露双侧乳房及腋窝。根据检查及操作需要，亦可行半侧卧位，对于较大或下垂乳房，可让患者或家属辅助托起乳房，以便于检查。

三、检查方法

乳房的检查方法分为以下几种：①放射状扫查法：以乳头为中心，按顺时针或逆时针方向，由内向外做辐射状扫查，或由外向内，由腺体边缘处向乳头做反辐射状扫查；②纵切法：从腋中线或者腋前线至胸骨旁，沿乳房依次纵切扫查；③横切法：从乳房最上方外侧缘至乳房下褶皱，沿乳房依次横切扫查。以上三种方法以第一种方法最为普及，大家最为认可。总之，不论以哪种方法扫查，两个相邻扫查区域都应该有重叠部分，并且每个切面都应该包含到腺体最外侧边缘处，以达到扫查不遗漏的目的。

四、正常乳腺的超声表现

1. 正常乳房由皮肤层、皮下脂肪层、腺体层、腺体后脂肪组成（图5-1）。

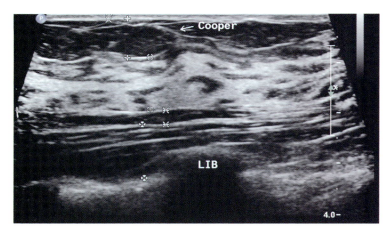

图 5-1 正常乳腺的超声表现

（1）皮肤层：皮肤表现为一条平直带状高回声，厚 2 ~ 3mm。

（2）皮下脂肪层：呈较弱回声，穿行于其间的线状强回声为 Cooper 韧带，一端连于皮肤和浅筋膜浅层，一端连于浅筋膜深层，牵拉乳腺小叶，使腺体表面在韧带附着处呈不平整波浪形。

（3）腺体层：通常腺体层表现为强弱相间的相对均质结构，与甲状腺不同，不是均匀一致的回声，导管为低回声，腺叶呈强回声。

（4）乳腺后间隙：超声断面呈线状或带状弱回声，老年女性尤其是脂肪较厚者的乳腺后间隙境界清楚。

2. 不同年龄阶段的女性，乳房回声有所不同。

（1）青春期腺体层：腺体层较厚，皮下脂肪菲薄，乳腺悬韧带不易显示。中央区回声比外带腺体层回声相对较低，导管通常显示不明显（图5-2）。

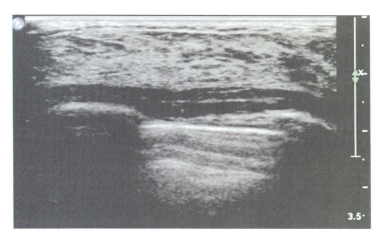

图5-2 青春期腺体层

（2）性成熟期腺体层：腺体随月经周期发生增生和复旧的周期性变化（图5-3）。在增生期和分泌期可形成不均质的结节或致密增厚或杂乱不均，病理证实是囊性增生症或腺病等良性增生，临床检查最佳时期是月经来潮后一周。

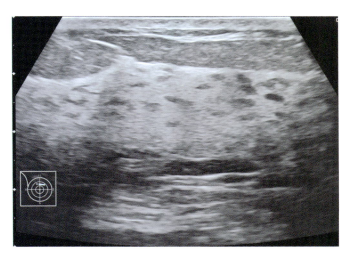

图5-3 性成熟期腺体层

（3）妊娠期和哺乳期腺体层：由于腺泡和导管显著增生，腺体层明显增厚，哺乳期中央区可见扩张的乳腺导管，管腔内为无回声或乳汁的细密点状回声（图5-4）。

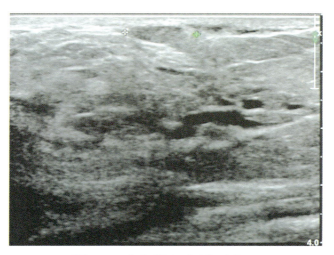

图 5-4　妊娠期和哺乳期腺体层

（4）绝经期和老年期腺体层：皮下脂肪层明显增厚，腺体层萎缩变薄，回声致密、增强，两层界面显示清晰（图 5-5）。

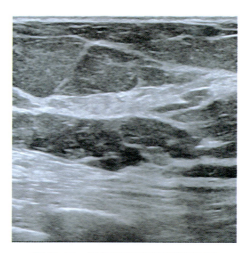

图 5-5　绝经期和老年期腺体层

第二节　乳腺癌的超声表现

一、乳房肿物的描述与测量

肿块详细描述应包括位置、大小、形状、边界、边缘、长轴方向（与皮肤一致）、回声类型、血流分布、钙化、后方回声特征、周围组织。

1. 肿物位置的描述

（1）时钟定位法（图5-6）：以乳头为中心，以12时制钟位点和病变距乳头的距离描述肿物的位置。

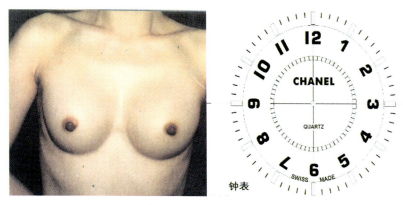

图5-6 时钟定位法

（2）乳腺内中外带法：以乳晕边缘至腺体边缘将乳腺分为三等份，分别为内带、中带和外带。

（3）象限定位法（图5-7）：以乳头为中心，经过乳头的水平线和垂直线，将乳房分为外上、外下、内上、内下四个象限，乳头及乳晕为中央区。

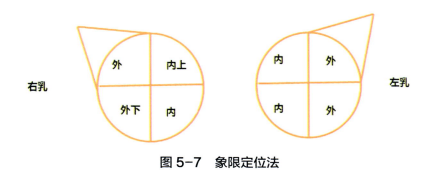

图5-7 象限定位法

通常将方法（1）和（2）结合应用。

2. 肿块大小

包括最长径、与之垂直断面的短径和前后径，纵横比是否>1。

3. 肿物的形态

是否规整，边缘是否清晰，边界是否规则，是否有声晕（在测量肿物大小时，如果其周边有增强回声晕，径线测量应将其包括在内）。

4. 回声特点

包括低回声、高回声还是不均回声；内部是否有钙化，是大钙化还是微钙化（微钙化是指宽度＜0.5mm的钙化）；是单发还是呈簇状；后方是否有回声衰减。

5. 血流分布

肿物周边和内部是否有血流，血流是否丰富，呈点状还是带状，血流频谱是动脉频谱还是静脉频谱，动脉频谱的阻力指数是否异常。

二、乳腺癌的常规超声表现

乳腺癌典型表现：形态不规则，部分呈分叶、毛刺状；边界欠清，边缘毛糙，部分可出现"晕环"征；内部一般为低回声，发生坏死、液化时可出现无回声区，呈"牛眼样"；有簇状或砂粒状微钙化灶；部分纵横比＞1.0；胸壁及皮下脂肪层受浸润等。

1. 形态

多数乳癌形态呈不规则状及分叶状，也有部分乳癌特别是早期的一些小乳癌可呈圆形和椭圆形。

2. 肿块的边界及边缘

两者是超声在肿物描述中的常用概念，且容易混淆。边界指的是肿物和正常组织的过渡，乳癌的边界常常不清或模糊；边缘不规整指的是毛刺或者蟹足样改变（图5-8），通常看到小的突起进入邻近实质内而呈毛刺状改变。微小的分叶状边缘也是可疑的征象，但大的分叶状边缘多是良性征象，常常在纤维腺瘤上看到。

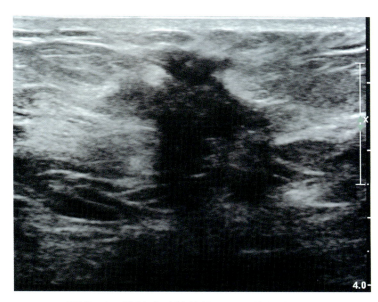

图 5-8 乳腺癌肿块的边界及边缘超声表现

3. 声晕

一些乳癌在中央低回声区外包绕一个高回声的声晕（图 5-9）。该声晕边界不清，和纤维腺瘤的清晰包膜不同，瘤体边缘的毛刺征象及周边的高回声晕环是诊断乳腺恶性病变的敏感及常用指标。这些声像图表现，是由于肿瘤的瘤细胞向周围组织的直接浸润和周围组织的纤维组织增生所致。

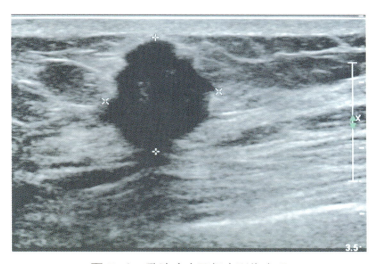

图 5-9 乳腺癌声晕超声影像表现

4. 内部回声

肿物较小时，以低回声居多，而且绝大多数乳癌比正常乳腺实质的回声低。随着肿物逐渐增大，可以出现混合回声，浸润性乳癌的回声类型经常是不均匀的，可见高回声的钙化，大部分为实性，极少部分呈囊实性甚至囊性。

5. 后方回声

部分乳癌可有不同程度的后方回声衰减（图 5-10），常使肿块后边界不清，被认为肿瘤组织内富含蛋白成分，而导致回声衰减有关。

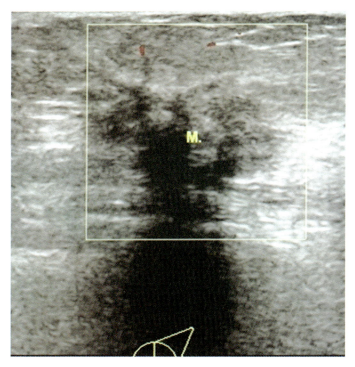

图 5-10 乳癌后方回声衰减

6. 血流分布

较小的肿瘤一般没有滋养血管，当肿瘤长大到一定程度后，需要血管来保证营养供应，从而产生滋养血管。

7. 肿块的纵横比

纵横比是否 > 1 是衡量肿物良恶性的重要指标之一，纵横比中的纵径指的是肿物垂直于皮肤的径线，横径指的是无论探头方向如何，平行于皮肤的径线。当形态不规则，纵横比＞1时，被认为是肿瘤向周围组织浸润性生长的程度、速度不一致导致的。

8. 簇状微小钙化

使用高分辨率超声设备可以看到微小钙化，指的是直径＜0.5mm的钙化斑，呈簇状存在，特别是位于肿块内时是乳腺恶性肿瘤的另一个特征性表现之一。微小钙化在乳腺实质里有时可见，表现为细小的强回声斑点（图5-11），但超声对其数目和范围的评价可靠性不如钼靶。

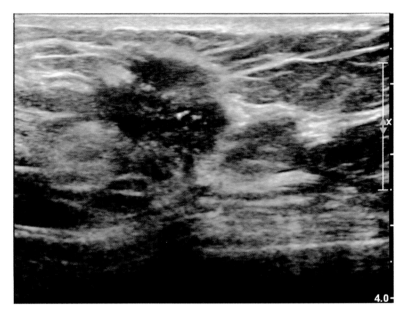

图5-11　簇状微小钙化

9. 淋巴结转移情况

乳腺的引流区淋巴结包括腋下、锁骨上、锁骨下及内乳区淋巴结，锁骨下及腋下淋巴结共可分为Ⅰ、Ⅱ、Ⅲ水平：以胸小肌为界，胸小肌外下缘以外，包括腋下，为Ⅰ水平淋巴结；胸小肌深面为Ⅱ水平淋巴结；胸小肌内上缘以里为Ⅲ水平淋巴结。因此，对胸小肌声像图的掌握尤为重要（图5-12）。可疑乳腺癌的患者以上引流区淋巴结都需要扫查到，转移淋巴结会逐步失去正常结构，早期皮髓质分界清，但皮质会增厚，随着病情发展，髓质及淋巴结门结构消失，皮髓质无法分界（图5-13）。

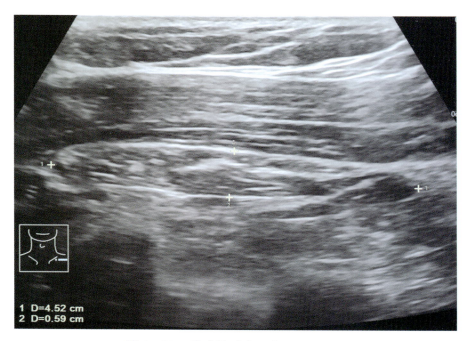

图 5-12　乳腺的引流区淋巴结声像图

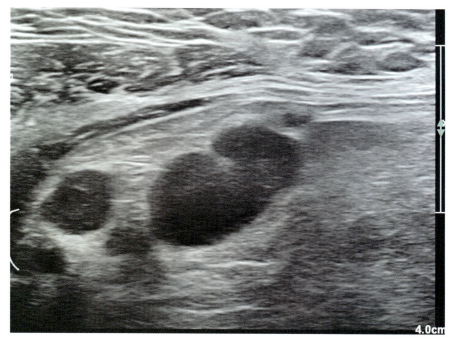

图 5-13　转移淋巴结声像图

10. 乳腺良恶性病变的鉴别图表（表 5-1）

表 5-1　乳腺良恶性病变的鉴别图表

	良性	恶性
形状	规则、圆形或卵圆形	不规则形
边界	清	不清
边缘	规整	不规整
内部回声	均匀	减低或强弱不均
后方回声	无衰减	衰减
钙化	粗大	细小
淋巴结转移	无	可有
恶晕征	无	可有
血流	不丰富	较丰富
纵横比	<1	可>1

三、超声弹性成像

超声弹性成像（ultrasonic elastography，UE）主要是通过对肿块相对硬度的判断来判定肿块的性质。弹性成像的基本原理是不同的组织弹性系数不同，在外力或交变振动作用于组织和器官后，可以引起不同的形态改变（应变），观察和分析被检测组织受压迫前、后反射的回波信号，获取各深度上的位移量，计算出变形程度，再结合数字图像处理技术，以灰阶或彩色编码成像，进而可以反映组织内部的弹性情况，有的仪器彩色条码趋向红色说明组织越软，彩色条码趋向蓝色说明组织越硬，有的仪器则相反。弹性成像通过反应组织硬度来进行乳腺肿块良恶性质判断，这就与肿块的病理组织成分密切相关，乳腺恶性肿块通常比正常乳腺组织和良性肿块硬。另外，乳腺肿物深度也是超声弹性成像结果的影响因素之一，越表浅的乳腺肿块，受到外力时作用力越大，乳腺肿块位置越深，因组织的缓冲作用，受到相同的外力其作用就相对较小。

超声弹性成像在临床乳腺病灶诊断中的价值在不断的研究中拓展，弹性成像技术可用于良、恶性肿瘤的鉴别，有效地减少了不必要的侵入性检查，降低诊断费用，并减少患者的痛苦。弹性成像拓宽了超声诊断乳腺癌的领域，为乳腺肿块良恶性诊断提供了新的助力和有益的补充，另外，结合使用定量分析软件客观有效地评价弹性图像，确定肿块的弹性分级，在乳腺癌的诊断过程中具有很大价值。乳腺内不同组织的弹性系数各不相同，一般为：脂肪组织＜乳腺＜乳腺纤维化＜非浸润性导管癌＜浸润性导管癌。

超声弹性成像的局限性及展望：超声弹性成像为乳腺良恶性肿块的鉴别诊断提供了新的补充信息，但其在乳腺良恶性肿块的鉴别诊断当中仍有一定误诊概率，尤其是其灵敏度相对较低，例如：伴有钙化和胶原化的良性肿块可能硬度较大，而髓样癌和黏液腺癌等恶性病灶则硬度较小。另外，不同的组织弹性系数是有一定范围的，不同的组织之间弹性系数有重叠部分，所以弹性成像也有一定的误差和漏诊。超声医师在应用弹性成像诊断疾病时要扬长避短，充分发挥超声弹性成像技术在临床工作中的重要的辅助作用，并减少误诊。

四、超声造影

超声造影是超声技术的一次巨大进步，原理是利用造影剂内微气泡的气-液界面来增强多普勒散射信号，同时提高其信噪比，来提高对低速血流的显示能力，从而也增加病灶细节及微小血管的检出率。超声造影技术是一种纯血池显像技术，能实时动态显示脏器微循环灌注，造影剂是相当于红细胞大小的微泡造影剂，不会透过血管壁，能实现对肿块的微血管水平的检测，提高超声检查对肿块内部低流量、低速血流显示能力，是对乳腺超声检查的拓展，可以弥补常规超声无法完全显示肿瘤的微血管及新生血管缺陷，它显著提高了超声对病变组织在微循环灌注水平的检测能力，对于常规超声无法定性的肿块，超声造影具有一定的优势。通过观察造影后血流信号、增强程度、整体分布，微血管的形态、走行，显示乳腺肿瘤血管的异质性特点。超声造影根据时间可划分为三个期：动脉期（超声造影剂注入体内进入血液循环，一般为开始增强的时间，一般为10~20s）、持续增强期（超声造影剂持续进入病灶内部并且在病灶内持续增强的时间，一般为30~45s）及静脉期（造影剂随血流开始流出病灶并完全流出病灶的时期）。指标包括增强模式：快进、慢进、快出、慢出，均与同水平正常乳腺组织开始增强时间对比得出，快进：增强早期病灶比周围组织先增强；慢进：晚于周围正常组织增强；快出：增强中晚期病灶先消退；慢出：增强中晚期病灶后消退。增强强度：高增强、等增强、低增强、无增强，均与同水平正常乳腺组织增强强度对比得出；肿块内部或边缘部分区域为高增强，则定义为高增强；其他增强模式有低增强、无增强。增强是否均匀：均匀、不均匀。

内部灌注缺损：造影剂进入病灶内后，病灶部分区域因缺氧坏死，导致造影剂无法填充，局部区域未见明显增强，这称为内部灌注缺损。恶性肿瘤多生长旺盛，因此需要大量营养支持，当肿瘤增大到一定程度的时候，血管生成所提供的营养不能满足肿瘤生长的需要，病灶中心区域更容易出现血供差，导致肿块出现变性坏死及钙化，造成乳腺癌不均匀增强或出现充盈缺损。所以，一般认为，肿物越大，出现充盈缺损的概率越高。造影剂进入顺序：造影剂随血流进入病灶内的顺序可分为向心性、离心性及整体性。造影剂分布：病灶若为均匀性增强，造影剂则在病灶内为均匀分布，若病灶内出现灌注缺损或部分区域呈现除高增强以外的增强模式，则认为造影剂在病灶中为不均匀分布。

乳腺癌的增强方式多表现为早期高增强，而对于增强模式尚未有统一结论，部分研究显示其增强模式为"快进快出"，但部分研究显示其增强模式为"快进慢出"，增强方式不均匀，造影后病灶范围多出现扩大，边界多不清晰。恶性肿瘤的微环境发生改变，多种促血管生成因子水平升高，导致肿瘤微血管密度显著增加，而且多见动静脉吻合。造影剂充填速度较周围腺体内正常血管更快，进入的造影剂数量更多，因此，高增强可作为乳腺恶性肿瘤的诊断特点。

相对于常规超声而言，超声造影的优势表现在以下几个方面：①超声造影的实时性，可全程重点观察某个目标的增强类型，增强方式；②安全、无辐射，可反复多次进行检查；③对地点和环境要求较低。

当然超声造影也存在一定的局限性：①对于体积较大的乳腺癌病灶，超声造影无法在同一切面上体现肿瘤的全貌，有可能造成部分有意义的影像表现未能捕捉到；②对于多个且无法在同一切面显示的病灶而言，超声造影有明显的局限性，每次只能评估单个病灶；③超声造影观察对象是乳腺肿块的微血管灌注情况，但是一些良恶性肿块的增强方式存在交叉或者重叠现象，因此在某些情况下，有可能造成漏诊或者误诊。综上所述，超声造影可以作为乳腺癌诊断的有力辅助手段，但是需要科学看待。

五、乳腺自动全容积扫查系统（ABVS）

ABVS是乳腺超声三维立体成像技术，该系统配置独特的宽频自由臂容积探头及独特的工作站（图5-14）。扫查完成以后，全部容积图像数据自动传输至ABVS工作站存储，并自动进行三维多平面重建，随时可以进行图像分析，通过影像数据处理系统，用专门的后处理方式，采用三个正交切面包括冠状面、矢状面及横断面的多层同步显示，显示的信息更加全面，使图像结构更易辨认（图5-15）。

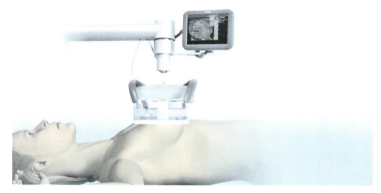

图5-14　乳腺自动全容积扫查系统

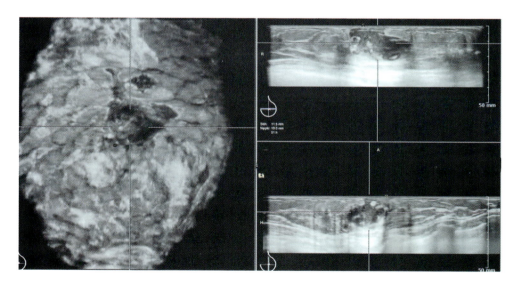

图5-15　乳腺自动全容积扫查声像图

ABVS作为一种全新的技术，可以覆盖整个乳腺，其独特的冠状切面声像图在乳腺疾病的诊断中具有重要意义，该切面能很好地显示乳管以乳头为中心呈放射状走行这一特点，显示范围较常规超声更广，可发现迂曲扩张导管内的多处病灶，提高病变诊断的准确率。另外，冠状面重建对显示乳腺恶性病灶特征也具有一定的优势。因此，ABVS有助于提高超声对乳腺病灶的检出率，尤其是乳腺周边区域及体积较小的病灶，弥补传统超声检查的不足，提高乳腺超声检查的规范化、标准化及可重复性。

ABVS 对于乳腺肿瘤良恶性的判断，是根据对扫描的数据进行重建得到乳腺全容积三维图像进行的，对三维图像内的病灶特点进行详细评估，包括病灶形态、边界，周边强回声环连续性、内部点状钙化、汇聚征以及蟹足样改变等。乳腺癌在 ABVS 的特征性表现为冠状面图像上特有的汇聚样改变，即"汇聚征"，亦称之为"火山口征"（图 5-16），典型表现为放射状排列的稍强回声与低回声相间隔的条索状改变，这是由于乳腺小叶和导管的排列是以乳头为中心呈放射状向周围延伸的，当肿瘤组织侵犯邻近腺体时，腺体及导管挛缩而出现这种改变。ABVS 可以检测出肿块的"汇聚征"，该征象是肿瘤的典型恶性征象，在临床诊断肿块的良恶性方面具有很高的敏感性、特异性和准确性。除此之外，ABVS 有较高的解剖敏感性，导管的内囊性、实性、微小钙化也可以被 ABVS 很好地识别出来，使其具有辨别导管内微小原位癌的可能。同时，较高的细微分辨力可以对病变范围以及程度进行详细评估，包括导管内部病变的回声、受累导管的数量及范围都可以在冠状面呈现出来，这些直观的影像材料对于外科医生手术方案的制定有着极大的辅助作用。

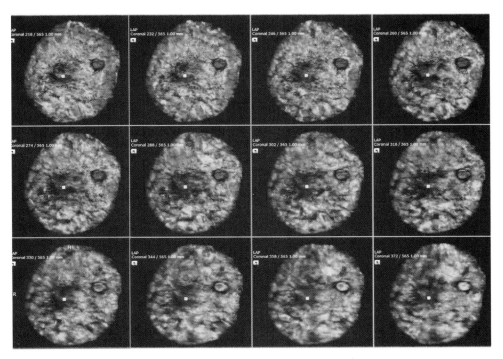

图 5-16　乳腺癌在 ABVS 的特征性表现

与常规超声相比，ABVS有以下优点：①快速，容易操作，易于上手，流程化的操作方式，对临床经验要求不高；②因为人为干扰因素较少，不同的检查医生之间一致性比较好，在一定程度上弥补了日常工作中常规超声对检查医生的扫描手法、个人习惯以及临床经验的依赖性，可以留给诊断医生充足的时间进行图像的分析处理，可重复性好；③全乳腺信息储存，可以随时读图，包括图像，动态片段，容积数据，后续会诊方便，有效避免漏诊，及时指导临床治疗；④图像的分辨率高，覆盖全，可以准确显示三个结构（乳头＋两个病灶）的空间位置，定位更加准确，其和手术视野平面相同，在手术过程中有助于外科医生对病灶的定位，能为临床医师提供更直观、精确的肿块位置等信息；⑤具有围绕X、Y、Z轴的旋转和围绕任何一点的自由旋转功能，从而可以不同角度全方位地观察病灶状况，进行任意平面的图像重建。多轴面、多角度分析乳腺病灶各平面图像特征，特别是在冠状面上可提供超出常规切面的诊断信息。

ABVS存在的局限性：①对部分不能受压或探头与皮肤无法完美贴合的患者，如晚期乳腺癌皮肤表面破溃者、乳头内陷者等，仍需要进行常规超声或其他辅助检查手段帮助，以提高诊断准确率；②在对浅表质硬肿块的检查过程中容易出现滑移，这种情况下，系统重建的图像与真实病灶可能出入较大，需要通过其原始的二维超声切面图像帮助鉴别；③由于ABVS提供的是二维灰阶图像，在鉴别诊断中仍需要进行彩色多普勒和频谱多普勒、弹性成像等检查，以丰富诊断信息，帮助鉴别；④ABVS检查搜集信息量多，后期读片工作量大，故耗时较长，不适于一线常规乳腺疾病筛查。

第六章 乳腺癌的 MRI 诊断

第一节 正常乳腺的 MRI 表现

乳腺 MRI 表现受年龄、生理周期和激素状态的影响而有所不同。根据乳腺实质类型的不同，MRI 图像上亦有不同的表现。脂肪型乳腺主要由脂肪组织构成，只残留一些索条状"乳腺小梁"，在 T_1 和 T_2 加权图像上表现为一致性的高信号。根据残留腺体量的不同，也可掺杂有或多或少的低信号腺体组织。致密型腺体中乳腺实质占乳房的大部或全部，在 T_1 及 T_2 加权图像上表现为一致性的低信号区，外围由高信号的皮下脂肪围绕。中间型则介于脂肪型与致密型之间，在高信号的脂肪组织中掺杂有斑片状的低信号腺体组织。导管型则表现为高的脂肪组织背景上掺杂有多数结节状低信号区（图 6-1）。

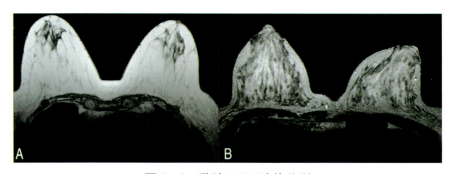

图 6-1 乳腺 MRI 腺体分型

注：图 A：脂肪型乳腺；图 B：致密型乳腺

在常用的自旋回波序列（SE）T_1WI上各组织影像如下：

一、皮肤

皮肤厚1～2mm，为均匀一致、规则的弧线状略低信号影，乳晕处略增厚。

二、乳头

乳头大小因人而异，可轻度突起、平坦或内凹。

三、脂肪

脂肪分为浅、深两部，浅部位于腺体和皮肤之间，深部位于腺体和深筋膜之间，又称乳腺后脂肪垫。

四、导管

导管以乳头为中心向周围放射，呈扇形分布，并与深部腺小叶相连续。

五、腺体

腺体呈不规则小片状、团片状均匀分布于脂肪浅、深部之间，矢状位、横轴位略呈尖端指向乳头的楔形。

六、乳腺后间隙

乳腺后间隙为疏松结缔组织和少量脂肪构成的一个潜在间隙，位于浅筋膜深层与深筋膜之间，在T_1WI、T_2WI上均表现为带状中等信号影，将乳腺后脂肪垫与胸大肌分开。

七、乳房悬吊韧带

乳房悬吊韧带为皮下浅筋膜与乳腺腺体之间条片状的纤维束带，相互联络成基底较致密、浅部稍稀松的不规则片状网团。网眼中充填着腺小叶系统及团块状脂肪组织，在MRI图像上表现为蜂窝状间隔，从乳腺腺体间穿越脂肪层与皮肤及胸肌筋膜相连，在T_1WI、T_2WI上均表现为略低信号影。

乳腺在不同脉冲序列，亦有不同表现。应用脂肪抑制技术后，乳腺各组织结构的信号因脂肪抑制程度不同而表现各异。脂肪完全抑制时，在T_1WI、T_2WI上呈均匀一致的低信号，腺小叶结构呈略高于周围脂肪的中等信号。由于腺小叶各部组织含水量不同，所以 T_2WI 往往较 T_1WI 更容易分辨其内部结构。在增强动态扫描时，正常乳腺实质表现为轻度、缓慢渐进性的信号强度增加，增强强度范围不超过增强前信号强度的 1/3，且强化峰值出现在延迟期。乳腺脂肪组织几乎无增强表现。

第二节 乳腺癌的 MRI 表现

一、乳腺癌的常见 MRI 表现

（一）原位癌

乳腺导管原位癌（ductal carcinoma in situ，DCIS）是一种早期乳腺癌，为终末导管上皮细胞重度不典型性增生癌变，但尚未发现突破管壁基底膜向导管周围间质侵犯，与浸润性癌相比，DCIS 患者死亡率非常低。因此，极早期发现和早期治疗是改善预后的关键。乳腺钼靶检查是目前公认的早期诊断 DCIS 的影像学方法，多数 DCIS 因成簇的微钙化而在钼靶上检出，但部分不伴钙化的 DCIS 难以显示。MRI 具有很高的软组织分辨率，动态增强及三维重建后处理技术有助于病灶的发现、定位及了解病灶与周围组织的关系。但由于 DCIS 血管生成差异较大，其强化率和增强后血流动力学变化差异亦较大，典型表现为不连续的段样、导管样、分支样的非肿块样强化。此外，部分 DCIS 病灶于 DWI 上呈高信号，ADC 值减低。

（二）浸润性乳腺癌

1. 形态学特征

乳腺癌的形态学特征包括病变的形态、边缘特点、内部结构及病变与周围组织关系等。多表现为形态不规则的较低 T_1、较高 T_2 信号灶，与周围组织分界不清，或边界部分清晰，边缘毛刺。内部常出现坏死、液化、囊变或纤维化，甚至出血，因此信号混杂。与周围组织结构分辨不清，甚至粘连，侵犯皮肤及 Cooper's 韧带时局部皮肤增厚和凹陷，呈"橘皮征"，累及乳头及输乳管时可出现"乳头凹陷"及"桥征"。并可累及乳腺后间隙、胸壁等结构，转移至腋下、纵隔、锁骨上下或胸骨后淋巴结。

但上述表现只是大多数恶性乳腺病灶的一些共性表现，乳腺癌的形态学表现还和肿瘤的病理组织学类型有关。

（1）浸润性导管癌：是最常见的浸润性乳腺癌，其起源于乳腺实质内的导管上皮细胞。典型的浸润性导管癌的 MRI 表现为局灶性不规则肿块，少数表现为境界较清晰的圆形且边缘光滑的肿块，后者约占浸润性导管癌的 1/3。大多数浸润性导管癌肿块边缘可见较长的毛刺，呈辐射状和蟹足状改变，与周围结构分界不清楚，周围组织可见受浸润征象。于常规 SET$_1$WI 上肿块呈低信号，极少数可呈等信号；于 FSET$_2$WI 上肿块可为低、等和高信号，脂肪抑制后，病灶常为稍高信号。随着扫描时间延迟，病灶呈"向心性强化"趋势（图 6-2）。

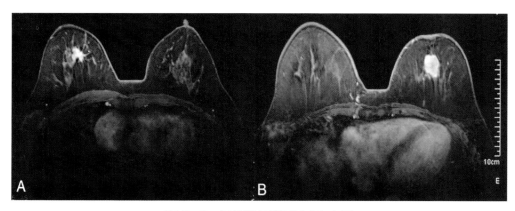

图 6-2　浸润性导管癌 MR 表现

注：图 A：轴位 T$_1$WI 增强显示右乳分叶状肿物，边缘可见毛刺；B：轴位 T$_1$WI 增强显示左乳肿物边缘强化明显，呈"向心性"强化

（2）浸润性小叶癌：占浸润性乳腺癌的 10%～15%。肿瘤细胞较小，细胞间凝聚力差，在早期发育阶段常不损害内在解剖结构或引起基质的结缔组织反应。由于这种特殊的生长方式使浸润性小叶癌通常被乳腺 X 射线检查所漏诊，通常当肿块较大时方被检出。浸润性小叶癌好发于乳房外上象限，相对于乳腺癌的肿块和钙化征象，结构扭曲是它的一个常见表现，多呈浸润性、多灶性生长。文献报道，乳腺 MRI 较临床触诊及钼靶 X 检查更能准确显示病变的真正范围（图 6-3）。

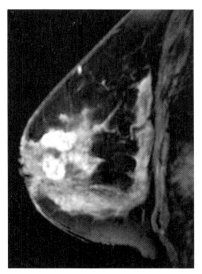

图 6-3　浸润性小叶癌 MR 表现

注：右乳 MR 矢状位 T_1WI 增强显示右乳多灶性病变清晰

（3）髓样癌：是由低分化瘤细胞组成的边界清楚的一种乳腺癌，占所有乳腺癌的 5% 左右，占 35 岁以下患者所有乳腺癌的 11% 左右；60%～66% 的患者 < 50 岁。在 MRI 上髓样癌的边界清晰，呈膨胀性生长，常表现为圆形肿块（图 6-4），推移周围结构而并不浸润其内，通常于 T_1WI 上呈不均匀较低信号，于 T_2WI 上呈不均匀高信号，当肿瘤较大时可以出现囊变。在 BRCA1 突变基因携带者中髓样癌较常见。因此，具有乳腺癌家族史的患者出现类似纤维腺瘤样光滑的乳腺肿块时，应考虑到髓样癌。髓样癌亦可呈不规则形态，甚至为多发灶。

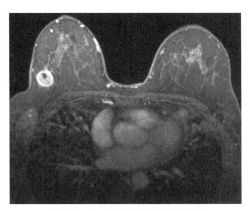

图 6-4　髓样癌 MR 表现

注：双乳 MR 轴位 T_1WI 增强显示右乳外象限类圆形肿物，边缘光滑，肿瘤呈环形强化

（4）黏液腺癌：是一种少见的特殊类型浸润性乳腺癌，占所有乳腺癌的 1.82%～5.2%。容易发生在绝经后妇女，占 75 岁以上年龄组乳腺癌的 7%，而在 35 岁以下妇女中发生率小于 1%。病理上以肉眼可见大量细胞外黏液中漂浮簇状增生的细胞为特征。肿瘤中的黏液含量与预后明确相关：黏液量越多，术后复发和腋淋巴结转移越少，10 年生存率越高。影像表现会随着黏液含量的不同而不同，黏液含量高者，黏液本身的张力使得肿瘤组织向周围组织膨胀。黏液腺癌在 MRI 上表现尤其特殊，并与肿瘤内黏液含量密切相关，肿瘤在 T_2WI 上呈明显高信号（图 6-5），增强后肿瘤强化不明显。在 T_2WI 上信号越高，强化越不明显，提示肿瘤所含黏液量越多，即预后越好。因此，其影像表现尤其 MRI 表现对判断黏液腺癌预后有一定价值。

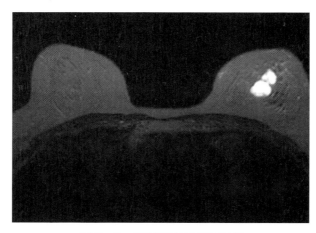

图 6-5　黏液腺癌 MR 表现

注：双乳 MR 轴位 T_2WI 平扫显示左乳肿物呈明显高信号影

2. 血流动力学特征

病灶的血流动力学特点与形态学特征相结合对病变的定性和分析具有极重要作用。通过快速动态扫描图像可得到病变的时间-信号强度曲线（TIC）。国外学者初步研究发现，TIC 的最大强化斜率、流入量及流出量等强化参数可能与肿瘤组织中微血管密度（MVD）、肿瘤的恶性程度及侵袭性有相关性。通常乳腺病变增强后 TIC 表现为三种类型：持续型、流入型、平台型和廓清型、流出型（图 6-6）。囊性及脂肪性等良性病变无强化；持续型常为良性病变的强化特征；平台型在良恶性病变中均可出现，有报道分别占 31.6% 和 33.3%；而廓清型常为恶性病变的强化特征，这是肿瘤新生血管的特点及其血流动力学特征所致。然而病灶的强化是一个非常复杂的过程，良、恶性病变在强化表现上亦存在一定的重叠。浸润性导管癌常为快速、明显强化；而其他类型乳腺癌的强化特点可与良性病灶类似，如特殊类型的黏液性癌、原位癌、小叶癌、髓样癌及转移癌，呈缓慢强化甚至不强化，其病理表现的共性为低细胞构成，高结缔组织生成，有丰富的纤维化。

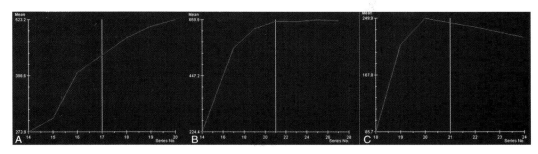

图 6-6　时间-信号强度曲线类型图

注：图 A：Ⅰ持续型：在动态观察时间内信号强度持续增加；图 B：Ⅱ平台型：早期信号强度逐渐增加，之后形成中晚期的平台；图 C：Ⅲ廓清型：早期信号强度增加，之后信号强度逐渐减小

3. 扩散加权成像特征

通常恶性肿瘤在 DWI 上呈高信号（图 6-7），而表观扩散系数值（ADC）降低。而乳腺良性病变的细胞外容积分数较恶性病变高，故良性病变 ADC 值较高，ADC 值与扩散敏感系数（b 值）密切相关，b 值反映梯度场的强度和持续时间，b 值越大，ADC 值越小。国内外一些学者提出界定乳腺良恶性病变的 ADC 值，范围（1.29～1.35）×10^{-3}mm^2/s，敏感性 69.6%～92.3%，特异性 75.0%～85.0%，但大多数报道病例数有限，尚无统一结论。乳腺病变不同的病理类型和结构特点会导致良恶性病变 ADC 值的交叉，例如乳腺恶性病变中的黏液腺癌 ADC 值较高，甚至高于正常乳腺组织，而乳腺的局限慢性炎症改变会出现 ADC 值的明显降低，给诊断造成困难。此外影响 ADC 值的因素还包括磁敏感性、细胞密度、肿瘤大小及分布，DWI 成像的空间分辨力和信噪比也会影响诊断的敏感性和特异性。

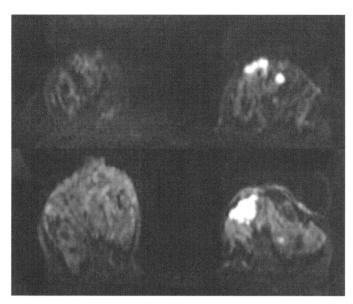

图 6-7 乳腺癌 DWI 图

注：双乳 MR 示左乳肿物在 DWI 呈高信号

4.MRI 波谱成像特征

近年来，随着与 1.5T 磁共振成像系统相配套的波谱分析软件包的出现，MRS 从实验研究开始转入临床应用阶段。已有研究表明，在 ^{1}H MRS 中，70%～80% 的乳腺癌可观察到胆碱峰（图 6-8），仅有 14%～18% 良性肿瘤显示胆碱峰。以在 3.2ppm 处探测到总胆碱化合物峰作为标准，^{1}H MRS 诊断乳腺癌的敏感性和特异性分别约为 83% 和 87%。另外，乳腺癌腋下淋巴结转移时，^{1}H MRS 可显示转移淋巴结中的胆碱水平升高，其诊断敏感性为 82%，特异性为 100%。因此 MRS 不仅可以鉴别乳腺良、恶性肿瘤，提高 MRI 诊断的特异性，还可用于判断淋巴结转移和对乳腺癌治疗效果进行监测。

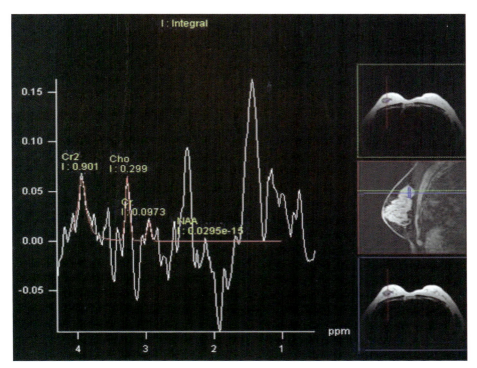

图 6-8　乳腺癌 MR 波谱图像

注：在 3.2ppm 处探测到总胆碱化合物峰

二、特殊类型乳腺癌的 MRI 表现

1. 炎性乳癌

该类癌纯属临床分类，病理形态无特异性，各种病理类型都可见。其临床特点为全乳房呈急性炎症性表现，典型者常为乳房弥散性肿大，局部皮肤发红、水肿，橘皮样变，皮温高，伴疼痛，腋下淋巴结常受累，临床容易与乳腺炎混淆而误诊。MR 动态增强后可呈肿块样或非肿块样强化，早期明显强化，动态增强后时间-信号主要是流出型。炎性乳癌与乳腺炎的主要鉴别要点：①两者 T_2WI 信号不同，乳腺炎中发现的肿块多为脓肿，在 T_2WI 呈典型高信号，边缘炎性肉芽组织强化。然而，乳腺癌中结缔组织增生反应，形成纤维组织，导致了炎性乳癌呈 T_2WI 低信号；②炎性乳腺癌中的非肿块样强化多见于中心或背侧区域，而炎症多位于乳腺乳晕中央区域；③炎性乳癌的时间-信号曲线呈流出型，而炎症病变时间-信号曲线呈流入型，两者血流动力学表现有较明显的差异。

2. Paget's病

乳头Paget's病是一种少见病，发病缓慢，病程较长，恶性程度低，若伴发乳腺导管原位癌或浸润癌则恶性度明显增加。其最初症状表现为乳头皮肤发红、瘙痒、小丘疹、微痛，同时伴少量渗出，易误诊为乳头湿疹，但继之出现的乳头乳晕皮肤糜烂、溃疡、乳头内陷及脱落消失，有利于两者鉴别。Paget's病在MRI上多表现为患侧乳头凹陷、局部缺损伴不对称性明显强化，可与乳晕后肿块融合，乳晕及其周围皮肤受累时也可出现明显强化。此时需与乳腺淋巴瘤累及乳头相鉴别。乳腺淋巴瘤位于乳晕后区时可累及乳头，表现为乳头增大、突出，增强呈明显均匀强化，而乳腺癌累及乳头时多表现为乳头回缩、凹陷及乳头破溃，增强呈明显不均匀强化。乳腺MRI既可清晰显示乳头，又能同时显示Paget's病乳腺实质内的病变，如导管原位癌、导管浸润癌，为Paget's病的术前评估与治疗方案的选择提供了非常重要的信息。

三、与乳腺其他恶性肿瘤鉴别

1. 叶状肿瘤

乳腺叶状肿瘤是一类临床比较少见的乳腺肿瘤，MRI表现为边界清楚的卵圆形或分叶状肿块，伴有分隔。多数肿块内部信号不均匀，T_1WI以等信号为主，T_2WI多为等、高混杂信号，这可能与瘤内囊变、出血、坏死或黏液变有关。T_2WI及增强后的低信号分隔征是乳腺叶状肿瘤的典型MRI特征之一。增强后表现为初始期快速强化，后信号持续性升高或呈平台型。

2. 乳腺血管肉瘤

MRI增强检查对定性诊断有帮助。文献报道当临床疑为乳腺血管肉瘤时，MRI表现对确定其肿块内血管特性具有帮助，乳腺血管肉瘤在MRI上常表现为T_1WI低信号、T_2WI呈高信号，增强后肿瘤强化较明显，肿瘤内的囊性含血液区在T_1WI上表现为点状或片状高信号，此为乳腺血管肉瘤的特征性表现。

3. 乳腺恶性淋巴瘤

乳腺淋巴瘤的MRI形态学表现与X线片基本相同，表现为结节或肿块型者，肿块边缘多清楚，周围浸润少，无毛刺、钙化或漏斗征及皮肤凹陷征等乳腺癌典型征象。表现为致密浸润型者，显示界限多不清，多数伴有皮肤的弥散水肿、增厚。平扫病变在T_1WI常呈低信号、T_2WI呈较高信号，因内部较少出现退变坏死，信号较均匀，增强后病变呈中等或明显强化。

第七章 乳腺癌的 CT 诊断

第一节 正常乳腺的 CT 表现

正常乳腺的 CT 表现与钼靶 X 线表现相似,只是 CT 的密度分辨率较高,通过窗宽、窗位的调节,可细致观察不同密度的结构。除微小钙化外,CT 上所获得的正常或异常的信息要略多于钼靶片。

一、正常乳腺的一般 CT 表现

正常乳腺除乳头、皮肤外,主要由乳导管、腺体及间质(包括纤维组织、脂肪、血管及淋巴管等)三部分所组成。判断时除应注意运用双侧对比外,尚需结合年龄、临床情况及体检所见。

1. 乳头及乳晕

乳头位于乳房顶端和乳晕的中央,在仰卧位 CT 片上,乳头可能呈扁平形或甚至稍有凹陷但无任何病理意义。而对于因乳腺癌或其他病变引起的乳头回缩可以通过对比双侧乳腺来观察。乳头周围皮肤有色素沉着部称为乳晕,呈盘状。在 CT 片上,乳晕区的皮肤厚度 0.06~0.3cm,比乳房其他部分的皮肤要厚。乳晕表面因有 Montgomery 腺,有时看见微小的突起。

2. 皮肤

覆盖在整个乳房表面,呈线样阴影,厚度一致。一般正常皮肤的厚度为 0.05~0.10cm。在 CT 诊断中,确定皮肤有无病理性增厚或萎缩,最好是以同侧乳晕处皮肤为基准,或与对侧同部位做比较。即乳晕处皮肤应是最厚的,若其他处皮肤厚于乳晕处,则应视为异常(图 7-1)。

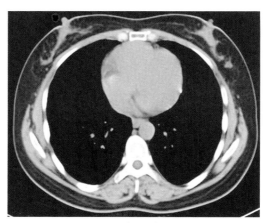

图 7-1 正常乳腺 CT 表现

注：CT 轴位像可清晰显示双乳乳头、乳晕及皮肤

3. 皮下脂肪层

皮肤与浅筋膜浅层间的脂肪组织构成皮下脂肪层，此层宽度随年龄及胖瘦而异。肥胖者乳房脂肪沉着较多，此层也相应增宽，青春期乳房此层较薄，但一般平均宽度在 1cm 以上。CT 片上，此层表现为高度透亮阴影，CT 值 -110 ~ -80Hu（图 7-2）。在乳房的皮下脂肪层中可以见到静脉阴影，强化后静脉血管影显示更为清楚。此外，在此层中还能见到或粗或细的悬吊韧带阴影，在 CT 图像上表现为皮下脂肪层内位于浅筋膜浅层、尖端指向皮肤的锯齿状结构，在乳房上半部最易显示。发育良好的悬吊韧带则表现为狭长的三角形阴影，基底位于浅筋膜浅层上，尖指向乳头方向（图 7-3）。某一悬吊韧带的增密、增粗或走行方向异常应考虑有病理意义，可能是增生、炎症或癌瘤的侵犯而造成。浅筋膜浅层在 CT 图像上表现为一连续而纤细的线样阴影，介于皮下脂肪层与乳腺组织之间。此线样阴影有时呈锯齿状。

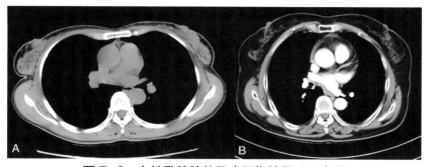

图 7-2 女性乳腺腺体及皮下脂肪层 CT 表现

注：图 A：年轻女性致密型腺体，皮下脂肪层及乳后脂肪间隙较薄；图 B：老年肥胖女性，皮下脂肪层及乳后脂肪间隙较厚

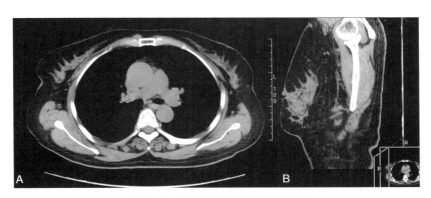

图 7-3 乳房悬吊韧带 CT 表现

注：图 A、B：CT 轴位及矢状位图像均可清晰显示双乳皮下脂肪层内呈锯齿状的悬吊韧带

4. 乳导管

正常人有 15~20 支乳导管，开口于乳头，以放射状向乳腺深部走行，最后终止于腺泡。在CT图像上表现为乳晕下方扇形结构，放射状向乳腺深部走行，经 2~3cm 后即不复能见到。各乳导管间有脂肪分隔，乳导管在老年脂肪型乳房中显影最为清晰，数目亦最多（图 7-4）。

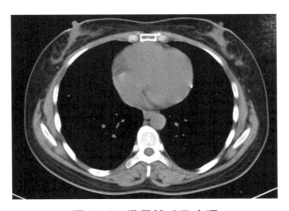

图 7-4 乳导管 CT 表现

注：CT 轴位图像显示双侧乳晕后方呈扇形结构的乳导管影

5. 腺体

每一支乳管系统构成乳腺的叶，每一乳叶又分为许多小叶，小叶内含众多的腺泡，乳腺实质包括输乳管、乳叶、乳小叶及腺泡，它们之间为纤维组织和脂肪组织，即间质。

腺体在 CT 图像上表现为浅筋膜浅、深两层间致密的或多或少含有脂肪岛的软组织影，边缘多较模糊，其 CT 值依照生理分期的不同分别为：幼年期（18.22±7.70）Hu、青春期（19.8±8.17）Hu、哺乳期（14.46±6.38）Hu、哺乳后绝经前期（17.09±8.48）Hu、绝经期（12.11±9.04）Hu。正常乳腺组织增强后增加的 CT 值为（11.90±6.80）Hu，均<20Hu。年轻妇女中因腺体及结缔组织多较丰富，故多数表现为整个乳房呈致密阴影，缺乏层次对比。随着年龄增加，腺体萎缩，纤维组织减少，并由脂肪组织取代，整个乳房显示密度减低，层次及对比亦较为清晰（图 7-5）。

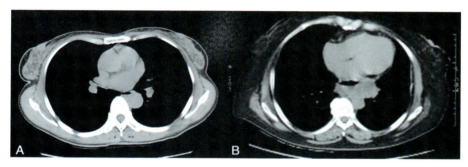

图 7-5　乳腺腺体 CT 表现

注：双乳 CT 显示图 A：致密型乳腺，图 B：脂肪型乳腺

6. 乳后脂肪间隙

浅筋膜深层与胸大肌筋膜之间的间隙称乳后间隙，内含疏松结缔组织及脂肪，在 CT 图像上表现为乳腺实质与胸壁肌肉间的窄带状或线状脂肪密度区，其宽度随年龄及胖瘦而异。乳腺癌患者若肿瘤附近的乳后脂肪间隙浑浊或消失则提示癌瘤可能侵犯胸壁。

7. 血管

CT 图像上在乳腺上部的皮下脂肪层中多能见到静脉阴影。未婚妇女，静脉多较细小，生育及哺乳后，静脉增粗。在老年脂肪型乳腺中，血管影显示最为清晰，有时可见到迂曲走形的动脉阴影，在增强扫描中血管显示更明显（图 7-6）。

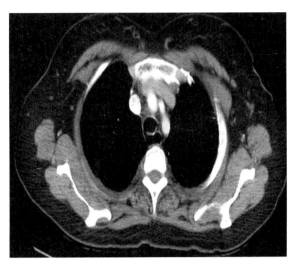

图 7-6　乳腺血管 CT 表现

注：CT 轴位图像显示双乳皮下脂肪层内的血管影

二、各种生理因素对乳腺 CT 表现的影响

1. 年龄因素对 CT 表现的影响

青春期的乳房含有丰富的腺体组织和结缔组织，而脂肪组织较少，故 CT 片上表现为腺体致密，内有少量脂肪岛，皮下脂肪层较薄，血管影较稀少，乳后脂肪间隙较薄。悬吊韧带呈锯齿状，乳导管呈扇形。

妊娠哺乳期以后，或在绝经期前后，腺体及纤维组织退化，渐被脂肪组织代替，此时乳房大部均为透亮的脂肪成分，并且可以清楚看到"乳腺小梁"及血管阴影。若患者终生不育，此种腺体及纤维组织退化、萎缩的过程可能并不完全，因而在 CT 图像上尚可看到散在斑点状致密阴影，系残存的乳管或腺泡以及纤维组织所形成，边缘模糊不清，多局限于乳晕下或外上方，或较弥散分布于乳房大部。

2. 月经周期对乳腺 CT 表现的影响

尽管月经来潮前，乳房体积可因乳房内水分潴留而有所增大，但月经前后乳腺内脂肪组织与纤维腺体组织之间的组成比例多无明显改变，故月经前后的 CT 表现亦大致相同。但在少数病例，月经来潮前 CT 图像上可见乳腺腺体的致密影增多，密度亦增高，并在经后一周内又逐渐复原。

3. 妊娠和哺乳对乳腺 CT 表现的影响

在怀孕的第 5、第 6 周开始乳管及上皮细胞高度增生，乳房开始逐渐增大。CT 图像上，乳房增大，腺体致密并逐渐占据整个乳房，皮下脂肪层变薄。扩张的乳导管在乳头下方聚集成一个较宽的扇形结构，乳晕皮肤增厚。哺乳期时 CT 表现为乳房增大，有时可见皮下脂肪层内增粗的血管影，腺体致密，腺体与脂肪成分的比例和哺乳时间长短成反比，即哺乳时间越长，腺体越少，脂肪组织越多。

三、正常男性乳腺的 CT 表现

正常男性乳腺实为一残余的器官，它包含有乳头、少许残余的导管系统，覆有柱状上皮及间质，主要为脂肪组织，亦可有少数纤维组织。青春期时，男乳的变化较女性为迟，此时约 70% 男性出现乳房稍突出，乳头下可扪及纽扣大的腺体，较硬，有轻度触痛，多为双侧性，此种改变一般在一年至一年半后即退化而消失。若男乳继续增大或持续增大超过一年半，应考虑为异常。显微镜下男乳青春期改变类似于出生期，即乳管轻度延展；上皮细胞增高；某些增亮的乳管中可见少量分泌物，结缔组织及毛细血管增多。至 16 岁或 17 岁时出现退化改变，乳管上皮萎缩；管腔闭塞；结缔组织呈胶原变性（图 7-7）。

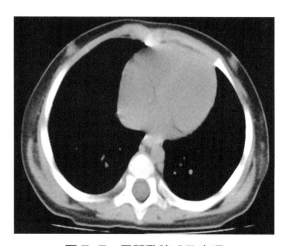

图 7-7 男婴乳腺 CT 表现

注：乳腺 CT 轴位图像可显示双乳腺体呈小结节状

在 CT 图像上，正常男乳主要表现为均匀一致透亮的脂肪组织影，在乳头下方偶可辨认出少许较致密的索条阴影，代表残余的导管及纤维组织（图7-8）。

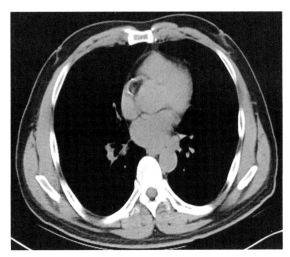

图7-8　正常男性乳腺CT表现

第二节　乳腺癌的CT表现

一、乳腺癌的常见CT表现

乳腺癌的CT表现与乳腺X线摄影表现相似，可分为直接征象和间接征象两大类。前者包括小于临床触诊的肿块、局限致密浸润、钙化和毛刺；后者包括皮肤增厚或合并凹陷（酒窝征）、乳晕下致密影和漏斗征、乳头凹陷、血运增加、阳性导管征、肿瘤周围"水肿环""彗星尾"征等。

1. 肿块

是诊断乳腺癌的重要直接征象。CT上肿块的形态可分为类圆形、分叶状或不规则形（图7-9）。肿块的边缘可有长短不等、粗细不均的毛刺，或部分边缘有模糊浸润。少数肿块边缘可光滑锐利而酷似良性肿块。肿块的密度多数均匀，CT值可差异很大，自10Hu至90Hu，特别当肿块较小、受部分容积效应影响时。少数肿块可因坏死液化而出现低密度区。如肿块内有多数针尖状钙化，而CT上因部分容积效应而未能显示出具体的钙化灶时，则呈现为局部异常高CT值区。

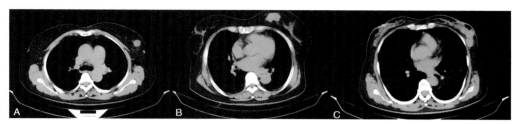

图 7-9 乳腺癌：肿块

注：双乳 CT 显示，图 A：左乳外上象限类圆形肿物，边缘光滑，边界清楚，密度均匀。术后病理：浸润性导管癌；图 B：左乳内上象限肿物，呈分叶状。术后病理：乳腺分泌型癌；图 C：左乳不规则形肿物影。术后病理：浸润性导管癌

一般认为，CT 上能检出的最小癌灶为 2～5mm 直径，在脂肪型乳腺中，乳腺 X 线摄影片上发现微小结节的能力可能更优于 CT；而在致密或有结构不良的乳房中，CT 上发现癌灶的能力则优于 X 线片。注射造影剂后 CT 强化扫描对肿块的定性诊断和发现癌灶有很大的帮助。由于癌组织内较周围正常组织有较高的碘浓度和较强的摄碘能力，强化扫描时可使肿块的 CT 值明显升高，肿块显示更清。增强前后 CT 值可增加 25～45Hu，或甚至更多。少数癌灶，包括一些隐性乳腺癌，在平扫时不明显，通过增强扫描可发现局限高密度区而被诊断。

2. 局限致密浸润

CT 上发现的局限浸润病变多数系增生、慢性炎症或结核等良性病变所致，但少数癌，特别是浸润性小叶癌，可仅见致密浸润而无肿块。此外，在 X 线片上诊断乳腺癌的特征性成簇分布微小钙化，在 CT 上由于部分容积效应的影响而无法辨认，亦只表现为局部致密区。若 CT 上检出有局限高密度区，必须进一步行增强扫描进行鉴别。如系癌肿，注射造影剂后可显出局部明显强化（图 7-10）。

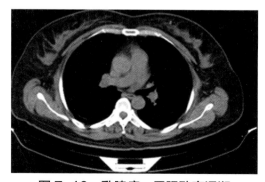

图 7-10 乳腺癌：局限致密浸润

注：胸部 CT 显示左乳外上象限局限性致密影，边界欠清，内可见钙化灶。术后病理：乳腺导管上皮不典型增生癌变，灶性浸润

3. 钙化

是X线诊断乳腺癌的重要征象。在乳腺X线片上，约30%乳腺癌可见特征性的钙化。除黏液腺癌偶可发生较粗大颗粒的钙化外，乳腺癌的钙化呈典型的细小多形性钙化、小杆状钙化或小弧形钙化，常3～5枚成堆，或数十枚钙化密集成群。

在组织学上，钙化颗粒的沉着多数是在癌细胞的变性坏死区，个别为坏死癌细胞本身的钙化，少数钙化亦可发生在浸润性瘤块边缘的坏死残屑内、腺癌的腺腔内或黏液腺癌的黏液基质内以及癌旁正常乳腺末梢乳管腔内及间质内。因而，从病理学角度，钙化不一定都发生在恶性组织区域，但从影像诊断而言，钙化是诊断某些微小癌、原位癌或"隐性乳癌"的重要或唯一的依据。但遗憾的是，CT虽有较高的密度分辨率，但受部分容积效应的影响，常无法显示出微细的钙化，而遗漏这一重要征象，或仅表现为一局限高密度区（图7-11）。

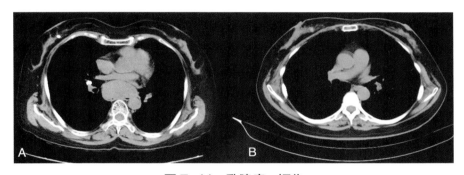

图7-11 乳腺癌：钙化

注：胸部CT显示，图A：右乳粗大良性钙化灶；图B：右乳结节伴钙化。病理：浸润性导管癌

4. 毛刺

此征象亦为乳腺癌诊断中的一个重要征象，约40%乳腺癌可见此征。形成毛刺的机制可能是由于癌周间质的纤维增生反应；癌瘤向外浸润扩展；癌细胞沿乳腺小梁或乳管扩展；或癌周小梁结构被癌瘤向肿瘤方向牵拽等因素所致。

CT较乳腺X线更易显示毛刺征，并可排除乳腺小梁与肿块重叠所造成的假性毛刺征。毛刺的形态可多种多样，有呈尖角状突起，或呈粗长触须状、细长形、细短形、火焰状或不规则形等。有的癌因有明显的纤维增生反应，故多有显著毛刺，毛刺的长度可数倍于肿物的直径，甚至可掩盖瘤块（图7-12）。

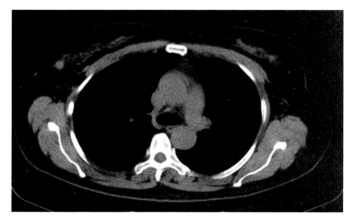

图 7-12　乳腺癌：肿块伴毛刺

注：胸部 CT 显示右乳外上象限结节，边缘可见细小毛刺。病理：浸润性导管癌

5. 皮肤增厚和局限凹陷（酒窝征）

乳腺癌中的皮肤增厚可能是由于癌瘤越出浅筋膜浅层而侵及皮下脂肪层及皮肤所致，或癌瘤累及 Cooper's 韧带而侵及皮肤。某些病例中，皮肤增厚是由于患乳血运增加、静脉淤血和（或）淋巴回流障碍等因素所造成，而并非是肿瘤已直接侵犯皮肤，此时增厚的范围多较广泛，且不论肿瘤位置如何，增厚区多起始于乳房的下半部。

在乳腺 X 线摄影中，轻微的皮肤局限增厚只有处于切线位上才能被显示。而 CT 则比乳腺 X 线摄影更敏感、更可靠。呈浸润型表现或有明显粗长毛刺且接近表面的乳腺癌容易出现皮肤的增厚。在皮肤增厚的同时，常可合并见到皮下脂肪层的浑浊、致密，出现粗糙网状交叉的索条阴影，浅筋膜浅层亦增厚、致密，悬吊韧带亦显示增宽、致密。

皮肤局限凹陷（酒窝征）常与皮肤增厚并存，乃由于纤维收缩牵拽所致。常可见一纤维索条影连接酒窝的中心与癌瘤肿块。

6. 乳头内陷

其常与乳晕区皮肤增厚和（或）乳晕下纤维增生反应（漏斗征）并存。乳腺癌患者中约 12% 可见有乳头内陷。乳头内陷并不意味癌瘤已侵犯乳头或乳晕下区。单纯乳头内陷而不合并有其他异常时，常为一非特异性所见，无重大临床意义。此外，在确定有乳头内陷后尚应追询病史，除外有先天性乳头内陷或炎症后乳头内陷的可能性（图 7-13）。

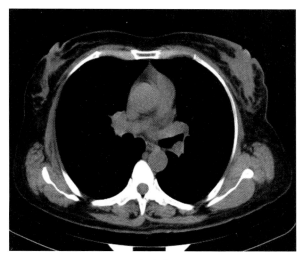

图 7-13　乳腺癌：乳头内陷

注：胸部 CT 显示左乳头后方肿物，侵及乳头，致乳头内陷、皮肤增厚

7. 血运增加

乳腺恶性肿瘤常有患乳的血运增加，但多见于中、晚期患者。影像学上可表现有三种形式：患乳血管管径（通常为静脉）较健侧明显增粗；病灶周围出现多数细小血管丛；以及病变区出现粗大肿瘤引流静脉。

8. 阳性导管征

乳腺癌常有沿乳导管向乳头方向蔓延、扩展之势，造成乳导管内因充满癌细胞而变得增粗、致密和粗糙；有时系乳导管被癌灶附近纤维增生牵拽集中；或癌附近乳导管非特异性增生，管腔内充满脱落上皮细胞残屑而导致增粗、致密。影像学上可见增粗、致密的索条影自乳头下指向病灶处。在 X 线片上约 22% 可见此征，但 CT 上出现概率较低。此征有时亦可见于良性病变，如乳导管的乳头状瘤。

9. 乳晕下纤维化或"漏斗征"

表现为乳晕下近似三角形的致密阴影，底座落在乳晕上，尖指向乳腺深处，形似漏斗状，故亦称"漏斗征"。此征常与乳头内陷或阳性导管征并存。多数系代表乳晕下非特异性的纤维增生反应，少数系癌瘤已侵犯乳晕下区所致（图 7-14）。

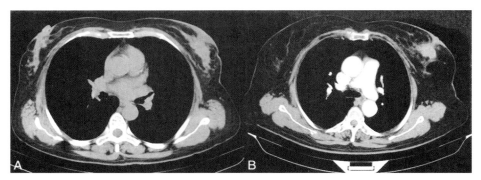

图 7-14　乳腺癌：漏斗征

注：胸部 CT 示，图 A：显示左乳癌伴乳晕后方"漏斗征"；图 B：左乳浸润性导管癌合并神经内分泌癌，左侧乳晕后方可见"漏斗征"

10. 彗星尾征

此征较少见，表现为瘤块的后方或上方一粗大索条影，形似彗星尾，系乳腺实质被癌瘤侵犯及纤维增生牵拽后造成。

11. 乳后间隙的侵犯

在正常情况下，乳腺后方浅筋膜深层与胸大肌之间有透亮的脂肪组织间隔，称为乳后间隙。乳腺 X 线摄影中因此间隙太靠后而无法显示，在 CT 上则可清晰辨认。有些深位的乳腺癌可侵犯浅筋膜深层而导致此透亮间隔的部分闭塞，或甚至更进一步深入侵及胸大肌。术前确定深位肿瘤有无胸大肌的侵犯对选用何种术式有很大帮助（图 7-15）。

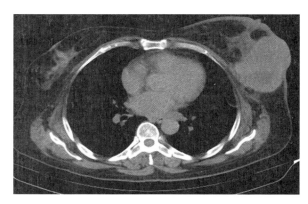

图 7-15　乳腺癌：乳后间隙受侵

注：胸部 CT 显示左乳内较大肿物，侵及皮肤及乳后间隙

12. 淋巴结转移

判断腋窝淋巴结转移尚缺乏公认的标准，文献报道采用的测量方法、诊断标准各不相同。赵晶等以短径＞0.5cm 作为腋淋巴结转移的阈值，则 CT 检出腋淋巴结转移的真阳性率为 73%、假阴性率为 27%，即无淋巴结增大者并不能排除有显微镜下的淋巴结转移。而以淋巴结结构异常，如"淋巴结门"消失、边缘模糊、毛刺和（或）邻近脂肪浑浊等作为诊断标准时，其准确度高于径线长度标准（图 7-16）。乳腺内侧象限的癌瘤易发生内乳区淋巴结的转移，CT 是检测有无内乳淋巴结增大的有效手段。正常情况下在胸骨两侧内乳区各有 3～5 枚淋巴结，主要集中在第 1～3 肋间隙水平，偶可出现在第 1～6 肋间隙水平。两侧淋巴链在胸骨柄及剑突水平可有潜在交通。内乳区淋巴结因周围缺乏足够的脂肪衬托，观察时必须适当调节窗位和窗宽，仔细评估（图 7-17）。

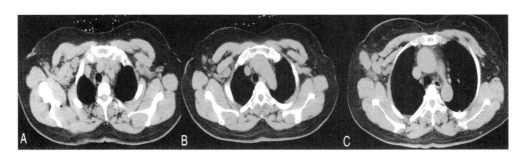

图 7-16　乳腺癌：腋窝淋巴结转移

注：右乳浸润性导管癌。胸部 CT 分别显示胸大肌深面、胸小肌深面及腋窝淋巴结肿大

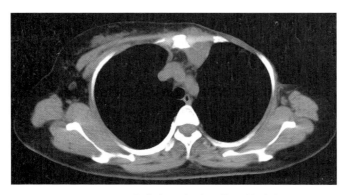

图 7-17　乳腺癌：内乳区淋巴结肿大

注：左乳癌术后，左侧内乳区淋巴结肿大

二、特殊类型乳腺癌的 CT 表现

影像学上虽不能判断乳腺癌的病理类型，但某些病理类型的乳腺癌可能有较特殊的影像学表现。

1. 乳头 Paget's 病或湿疹样癌

本病是中心位乳腺癌伴乳头湿疹样改变的综合征，较少见，约占女性乳腺癌的 1.4%，男性乳腺癌的 0.8% ~ 1.5%。

影像学上，早期乳头改变不易被测知，稍晚表现为患侧乳头增大、增密及不规则侵蚀，后期则有乳头内陷、破坏或甚至完全消失。除乳头改变外，患者常合并有中心位的导管癌，典型者表现为乳头下多数细小钙化，并可沿乳导管追踪到乳头。

2. 乳头状囊腺癌

较少见，约占乳腺癌之 2.3%。肿瘤多起自乳腺较大导管，生长缓慢，恶性度较低，常有较厚的包膜，囊内含黄色或暗棕色液体，偶杂有血块或坏死组织。临床触诊肿物呈橡皮样硬度，有囊性区域，境界清晰，可推动。肿物较大时与皮肤有粘连，皮肤变薄、发亮或变色，最终可破溃。乳头偶有回缩，但不固定。

影像学上肿物常较大，边缘光滑、锐利，酷似良性肿瘤的表现，但仔细观察，部分边缘可有不规则向外浸润的表现。CT 上肿物呈囊性密度，可为单囊或多囊，若囊内有出血及含铁血黄素沉着时，CT 值可增高至软组织密度。囊肿充气造影术是诊断此病的最佳手段，借气体的衬托，在囊肿的内壁上可显出有乳头状或分叶状软组织肿物而予以确诊。

3. 黏液腺癌或胶样癌

组织学上的特征为癌细胞分泌丰富的黏液，黏液的成分占肿瘤半量以上，肿瘤无包膜，但境界清晰。临床上，患者年龄多偏高，平均 52 岁。病期长，平均达 42.7 个月，预后较佳。触诊时肿物比较柔软，甚至呈囊性感，因而易被误认为良性。

影像学上，肿物边缘较光滑，密度淡，CT 上可测知有囊性区域，有时可出现一些诸如皮肤局限增厚、血运增加及乳腺小梁扭曲、牵拉、变形等继发恶性征象。黏液腺癌较易发生钙化，且多发生在黏液间质中，钙化颗粒比较粗大，形态不规则。

4. 髓样癌

病理特征为肿瘤境界多比较清晰，少数有假包膜形成，瘤内常有出血、坏死，癌周常有炎性细胞浸润，主要为淋巴细胞和浆细胞。临床上因该肿瘤恶性度较低，发展缓慢，故来诊时肿块多数已较大。90%境界清晰，多数可活动。皮肤可受累，表现为粘连、变色、橘皮样变及溃破等。乳头较少累及。

影像学上，因癌细胞聚集较紧密，且常有出血，故肿块密度多较高。当瘤内发生坏死时，则出现不规则低密度区。癌周若有炎性细胞浸润，可使肿块边缘模糊，严重者可完全掩盖肿块影而呈局限致密浸润表现。皮肤局限增厚及血运增加常见。钙化亦较常见，如发生在癌细胞内，则呈泥沙状；如发生在坏死组织中，则钙化颗粒较粗大。

5. 炎性乳腺癌

患者年龄多较轻，平均年龄约41岁。病程短，病变发展迅速。约70%患者就诊时即可触及广泛而巨大的肿块，另30%表现为整个乳房坚实感。90%以上患者有患乳疼痛及肿胀，于站立位时更甚。患乳皮肤均有水肿、橘皮样改变、增厚或呈红、肿、热等炎性表现。90%以上有腋淋巴结增大。约45%炎性乳腺癌发生在妊娠或哺乳期，10%可双乳受累。

影像学上表现为患乳普遍致密，悬吊韧带因有癌细胞浸润而显著增厚，皮肤呈广泛而显著增厚，几可累及全乳皮肤。皮下脂肪层显示浑浊，并可见与皮肤呈垂直走行的细索条状阴影，系代表癌性淋巴管炎。

6. 小叶癌

小叶癌的病理特点为肿瘤发生于小叶内末梢导管及腺泡上皮，导致小叶增大，腺泡腔被肿瘤细胞或增生的细胞堵塞，病变可累及一个或多个小叶。若癌细胞未浸出导管、腺泡的基底膜，则称为小叶原位癌（lobular carcinoma in situ），若已浸出，则称为浸润性小叶癌（infiltrative lobular carcinoma）。小叶癌的病程缓慢，预后较佳，特别是小叶原位癌。

影像学上，小叶癌虽使小叶增大、腺管及腺泡增多并充满癌细胞，但基本仍保持其正常的外形，故无论在钼靶X射线片上还是在CT上均难以辨认出有异常。若病变较广泛时，可出现绒毛状或结节状稍致密影，颇似小叶增生或导管增生。有时可见乳腺小梁较广泛的扭曲和变形。当癌突破基底膜后，可呈现与一般乳腺癌相同的CT表现。钙化为诊断小叶原位癌的一个重要征象。小叶原位癌有较高的钙化出现率，但它与导管内癌不同，钙化常发生在癌旁区域而不是在癌巢内，此点在指导活检时应予注意。CT上对钙化的检测不如钼靶X线片。

7. 导管内癌

病理特征为肿瘤局限于乳腺导管内，多数发生于中、小导管，受累范围较广，常呈多中心性分布，肿瘤如未浸出导管壁基底膜，则为非浸润性导管内癌或管内原位癌，若已浸出基底膜，则为浸润性导管癌。临床表现与一般乳腺癌相同。

导管内癌在影像学上的特征是钙化出现率较高，特别是粉刺样管内癌（comedo intraductal carcinoma），在坏死的细胞残屑内最易发生典型的细砂状钙化。钙化可呈丛状分布，或呈弥散而密集分布，累及乳腺的大部分。此种微细的钙化灶在 CT 上常难以辨认，仅反映出局部有高 CT 衰减值，强化时有明显强化。此外，导管内癌较少有纤维增生反应，故少有乳腺小梁结构紊乱或毛刺等征象。

三、男性乳腺癌 CT 表现

CT 图像上男性乳腺癌的特征性表现为一小型的肿块，肿块界限清楚，个别可因癌周围的间质增生或继发感染而显示肿块边缘模糊。肿块位偏心侧，通常在上、外侧。此外，尚可有皮肤粘连与增厚，乳头凹陷，皮肤溃疡，乳后脂肪间隙消失及胸壁受侵犯等恶性征象。（图 7-18）鉴别诊断：男性乳腺癌除主要需与男乳肥大鉴别外，还应注意与其他良性病变相鉴别。通常，男乳的良性病变均位于乳头下方，仅 3.4% 为偏心性，而大多数男乳癌的肿块为偏心的。

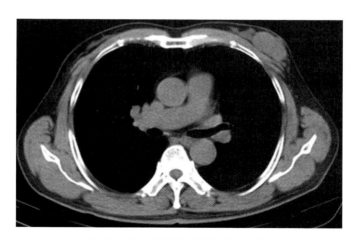

图 7-18　男性乳腺癌 CT 表现

注：胸部 CT 显示左乳头后方椭圆形肿物，边缘尚清晰

四、鉴别诊断

1. 肿块型乳腺癌

主要需与良性肿瘤，特别是纤维腺瘤以及结核、乳腺脂肪坏死等鉴别。一般良性肿瘤形态规整，呈圆形或类圆形，亦可略呈分叶状，但边缘光滑锐利，无毛刺。较大的良性肿瘤可将周围乳腺小梁推挤移位，但无紊乱、模糊现象。良性肿瘤的钙化少见，若有，也多在肿块内，且数目少、颗粒粗大。良、恶性肿块在CT值上无明显差异，但增强扫描时，良性肿瘤常无强化表现，或仅有轻度强化，增强值在30Hu以下，但个别亦可有明显强化。

（1）乳腺结核：比较少见，但它与乳腺癌无论在钼靶片上还是CT上均难以区别，两者皆可有毛刺、钙化、皮肤增厚、乳头内陷、腋淋巴结增大等改变。但增强扫描时，乳腺结核多无强化表现。

（2）乳腺脂肪坏死：在临床检查中可类似癌，但患者常有局部外伤史。CT上见病变特征性地位于乳腺皮下脂肪层内而并非是在腺体组织内。

2. 浸润型乳腺癌需与乳腺慢性炎症、结核及增生病等鉴别

（1）慢性乳腺炎及浸润性乳腺结核：表现为密度不均的致密浸润，内有多发大小不等的囊状透亮的坏死灶，虽可有皮肤增厚、漏斗征及乳头内缩等改变，但一般无血运增加及特征性细砂状钙化。

（2）增生病：一般累及双乳，病变较广泛但无各种继发的恶性征象。少数呈局限致密增生的患者与浸润型乳腺癌和小叶癌的鉴别困难，需依赖强化前后CT值的对比。增生病变一般无强化或仅有轻度增强，CT值的增加不超过30Hu。

五、乳腺CT检查在乳腺癌治疗后随访中的应用

乳腺癌全乳手术切除后，通过胸部CT检查可以观察有无胸壁复发，可精确测定其累及范围及深度，有助于放射治疗野的设定和剂量的计算，还能发现早期的心包积液、胸腔积液、肺及纵隔转移以及胸椎、胸骨或肋骨转移等。乳腺切除时曾行腋清扫或曾行腋部放射治疗的患者，因纤维瘢痕而使腋部临床检查发生困难，CT检查则可帮助确定腋部有无复发性肿块。乳腺癌术后发生患侧上肢水肿的患者，通过CT增强扫描可明确水肿的原因，有无腋静脉栓塞或系复发性肿物压迫腋静脉所致（图7-19）。

乳腺癌影像诊断

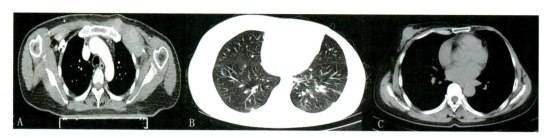

图 7-19　浸润性导管癌

注：图 A：左乳癌术后，左前胸壁软组织肿物影，呈不均匀强化；图 B：左乳癌术后，两肺多发转移瘤；图 C：左乳癌术后，CT 发现右乳肿物，术后病理：浸润性导管癌

另外，乳腺 CT 检查可通过测量化疗前后乳腺癌肿块、腋窝淋巴结的大小有无变化，肿块强化程度有无变化，以评价新辅助化疗的疗效（图 7-20）。

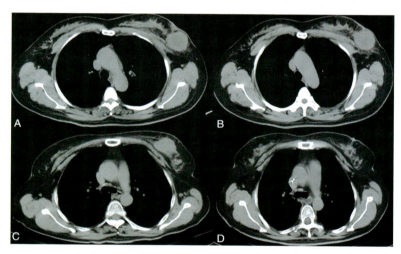

图 7-20　乳腺癌新辅助化疗前后

注：图 A、B：左乳腺癌新辅助化疗前后肿物变化不明显；图 C、D：左乳腺癌新辅助化疗前后，肿物明显缩小

第八章 乳腺癌的核医学诊断

第一节 SPECT、SPECT/CT 在乳腺肿瘤中的价值

一、^{99m}Tc-MIBI 乳腺肿瘤显像

1. 显像原理

^{99m}Tc-MIBI（锝标记的甲氧基异丁基异腈），是一种非特异性肿瘤显像剂，在肺肿瘤、乳腺肿瘤、甲状腺、甲状旁腺及骨肿瘤等诊断和鉴别诊断方面具有重要价值，其机制目前尚未明确。除肿瘤细胞生长活跃局部血流丰富以外，有学者认为，^{99m}Tc-MIBI 能在肿瘤细胞内聚集的主要原因是恶性肿瘤细胞代谢增加，具有较高的线粒体及细胞质传导膜电位引起。另有研究证明，^{99m}Tc-MIBI 具有亲脂性，容易通过肿瘤细胞膜进入细胞质中，约 90% ^{99m}Tc-MIBI 进入胞质后可与线粒体结合。

2. 显像剂的制备及用量

在无菌操作条件下，将新鲜高锝酸钠溶液 1~5ml，注入甲氧基异丁基异腈冻干品瓶中，震荡摇匀后，放入沸水中反应 10~15 分钟。取出后冷却至室温，即可得到 ^{99m}Tc-MIBI 注射液。选择乳腺肿瘤对侧上肢静脉注射显像剂，注射量一般为 555~740MBq（15~20mCi）。静脉注射 15~30 分钟后行局部平面或断层显像，延迟显像于注药后 1~2 小时进行。

3. 正常影像表现

两侧乳腺部位隐约可见显影，内放射性核素分布均匀，有时可见乳头显影。甲状腺两叶部位可见对称性放射性核素浓聚，两侧腋窝和胸廓显影清晰，纵隔部位可见条状浓聚影。胸部左下方可见类环形心室浓聚。由于 ^{99m}Tc-MIBI 主要通过肝胆排泄，因此肝脏及部分肠道可见显影（图 8-1）。

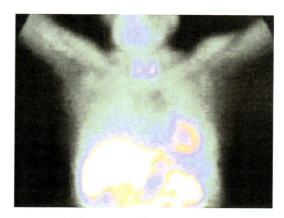

图 8-1 正常 MIBI 显像

注：正常 ^{99m}Tc-MIBI 显像。两侧乳腺区放射性核素分布均匀，未见异常放射性核素浓聚灶。甲状腺两叶部位可见对称性放射性核素浓聚，胸部左下方可见类环形心室显影

4. 异常影像所见

乳腺恶性肿瘤血供丰富，细胞代谢增加，^{99m}Tc-MIBI 显像时在乳腺肿物部位可见团块状或结节状异常放射性核素浓聚。行双时相显像时，^{99m}Tc-MIBI 早期和延迟显像乳腺肿物部位均可见异常放射性核素浓聚，且延迟显像示病变浓聚程度增加，T/N 比值逐步上升。利用 ROI 技术定量测定乳腺肿物与对侧正常乳腺部位 T/N 比值，如比值＞1.23，提示恶性肿瘤可能性大（图 8-2）。晚期患者在原发灶显影的同时，可在腋窝淋巴结部位见到单个或多个异常放射性浓聚灶，提示有腋窝淋巴结转移。但在一些较小的乳腺导管癌、肿瘤组织中有出血坏死或纤维化者易呈假阴性。

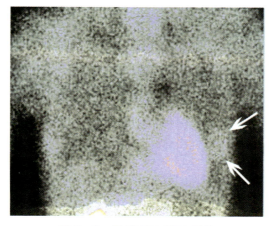

图 8-2 乳腺癌 MIBI 显像

注：^{99m}Tc-MIBI 显像示左侧乳腺区可见团块状异常放射性浓聚

乳腺良性肿瘤血供差，细胞代谢较低，肿瘤部位未见异常放射性核素浓聚，与周围乳腺组织放射性核素分布一致。少数患者肿物部位可见轻度异常放射性核素浓聚，行双时相显像时，延迟像示浓聚部位放射性浓聚程度不变或减淡消失。部分纤维腺瘤和增生的乳腺组织以及较大的汗腺及炎性淋巴结可表现为假阳性。

5. 临床价值

对乳腺X线摄影术难以确诊的患者，^{99m}Tc-MIBI乳腺肿瘤阳性显像具有明显优势，它是一种简单、无创、能准确鉴别乳腺肿物良恶性的检查方法。结合半定量分析及延迟显像，其对乳腺癌诊断的灵敏度和特异性分别为85%~90%和72%~94%。双时相显像能提高诊断的准确性。

淋巴结转移的数目、程度及其部位对乳腺癌患者的预后影响不同。MIBI可用于诊断乳腺癌患者是否有腋窝淋巴结转移，其灵敏度和特异性分别为85%和90%，与淋巴结大小、癌细胞浸润淋巴结程度有关。

平面显像受限于SPECT的分辨率，可查出约1cm大小病灶。应用SPECT/CT仪行局部断层显像与CT图像融合可提高小病灶的检出率，并可对病变进行准确定位。

二、^{99m}Tc（Ⅴ）-DMSA乳腺肿瘤阳性显像

1. 显像原理

^{99m}Tc（Ⅴ）-DMSA（锝标记的2,3-二巯基丁二酸）是一种较理想的肿瘤显像剂，在临床上应用较为广泛，在甲状腺髓样癌、软组织肿瘤、骨肿瘤诊断方面具有较高的临床价值。其被肿瘤细胞浓聚的确切机制尚不清楚。

2. 显像剂的制备及用量

在无菌条件下，将新鲜^{99m}Tc淋洗液740~3700MBq（20~100mCi）/1~3ml注入DMSA药盒中，充分振荡混匀，室温放置10~15分钟。注射时选择患乳对侧上肢静脉，双侧乳腺均有病变时，可选择下肢或足背静脉注射。注射剂量＞740MBq（20mCi）。静脉注射5~10分钟后行局部平面或断层显像，延迟显像于注药后1~2小时进行。

3. 正常影像表现

^{99m}Tc（Ⅴ）-DMSA主要经肾脏排泄，甲状腺、胃区始终无放射性摄取。两侧乳腺部位隐约可见显影，内放射性核素分布均匀，有时可见乳头浓聚影。心脏、主动

脉弓及锁骨下血管显影较淡。

4. 异常影像所见

^{99m}Tc（Ⅴ）-DMSA 显像在乳腺恶性肿瘤部位表现为结节状或团块状异常放射性浓聚，行双时相显像时，早期和延迟显像乳腺肿瘤部位均可见异常放射性核素浓聚，且延迟显像示病变浓聚程度增加，T/N 比值逐步上升。利用 ROI 技术来定量测定乳腺肿物与对侧正常乳腺部位 T/N 比值，如比值＞1.25，提示恶性肿瘤可能性大。如在原发灶显影同时，在腋窝淋巴结部位可见到单个或多个放射性浓聚灶，提示有腋窝淋巴结转移。

^{99m}Tc（Ⅴ）-DMSA 在大多数良性肿瘤部位无明显异常放射性核素浓聚，与周围乳腺组织放射性核素分布一致。或早期像肿瘤部位有轻度放射性核素浓聚，但延迟显像变淡或消失，提示为良性病变。

5. 临床价值

^{99m}Tc（Ⅴ）-DMSA 显像是一项在肿瘤诊断及鉴别诊断中有重要临床价值且适用的方法。在对原发灶准确诊断的同时，^{99m}Tc（Ⅴ）-DMSA 显像对腋窝淋巴结转移、肺转移、骨转移也有较高的准确性和特异性，对临床治疗方案的选择具有较高的指导价值。应用 SPECT/CT 仪行局部断层显像与 CT 图像融合可提高小病灶的检出率，并可对病变进行准确定位。

三、^{99m}Tc-tetrofosmin 乳腺肿瘤显像

1. 显像原理

^{99m}Tc-tetrofosmin，即锝标记的 1，2-双［双（2-乙氧乙基）膦］乙烷，显像机制目前尚未完全清楚，多数学者认为与 ^{99m}Tc-MIBI 相同。

2. 显像剂的制备及用量

标记时，在无菌操作条件下，将新鲜高锝酸钠淋洗液注入药盒内，充分振荡，在室温条件下放置 15 分钟。给患者静脉注射 555～740MBq（15～20mCi）。静脉注射 5～10 分钟后行局部平面或断层显像，延迟显像于注药后 1～2 小时进行。

3. 临床价值

^{99m}Tc-tetrofosmin 乳腺肿瘤显像是一种新的肿瘤显像诊断方法。当 T/N＞1.28 时，肿瘤一般为恶性。应用 SPECT/CT 仪行局部断层显像与 CT 图像融合可提高小病灶的

检出率，并可对病变进行准确定位。

四、^{99m}Tc-HL91乳腺肿瘤显像

1. 显像原理

实体瘤内存在大量对放射线和某些化疗药物有抗药性的乏氧细胞，通常为肿瘤复发、再生长的根源。放射性核素标记的硝基咪唑类化合物可以选择性地结合于实体肿瘤的局部乏氧组织。^{99m}Tc-HL91是新型非硝基咪唑类化合物，可用于病灶组织缺血缺氧的判断。

2. 显像剂的制备及用量

在无菌操作条件下，将1~2ml的新鲜高锝酸盐淋洗液（5~50mCi）注入HL91药盒中，使之全部溶解后，室温放置10分钟即可。成人剂量为185~740MBq（5~20mCi）。选取患病乳腺对侧静脉注射，1小时后可行乳腺平面及断层显像。

3. 正常影像表现

两侧乳腺部位隐约可见显影，内放射性核素分布均匀，有时可见乳头浓聚影。两侧上肢、腋窝和胸廓显影清晰。

4. 异常影像所见

乳腺恶性肿瘤部位表现为团块状或结节状异常放射性核素浓聚。在腋窝淋巴结部位见到单个或多个放射性浓聚灶时，提示有腋窝淋巴结转移。

5. 临床价值

恶性肿瘤内存在乏氧细胞，肿瘤乏氧细胞的存在使肿瘤对放化疗的抗拒性增加。在实质肿瘤中，肿瘤细胞乏氧程度越高，肿瘤的恶性程度就越高。因此乏氧显像不仅可辅助诊断恶性肿瘤，且可有效地指导治疗和预测疗效，尤其对放疗有重要意义。与常用的^{99m}Tc-MIBI显像相比避免了心肌的高摄取对左侧乳腺的影响，可提高影像诊断准确性。应用SPECT/CT仪行局部断层显像与CT图像融合可提高小病灶的检出率，并可对病变进行准确定位。

五、全身骨显像检查

恶性肿瘤如前列腺癌、乳腺癌、肺癌等在疾病的发展过程中常伴有骨转移。骨转移已成为严重影响肿瘤患者预后与治疗方案选择的因素之一。骨转移临床表现

大多数表现为局部骨疼痛,但也有一些骨转移患者不出现骨疼痛症状。^{99m}Tc-MDP SPECT 或 SPECT/CT 全身骨显像具有灵敏度高、无创、无痛苦特点,可全面评价骨转移瘤情况,是目前唯一能一次检查完成全身骨显像的检查手段。

1. 显像原理

骨骼由有机物和无机物组成。有机物包含骨细胞、细胞间质和胶原;无机物主要是羟基磷灰石晶体。骨显像剂可对体液中可交换的离子或化合物充分发生离子交换或化学吸附作用。骨骼发生病变时,病变区的骨骼可随血供多少、成骨旺盛或低下出现成骨或溶骨两种变化。在新骨形成处,晶体表面可吸附大量的 ^{99m}Tc-MDP,显像时表现为放射性核素浓聚,又称为"热区";而成骨低下部位则表现为放射性核素稀疏或缺损,又称为"冷区"。

2. 显像剂制备及用量

在无菌条件下,将新鲜高锝酸钠液注入 MDP 药盒,充分摇匀,使冻干品完全溶解,静置 5 分钟,即得到 ^{99m}Tc-MDP 注射液。注射剂量一般为 740~925MBq(20~25mCi)。

3. 显像方法

受检者无须特殊准备,注射显像剂后嘱患者多饮水,检查前排空膀胱,上机前取走身上的金属物品。患者仰卧于检查床上,探头配置低能通用型或低能高分辨准直器,能峰 140keV,窗宽 20%,全身显像采集条件为矩阵 256×1024,扫描速度为 12~15cm/min,Zoom 1.0。局部静态显像采集条件为矩阵 256×256,采集时间为 5~10 分钟。局部断层显像采集条件为矩阵 64×64,探头旋转 360°(单探头)或 180°(双探头),采集 64 帧图像。

4. 正常影像表现

全身骨显像清晰,中轴骨显影较四肢骨清晰,双侧呈对称分布。各部位的骨骼由于骨松质的含量不同,局部血运和骨盐代谢程度不同,使得骨吸收显像剂的量不同。扁平骨包括颅骨、肋骨、椎骨和髂骨显影较浓,关节部位可见对称性核素浓聚(图 8-3)。

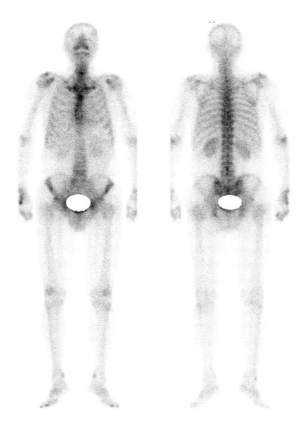

图 8-3　正常骨显像

5.异常影像表现

（1）多发性异常放射性浓聚：骨转移癌的典型表现为随机的多发放射性核素浓聚（图8-4），CT扫描相应部位见溶骨性或成骨性骨质破坏，早期骨转移时CT扫描可无明显改变。

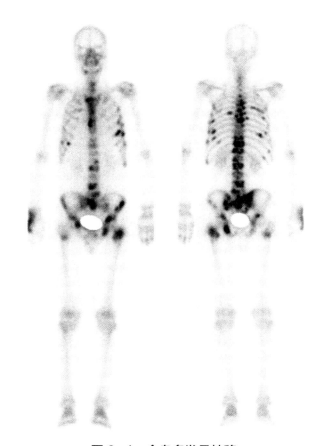

图 8-4　全身多发骨转移

注：患者女，56 岁。左乳癌术后 2 年。全身骨显像示全身随机的多发异常放射性核素浓聚，考虑为多发骨转移癌

（2）局限性放射性浓聚、稀疏或缺损：对于孤立的骨显像异常放射性浓聚灶，以下几种情形常提示为恶性：骨显像上表现为偏于椎体一侧团块状明显异常浓聚；整个椎体明显异常放射性核素浓聚，不伴有椎体变窄；肋骨出现条状放射性核素浓聚，或无手术外伤史患者出现明显团块状放射性核素浓聚；盆骨及四肢骨上异常条状或团块状放射性核素浓聚；非手术部位出现的放射性缺损区。对于不易鉴别的病灶可行断层显像、SPECT/CT 融合图像、MR 检查等也可行 PET/CT 检查，联合诊断可大大提高病变诊断的准确性（图 8-5）。

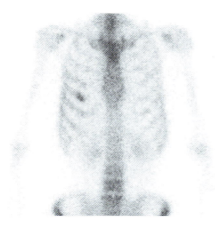
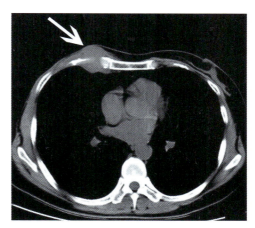

图 8-5　骨显像与 CT 融合

注：患者女，47 岁。右乳癌术后 4 年余。全身骨显像示右 5 前肋骨可见条形异常放射性浓聚，CT 是局部骨质可见溶骨性破坏，考虑骨转移

（3）乳腺癌骨转移超级影像表现：中轴骨显影浓而清晰，四肢骨显影较淡，肾脏及膀胱内核素分布较少或不显示，软组织显影极淡。这是一种弥散性骨转移的核素显像表现，如做 CT 扫描时，可发现骨骼呈多发性骨质破坏，或表现为骨髓腔内多发异常高密度灶，伴或不伴有骨皮质连续性中断（图 8-6）。

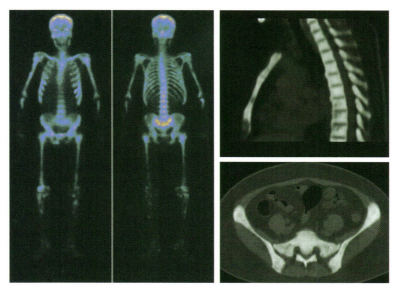

图 8-6　超级骨影像

注：全身骨显像示：中轴骨显影浓而清晰，四肢骨显影较淡，肾脏及膀胱内核素未见显示，软组织显影极淡，为骨转移癌的"超级骨显像"表现。CT 示多部位成骨性骨转移

6. 临床价值

骨转移是乳腺癌患者发生远处转移的常见部位，有文献报道乳腺癌骨转移总的发生率是 8%，而进展型乳腺癌骨转移的发生率可达 70%。乳腺癌骨转移中，单发转移者较少，多发转移者比例较高。乳腺癌术后应定期常规进行全身核素骨显像，规程是：初诊时做基础显像，最初 2 年内每半年随访一次，以后根据病情每年或一年半随访一次。以达到早期诊断骨转移并早期治疗的目的。

六、乳腺癌前哨淋巴结检查

1. 显像原理

将放射性核素标记的大分子物质注射到乳癌肿块周围或正中皮下，大分子物质不能透过毛细血管基底膜而主要以毛细淋巴管吸收，并在引流过程中部分被引流淋巴结窦内皮细胞所摄取，可用 γ 相机或 SPECT 探测淋巴结位置，引流的第一站淋巴结为乳腺癌前哨淋巴结。

2. 检查适应证

临床上已确诊为乳癌患者或乳癌活检术后患者。

3. 检查用显像剂

放射性核素锝标记的大分子右旋糖酐 ^{99m}Tc-DX 或锝标记的硫胶体 ^{99m}Tc-SC，用量 37～74MBq（1～2mCi）。

4. 前哨淋巴结显像及术中探测方法

患者无须特殊准备，于乳腺肿瘤周围四点或表面正中皮内单点注射显像剂，活检术后患者于活检腔中心皮内注射。^{99m}Tc-DX 的体积为 0.1～0.3ml。采用 SPECT 或 SPECT/CT 显像仪，配置低能高分辨准直器，矩阵为 256×256，Zoom 为 1.0。患者仰卧于检查床上，注意除掉金属物品，双手上举，充分暴露胸部及腋窝，探头对准胸部。于用药后 1.5 小时采集前位平面像，常规摄片分析。必要时行局部断层显像与 CT 图像融合，提高诊断的准确性。

5. 前哨淋巴结影像所见

注射点位置可见放射性核素浓聚，乳腺肿瘤周围可见串珠状异常放射性浓聚，距注射点最近的放射性核素浓聚区，即为乳癌前哨淋巴结（图 8-7）。从影像上还可看出乳腺淋巴引流的方向。

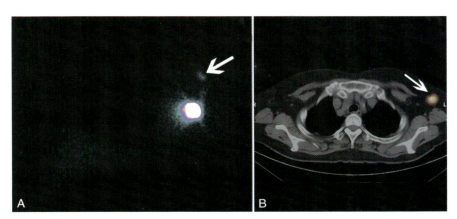

图 8-7　乳腺癌前哨淋巴结显像

注：图 A：为乳腺癌前哨淋巴结显像，在注射点左上方可见一点状轻度异常放射性浓聚（箭头所示），考虑为前哨淋巴结。图 B：行局部断层显像与 CT 融合示：左腋下小淋巴结部位可见点状异常放射性浓聚

6. 临床价值

乳腺癌最常见的转移途径是经淋巴道转移至腋窝淋巴结。大多数乳腺癌患者，腋窝淋巴结转移遵循一种顺序转移模式。因此，如果第Ⅰ水平淋巴结未被肿瘤侵袭，第Ⅱ和第Ⅲ水平淋巴结转移的概率就很小。局部淋巴结的评定对于乳腺癌的分级、选择合适的辅助疗法和预后的判定非常重要。早期乳腺癌患者中腋窝淋巴结转移的发生率相对较低，所以如何使患者的生活质量有所提高，如何在尽可能减少并发症的同时对腋窝淋巴结进行准确评估已成为大家关注和争论的焦点，特别是对那些腋窝淋巴结阴性的患者，争论的焦点主要在是否需清除全部的腋窝淋巴结及腋窝清扫的范围。大样本的前瞻性随机试验结果均证实前哨淋巴结活检术可以提供准确的腋窝淋巴结分期。

前哨淋巴结是指乳腺肿瘤细胞在淋巴转移过程中首先累及的淋巴结，乳腺癌淋巴结转移，特别是Ⅰ期、Ⅱ期乳腺癌患者，一般首先累及前哨淋巴结。如果前哨淋巴结阴性，则可推断整个区域淋巴结并未受累；如果阳性，则有可能受累。SLNB 是一种最具前景的腋窝淋巴结分期评价方法，它既能提供准确的预后信息，又能避免腋窝淋巴结清扫术（ALND）带来的后遗症，是乳腺癌手术治疗的又一次革命。

SLN 的准确定位和活检是 SLNB 成功预测腋窝淋巴结转移的关键。刘忠诚研究表明,应用核素显像法前哨淋巴结的检出的率达98%,赵新明等研究 31 例乳腺癌患者,其用核素显像法乳腺癌前哨淋巴结检出率为 100%。综上所述,核素显像定位活检乳腺癌前哨淋巴结应用方便、定位准确、检出率高,值得临床进一步推广应用。

第二节　PET、PET/CT 在乳腺肿瘤中的价值

一、肿瘤代谢显像概述

肿瘤代谢显像技术最大特点是能较早地反映肿瘤组织(或细胞)与正常组织(或细胞)、良性肿瘤与恶性肿瘤在物质代谢、能量利用、基因表达和调控等方面的差异,不仅提供肿瘤的位置、形态、大小等解剖学资料,更能提供肿瘤组织本身及局部组织器官的血流和代谢等功能变化资料,从而为肿瘤的定性诊断、鉴别诊断、临床分期、疗效评估和预后随访提供有价值的信息。尤其对治疗后局部残留肿块是水肿、纤维化、肉芽肿、坏死组织,还是肿瘤残留或复发,其他影像诊断方法有一定难度,而核素肿瘤显像技术具有明显的优势。

肿瘤代谢显像包括葡萄糖、氨基酸或蛋白质、磷脂和核酸代谢显像等方面的内容,其中正电子核素标记的葡萄糖在临床应用中最广泛。本章节将作为重点介绍。

肿瘤代谢显像一般应用 PET、PET/CT,以及新近不久应用于临床的 PET/MR 等,其中 PET/CT 目前应用较广泛。PET/CT 实现了功能与解剖结构的同机图像融合,双方信息互补,彼此印证,可以提高诊断的特异性和准确性。PET/CT 与常规 PET 相比,具有以下优点:①显著缩短图像采集时间,增加患者流通量;②提高病变定位的精确性;③ PET/CT 诊断的准确性优于单纯的 PET 或单纯的 CT 以及 PET 与 CT 的视觉融合;④ CT 的应用可避免 FDG 摄取阴性肿瘤的漏检。如转移性肺癌小病灶、成骨性骨转移、原发性肝细胞癌等;⑤ PET/CT 可从肿瘤组织的血流灌注、代谢、增殖活性、乏氧、肿瘤特异性受体、血管生成及凋亡等方面进行肿瘤生物靶体积(BTV)的定位,指导放射治疗计划的精确制定等。

二、^{18}F-FDG 显像原理

^{18}F- 氟代脱氧葡萄糖(^{18}F-FDG)是临床上应用最多的肿瘤代谢显像剂,它是一

种葡萄糖类似物。静脉注射 ^{18}F-FDG 后，在葡萄糖转运蛋白的帮助下通过细胞膜进入细胞，随后在己糖激酶的作用下形成 6-PO$_4$-^{18}F-FDG，但由于其与体内葡萄糖的结构不同，不能进行下一步的代谢而大量滞留在细胞内长达几个小时。因此，^{18}F-FDG 可反映体内组织、器官及病变的葡萄糖利用状况。由于恶性肿瘤的血流丰富、葡萄糖利用增加，葡萄糖转运蛋白的表达增加。因此，在 ^{18}F-FDG 肿瘤代谢显像上表现为肿瘤部位异常增高，并且持续存在的 ^{18}F-FDG 摄取。

^{18}F-FDG 摄取增高程度与肿瘤的大小、病理类型和所处肿瘤增殖周期的不同阶段密切相关。因而，^{18}F-FDG 诊断肿瘤时，能够根据肿瘤活性对其进行分级。

三、^{18}F-FDG 显像方法

1. 患者准备

检查当日避免剧烈运动；检查前禁食 4～6 小时，非糖尿病患者要求血糖在正常水平（6.1mmol/L）以下，糖尿病患者则应低于 8.3mmol/L。测量身高、体重用于定量或半定量估算肿瘤的代谢率。

2. 注射显像剂患者

安静状态下休息 20 分钟以上，然后静脉注射 ^{18}F-FDG 185～370MBq（5～10mCi）。

3. 图像采集

患者注射显像剂后 40～60 分钟后进行全身扫描，采用 PET 或 PET/CT 仪，扫描前排空尿液。行 PET/CT 检查时先行 CT 扫描，再行 PET 扫描。CT 所用参数应在保证图像质量的前提下尽可能地减少辐射剂量。利用 3D 响应线等方法对 PET 图像进行重建，并利用相应的融合软件将 PET 与 CT 图像进行融合，获得矢状面、冠状面及横断面的 CT、PET 以及 PET/CT 融合图像。必要时可对局部进行 PET/CT 延迟显像检查。延迟显像于早期显像 2～3 小时后进行。

4. 图像分析

显像诊断结果正确与否，直接关系到临床医生对肿瘤患者治疗决策的成功与失败，因此正确客观评价肿瘤代谢显像结果是十分重要的问题。根据肿瘤代谢显像的原理和特点，其结果判断和效能评价主要有以下几种方法：

（1）视觉分析：病灶区放射性明显高于周围正常组织。

（2）半定量分析：目前 PET、PET/CT 显像的图像分析除目测法外，主要采取

半定量分析技术，标准化摄取值（standardized uptake value，SUV）可通过兴趣区（region of interest，ROI）FDG 的浓聚量与注射量的比值及患者体重计算而得。SUV 由下列公式计算：

$$\text{标准化摄取值（SUV）} = \frac{\text{病灶的放射性比活度}(kBq/ml)}{\text{注射的放射性活度/体重}(MBq/kg)}$$

SUV 描述的是 FDG 在肿瘤组织与正常组织中摄取的情况。SUV 越高，则恶性肿瘤的可能性越大。SUV 作为 PET、PET/CT 显像中半定量分析参数，在诊断各种疾病，尤其是鉴别肺部良恶性结节上有重要价值。SUVmax 由于不受人为因素影响，更具重复性，目前多以 SUVmax 作为衡量病灶摄取程度的指标。但在某些肿瘤组织如高分化腺癌、肝细胞肝癌等摄取 ^{18}F-FDG 较低而 SUV 值较低，而某些肉芽肿、结核等良性病变可大量摄取 ^{18}F-FDG，而表现为 SUV 值较高，甚至很高，因此 SUV 值只是一个参考值，不能绝对化。另外，SUV 值的影响因素很多，如患者体重测量准确性、注射显像剂的剂量的准确性、患者的血糖水平、显像时间等均可影响 SUV 值的准确性。

5. ^{18}F-FDG 在体内的正常分布

葡萄糖是脑组织唯一的能量来源，所以脑组织吸收 FDG 比例较高。大脑皮质、基底节、丘脑和小脑等部位常呈 FDG 高摄取，而脑白质和脑脊液摄取较低。

在颈部常可见两侧腮腺、颌下腺、扁桃体等对称性中度或高度摄取。注射显影剂后说话较多，可出现喉部肌肉 ^{18}F-FDG 摄取增高，故注射示踪剂后应嘱患者避免谈话和口咽部运动，以降低局部摄取。部分甲状腺可表现为弥散性对称性摄取，可能与慢性甲状腺肿或甲状腺炎有关。两颈部、锁骨上和脊柱旁的脂肪组织可以造成中度以上的对称性摄取，多由棕色脂肪摄取显像剂所致。情绪紧张的患者，肌肉组织部位可见到较高的放射性摄取，尤其是颈部、肩部和上背部。

肺实质为低摄取，纵隔含有较丰富的血管，为中度摄取（图 8-8）。胸腺在成人多摄取不明显，但在儿童可表现为明显摄取，在前纵隔成 "V" 字形。正常心肌代谢依赖于葡萄糖和游离脂肪酸，部分患者可见左心室肌明显显影。但心肌是否显像及放射性分布是否均匀受血糖浓度影响较大，且有明显的个体差异。

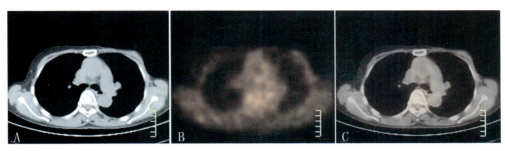

图 8-8 正常 PET/CT 胸部

注：PET/CT 正常胸部横断面。肺实质表现为低摄取，纵隔含有较丰富的血管，为中度摄取。（图 A 为 CT 图、图 B 为 PET 图、图 C 为 PET/CT 融合图）

腹部肝脏及脾可轻度均匀性放射性核素摄取，但脾摄取程度低于肝脏。消化道常可见浓聚程度不一的放射性分布，可能与平滑肌蠕动、肠道内容物以及肠壁淋巴组织的含量有关，如在淋巴结丰富和平滑肌活跃的盲肠，以及含粪便较多的乙状结肠往往有显著的摄取。消化道生理性浓聚常较弥散、连续，形态与胃肠道走行一致（图 8-9）。

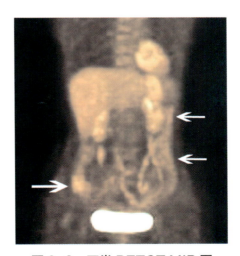

图 8-9 正常 PETCT MIP 图

注：正常 PETCT MIP 图：腹盆腔内部分肠道部位可见条形轻度放射性核素摄取，与肠道走行一致，为生理性摄取

血液中未被组织吸收的 FDG 经肾脏排泄，从而造成肾盏、肾盂、输尿管及膀胱内聚积了大量放射性物质，影响图像质量（图 8-10）。因此，受检者在显像前大量饮水，及时排尿使泌尿系统内尿液显像程度减低，以便对腹、盆腔相邻器官进行最佳的诊

断分析。

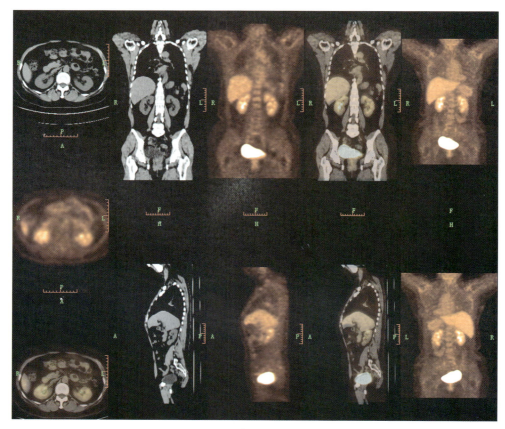

图 8-10　正常 PET/CT 图像

注：正常横断面、冠状面和矢状面 CT、PET、PET/CT 图像。腹部肝脏及脾可轻度均匀性放射性核素摄取，但脾摄取程度低于肝脏。双肾和膀胱内可见放射性核素聚集

骨皮质几乎不摄取 FDG，骨髓一般为低度均匀摄取。正在化疗或使用集落刺激因子的患者骨髓可出现中度以上均匀摄取。在静息状态下，骨骼肌摄取多不明显，可有轻度摄取。

男性生殖系统中的睾丸可有中度摄取，随年龄增加摄取减少。女性子宫在排卵期、经期或存在子宫肌瘤时可见轻至中度 FDG 浓聚。卵巢不摄取 FDG，经期、黄体囊肿可能有轻至中度摄取。

读片时应注意各种伪影的识别，肠道内容物和尿液在腹部显像时可能造成假阳性或假阴性；结核病灶或局部的炎症特别是肉芽组织会使 FDG 的摄取增加；化疗和

放疗可以降低 FDG 的摄取；放疗引起的放射性肺炎、胸腔积液对 FDG 的摄取增加；脊柱旁肌和骨骼肌可以生理性地摄取 FDG；没有经过衰减校正的图像会显示出全身或皮肤的活性；外伤或手术伤口对 FDG 的摄取可长达 6 个月。

6. 适应证

（1）寻找肿瘤原发灶。

（2）病变的良恶性诊断及鉴别诊断。

（3）恶性肿瘤分期、分级及肿瘤转移灶的定位诊断。

（4）临床治疗后肿瘤残余与复发的早期判断。

（5）肿瘤放化疗后局部坏死与存活肿瘤组织的鉴别诊断。

（6）临床疗效的监测、预后判断。

（7）肿瘤生物靶区的定位、疗效监测等。

（8）肿瘤生物学评价，包括肿瘤细胞增殖状态、受体及抗原表达和新药与新技术的客观评价。

7. 乳腺癌 PET/CT 临床应用价值

（1）乳腺癌原发灶的探测：乳腺癌等恶性肿瘤葡萄糖代谢率增高，而代谢活性的改变通常早于解剖结构变化之前。PET/CT 显像可用于原发乳腺癌的探测和鉴别乳腺肿块的良、恶性，特别是应用于乳腺钼靶 X 线照相检查结果不确定、乳腺腺体致密、乳腺癌术后瘢痕或乳腺植入假体的患者。

大多数文献报道 ^{18}F-FDG PET 显像对乳腺癌原发灶的探测和乳腺肿块良恶性鉴别诊断的灵敏度 64%～96%、特异性 80%～100%。乳腺良性病变 SUV 值在 1.5±0.9，恶性病变 SUV 值在 6.8±3.7（图 8-11）。^{18}F-FDG PET 显像对乳腺癌诊断的灵敏度与病灶对 ^{18}F-FDG 的摄取程度和病变大小有关。一般恶性程度高的病变摄取显像剂明显高于恶性程度低的病变，弥散性生长的肿瘤 SUV 值明显低于边界清晰的病变，浸润性导管癌的平均 SUV 值（5.6）高于浸润性小叶癌（3.8）。

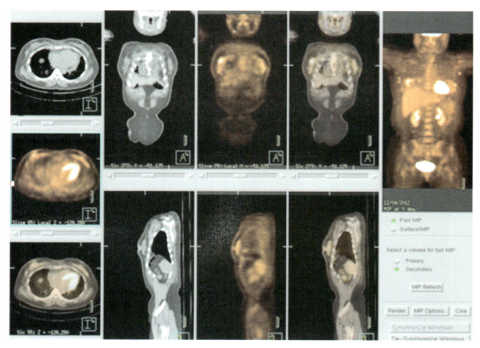

图 8-11 双乳恶性病变伴腋下淋巴结转移

注：患者女，68 岁，双乳肿物。PET/CT 图像时双乳占位伴异常葡萄糖高代谢；两腋下淋巴结肿大伴异常葡萄糖高代谢，考虑双乳恶性病变伴腋下淋巴结转移。术后病理：浸润性导管癌

假阴性主要见病变 < 1cm、肿瘤生长较慢或肿瘤分化程度较好的患者。有文献报道 PET 诊断 < 1cm 肿瘤的灵敏度仅 25%，而 1 ~ 2cm 肿瘤的灵敏度可上升到 84.4%。

根据乳腺癌的 CT 图像特点（结节状高密度灶，边缘不规则，分叶状或有短毛刺，肿块内有砂粒状钙化，肿块与皮肤或深部肌肉脂肪间隙消失等），结合 PET 显像可对病灶性质进行综合判断。PET/CT 在探测原发乳腺癌方面较单独的 PET、钼靶 X 线照相、超声检查等影像技术具有明显优势。

（2）乳腺癌腋窝淋巴结转移的诊断：腋窝淋巴结有无转移是乳腺癌分期、判断预后和制定下一步治疗方案的重要参考因素。无腋窝淋巴转移者 10 年生存率为 65% ~ 80%，1 ~ 3 个腋窝淋巴结转移者为 38% ~ 63%，超过 3 个腋窝淋巴结累及者的 13% ~ 27%。研究认为，PET/CT 在术前评价是否需要做腋窝淋巴结清扫和制定下一步治疗方案方面具有重要的临床应用价值（图 8-12）。^{18}F-FDG PET/CT 显像诊断腋窝淋巴结转移的灵敏度和特异性分别为 79% ~ 100%、75% ~ 100%。转移淋巴结的 SUV 值与原发肿瘤大小、组织学类型、腋窝淋巴结状态以及组织学分级相关，假阴性主要与淋巴结大小以及原发肿瘤代谢活性高低等有关（图 8-13）。

第八章 乳腺癌的核医学诊断

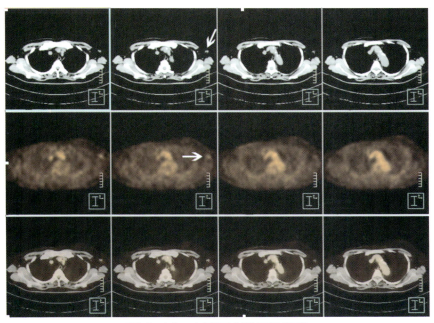

图 8-12 左腋下小淋巴结转移

注：患者女，67 岁，左乳浸润性导管癌术后 7 年。PET/CT 示左腋下可见一小淋巴结影（d < 1cm），PET 伴异常葡萄糖高代谢，考虑左腋下淋巴结转移

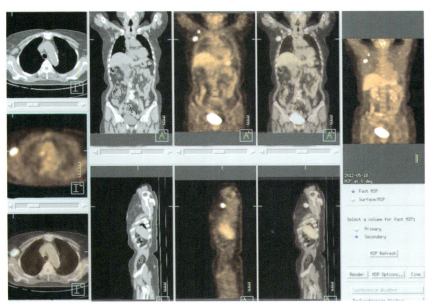

图 8-13 右腋下淋巴结转移

注：患者女，54 岁，右乳浸润性导管癌术后 7 个月。PET/CT 图像时右腋下可见两个肿大淋巴结影，PET 伴异常葡萄糖高代谢，考虑右腋下淋巴结转移

（3）乳腺癌术后复发、转移的诊断：PET/CT 显像在复发和转移探测方面明显优于传统的显像方法，灵敏度为 100%、特异性为 98.1%、准确性为 99.0%。PET/CT 作为一种分子影像诊断方法，较形态学诊断能提供更多的信息，乳腺癌在发展过程中常出现血行转移，好发部位依次为肺（63%）（图 8-14）、骨（58%）（图 8-15）和胸膜（44%）等。^{18}F-FDG PET/CT 显像对肿瘤分期、再分期的准确性高于单纯 PET 或单纯 CT，在检测乳腺癌远处转移方面显示出绝对优势。骨转移是乳腺癌患者发生远处转移的常见部位。有文献结果显示 ^{18}F-FDG PET 探测骨转移明显较 ^{99m}Tc-MDP 骨显像发现更多病灶，^{18}F-FDG PET 探测溶骨性骨转移灵敏度高，对成骨性病变灵敏度低，有时颅骨和四肢的病变容易漏诊。^{18}F-FDG PET/CT 由于 CT 具有对高密度成骨性病变的诊断及准确定位能力，在探测乳腺癌骨转移的灵敏度和特异性明显增高，PET 和 CT 两者信息互补，进一步避免了 FDG 摄取阴性病变的漏检。

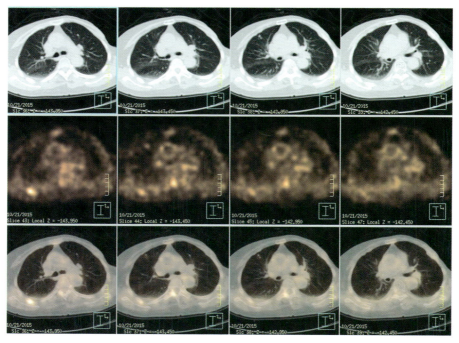

图 8-14 肺转移

注：PET/CT 图像示：两肺内可见多发粟粒样小结节影，PET 图像上部分伴轻度异常葡萄糖高代谢，考虑为肺转移

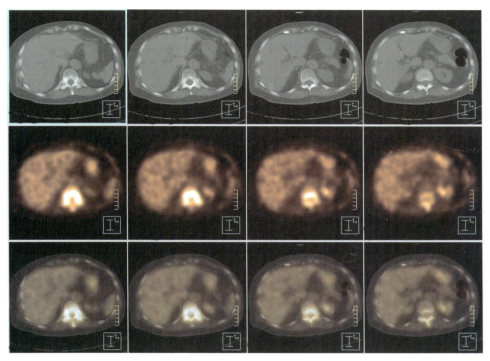

图 8-15　PETCT 骨转移

注：PET/CT 图像示：部分胸椎及附件髓腔内可见不均匀高密度影，PET 相应部位可见异常葡萄糖高代谢，考虑骨转移

（4）乳腺癌治疗疗效评价：早期了解乳腺癌治疗疗效，及时调整治疗方案，对减少治疗费用、减轻患者痛苦等具有重要意义。由于治疗过程中肿瘤的代谢变化早于形态、结构的变化，因此 PET/CT 显像对早期判断乳腺癌的治疗疗效具有明显优势，其功能与解剖图像的融合可更好地确认病变组织、水肿和坏死等边界，帮助医生精确制定治疗计划及疗效评估。有研究结果显示，化疗或放疗 1～2 个疗程后，在常规影像发现肿瘤缩小之前，PET 能够探测到肿瘤的代谢减低，表现为肿瘤对 ^{18}F-FDG 摄取降低或完全被抑制。如果 SUV 轻度升高或不变，则说明治疗无效。如果放疗后肿瘤坏死或纤维化，FDG 摄取将减少；如果有残余或复发的肿瘤，FDG 摄取则会增加。PET 定量分析（标准摄取值，SUV）广泛用于随访乳腺癌化疗或放疗的疗效。因此，^{18}F-FDG PET 对早期评价乳腺癌治理化疗疗效具有显著优势。

（5）乳腺癌预后评估：PET 和 PET/CT 对乳腺癌预后评估价值也得到临床的认可。若肿瘤的 SUV 值＞3，则患者总的生存率和无病生存率均较低，若 SUV 值＜3，则患者总生存率和无病生存率均较高。有研究结果显示，SUV 值是乳腺癌患者无病生存的独立预测因子。

第三节　核医学在乳腺癌诊治中的进展

一、氨基酸代谢显像

^{11}C- 甲基 -L- 蛋氨酸（^{11}C-methyl-L-methio-nine，^{11}C-methionine，^{11}C-MET）是临床上应用最广泛的氨基酸代谢显像剂，主要反映氨基酸转运状态。肿瘤组织与正常组织的放射性比值高、图像清晰，有助于肿瘤组织与炎症或其他糖代谢旺盛病灶的鉴别。与 ^{18}F-FDG 联合应用可弥补 ^{18}F-FDG 的不足，提高肿瘤的鉴别能力，同时还可用于鉴别肿瘤的复发与放疗后改变的评价。但氨基酸代谢显像的非肿瘤摄取依然存在，如囊肿、血管瘤、脑缺血灶、梗死瘢痕组织及放射性损伤区等，在临床应用中应加以鉴别。

与正常乳腺相比，乳腺癌组织血流丰富，葡萄糖代谢、氨基酸转运、蛋白质合成、受体表达增加，从而使 ^{11}C-MET 摄取增加。有研究表明，^{11}C-MET 对乳腺癌的诊断灵敏度、特异性和准确性分别为 100%、80%、94.9%。

二、磷脂代谢显像

反映细胞磷脂代谢的显像剂主要是正电子放射性核素标记的胆碱（choline）类似物，它可用于恶性肿瘤显像。胆碱是构成磷脂酰胆碱的成分之一，而磷脂酰胆碱是细胞膜的重要组成成分。恶性肿瘤表现为细胞膜成分的高代谢，因此表现为摄取胆碱增加。^{11}C- 胆碱是早期研究的磷脂代谢显像剂，其血液清除快，可在短时间内得到清晰的肿瘤影像，它主要经肝胆系排泄，几乎不经泌尿系排泄。因此，是较好的泌尿系肿瘤的 PET 显像剂，多应用于前列腺癌的诊断。一般在注射后 10～15 分钟开始显像。胆碱代谢 PET 显像在脑瘤、纵隔、心肌、前列腺、直肠癌及膀胱癌患者的显像具有明显优势。因此，对于这些部位的肿瘤病灶显示要比 FDG 具有优越性，但不适于肝脏肿瘤和肾脏肿瘤显像。

三、核酸代谢显像

正电子药物标记的核酸及其类似物显像可以评价肿瘤的核酸代谢情况。目前应用较多的是 3'－脱氧－3'－^{18}F－氟胸苷（^{18}F-FLT），具有良好的体内稳定性，其浓聚程度与细胞增殖率相关性更好，是一种反映肿瘤细胞增殖较为理想的核酸代谢显像剂，临床认为在精细实行放疗中确定生物靶区具有重要临床意义。^{18}F-FLT 能够和胸腺嘧啶一样进入细胞内，并被细胞质内的人胸苷激酶－1（TK1）磷酸化，其磷酸化后的代谢产物不能进一步参与 DNA 的合成，又不能通过细胞膜返回至组织液中，就被局限在细胞内。因此 ^{18}F-FLT 作为胸腺嘧啶激酶的底物，可以反映肿瘤细胞的增殖状况，用于良恶性肿瘤的鉴别、转移灶的寻找、抗增殖治疗疗效的评估和预后的准确性判断。^{18}F-FLT 在炎性病灶中聚集较少，在帮助鉴别 ^{18}F-FDG 的假阳性显像中有重要价值。

四、肿瘤受体显像

受体是细胞膜表面或细胞内的一些具有特异性地识别和结合生物活性物质的生物活性大分子。肿瘤受体显像是用放射性核素标记特异性的配体及配体类似物为显像剂，引入活体内后，与肿瘤组织的细胞膜受体或细胞内受体特异性结合，利用显像仪器，反映肿瘤组织中受体数量、空间分布和亲和力，达到早期特异性诊断肿瘤、鉴别良恶性肿瘤、肿瘤分期、监测肿瘤复发/转移以及评价肿瘤治疗疗效的目的。目前成熟的受体显像，主要是多肽类的放射性药物受体显像，其他研究较多的有类固醇受体显像、叶酸受体显像，其他大多数受体显像限于实验研究和临床前期研究。^{18}F 和 ^{123}I 所标记的雌二醇类衍生物，能与 ER 特异性的结合，用以诊断原发及转移性乳腺癌、评价乳腺癌的分期、监测乳腺癌的疗效和评估乳腺癌的预后。

^{18}F 标记的雌二醇雌激素受体（ER）显像能很好地预测抗雌激素治疗的疗效。肿瘤对 ^{18}F－雌二醇摄取高者，说明肿瘤细胞表面 ER 高表达，适合行雌激素治疗，而阴性者则说明肿瘤细胞表面 ER 表达程度不高或不表达，一般不适合雌激素治疗。

第九章 乳腺穿刺活检术

一、乳腺癌的活检

随着影像学和技术的进展,许多摸不着的病变可以被识别。因此,许多乳腺病变需要在医学影像技术的引导下对这些病变进行定位穿刺活检,甚至可以经皮切除潜在恶性的病灶,从而达到病理学诊断及临床治疗目的。

1. 乳腺细针吸取细胞学检查

细针吸取细胞学(fine needle aspiration,FNA)用于乳腺疾病的诊断已有百余年。目前已发展成为诊断和鉴别诊断的主要手段之一。由于乳腺位于体表,发生疾病时多形成肿块,故针吸细胞学对其尤为适用。其优点是操作简单,损伤轻微,准确率可以维持在一定水平,罕见针道种植转移,费用低廉。这同时又是一个复杂的过程,受诸多可变因素的影响,如取材、制片和诊断的影响。而穿刺技术的好坏以及对所得材料的处理方法,对细胞学诊断结果有很大的影响。取材和制片可以通过正规训练和经验积累较容易达到稳定,其具体操作方法如下:①局部检查:针吸前应检查肿块部位、大小、活动度及有无乳头内陷及皮肤改变等。然后确定针吸部位,估计入针深度,注意避开体表血管。同时说明针吸过程,减轻患者压力,争取很好配合;②局部消毒:以入针点为中心消毒范围稍大些,先涂以碘酒,再以酒精脱碘。不需局麻,操作者双手最好经消毒液浸泡数分钟或戴无菌手套操作;③针吸过程:一般以左手固定住肿物,尽量压紧皮肤,右手持针,沿与胸壁平行或呈一定角度迅速刺入肿块,按事先估计的进针深度使针尖达肿块深度的2/3,拉回针栓造成负压(一般3~4ml负压即可),在保持负压(以右手小指锁定针栓)情况下沿一个方向反复抽动数次。抽动和改换方向时,需格外注意进针深度不要超过原来刺入肿块时的深度,尤其在肿块较小时,以防刺穿肿块。至针座处见吸出物时,稍抬起右手小指使针栓退回基本呈平压或少许负压状态可拔针。助手负责以干蒸消毒棉球压住针吸孔,并用胶布粘住。术者速将吸出物从针内推于玻片上,针座处残留吸出物可用弹针法(右手持竹针，左手食指拔针座，借用针的弹力将吸出物甩在玻片上）收集；④涂片：收集吸出物完成后应从速涂片。为保持涂布均匀和细胞不被挤压，推荐使用拉片法，即将另一张玻片轻轻放在有吸出物的玻片上，使吸出物自然散开，在不加任何压力的情况下将两玻片拉开。也有以针头涂片的方法，但涂布很难均匀。细针吸采集细胞的量常不多，但供涂片诊断已足够，偶尔吸出物极少而不能诊断。当吸出物太少时，为避免涂片失败，可用 2～4ml 生理盐水洗针头和针筒，收集后可做微量细胞涂片。使用微量细胞离心涂片机，细胞沉淀于玻片上直径约 0.6cm 的圆形范围内，细胞回收率在 50% 以上；⑤细胞块切片：在针吸物充足，并带有一些小的细胞团块或组织碎片时，可以将其放入 10% 甲醛中固定，做石蜡或琼脂包埋、组织切片。细胞块切片不仅有助于细胞学诊断，而且还可以做激素受体的免疫组化检测。

针吸的缺点：常规细针吸取细胞学检查，由于操作时采用手法固定，对于那些直径较小或位置深在的肿块在操作上存在一定的盲目性，此时最好在超声及乳腺立体定位引导下进行。

2. 乳腺粗针活检

乳腺粗针穿刺（coarse needle biopsy，CNB）是近年发展起来的一项乳腺活组织检查技术，主要用于影像学检查有异常而临床触摸不到肿块的患者。1988 年，Parker 等首次将立体定位活检枪应用于乳腺活检，使得乳腺临床不可触及病灶的微创诊断成为可能。与 FNA 相比，粗针穿刺活检的优点是：可以兼顾组织结构和细胞学特征的评估；粗针穿刺活检取材较多，取出的组织与手术切除标本相近，取材不充分的概率降低；可以判断良性病变是否有高度增生或不典型增生，基本可以区分原位癌和浸润癌，提高了诊断的准确度。美国一项研究表明，全美每年至少有 30 万人通过体检发现临床触及不到的乳腺肿物，通过活检证实其中 70% 为良性，如果采用粗针穿刺来代替手术活检，每年可有 20 万患者免受手术之苦。系列研究表明，粗针穿刺诊断的敏感性在 97% 以上，与术后病理或随访结果的符合率为 94% 以上，其已成为临床诊断不可触及乳腺病灶的首选方法。粗针活检有多种命名，诸如微小组织针芯活检、针芯活检、芯针活检或直接称为 Core 活检。该技术采用专用穿刺粗针，在影像引导下行乳腺病变穿刺。包括超声引导下自动活检、乳腺 X 射线立体定位针吸活检术、真空辅助麦默通活检。MRI 引导下的活检，需要特殊穿刺针、设备及器材，费用昂贵，目前应用较少。

二、超声引导下乳腺病变的穿刺活检

随着乳腺超声诊断技术的不断发展，特别是高频探头及彩色多普勒超声的应用，除乳腺大肿块及囊实性肿块外，小肿块和隐匿性病灶越来越多地被检出，为早期乳腺癌的筛选奠定了基础，同时也给临床诊断和治疗带来了一定问题。近年来，许多学者采用超声引导下针吸活检诊断乳腺肿块，认为是一种有效准确的方法。Fornge等人首次报道了使用超声引导下针吸活检乳腺肿块，由于穿刺针较细，导致取材不足、诊断正确率较低，后改用较粗的14G切割针活检，取得了足够的标本，获得了较高的诊断正确率。与手术切除活检病理结果的准确性是相似的，超声定位引导穿刺可以清楚地显示病变的位置、大小，大大提高了取材准确性。

1. 操作规程

（1）穿刺针的选择：目前，常用于自动穿刺活检组织学检查的切割针的尺寸为18G、16G、14G。而针的尺寸大小是引起采集标本不足的原因，在自动活检组织学检查中，粗针活检应该比细针活检更能取得充足的标本。因此，14G切割针可使我们获取更多的组织标本而使病理诊断更可靠。

（2）操作方法：患者仰卧，暴露乳房，此时乳腺组织分散变薄，有利于准确定位。常规进行双乳超声扫描仪发现病灶。选择病变内或周边无血流的部位，但同时也要避开中心无血流的坏死区，而稍微偏向边缘有血流的肿瘤生长相对活跃的部分活检。无菌手套包裹探头，穿刺区域常规皮肤消毒、铺巾，用2%利多卡因局部麻醉，用尖头刀切开皮肤2~3mm后，助手用右手固定探头，左手固定乳房，术者插入活检针，进针方向在探头的侧方，与声束垂直或略呈角度，基本平行于胸壁，可在实时超声引导下沿穿刺导线将穿刺针经皮肤皮下刺入病变组织表面停下，预计病灶在射程内，启动弹射装置，瞬间完成组织切割。活检针必须进入病变约5mm，并采用十字定位法确定穿刺针的针尖准确无误的在肿块内，连同针芯及管针一并迅速拔出，压迫伤口1分钟后，将穿刺部位用无菌纱布敷盖、包扎。穿刺标本为1.5~2.2cm长的组织细条，取材效果则以完整白色或灰白色组织条为最佳。用固定液固定后送病理组织学检验。

（3）操作技术注意事项：①穿刺前向患者及家属交代穿刺活检的必要性及操作过程，使患者有充分的思想准备并进行良好的配合；②体位：以卧位为宜，避免患者直视操作过程引起不良反应；③进针方向：以平行胸壁为宜，避免垂直进针，以防进入胸腔造成损伤；④穿刺时对于小病灶切忌不要伤及乳腺后方的肌层组织，同时每个病灶的不同部位要多次取材。如果同一患者有两处以上病灶同时取活检时，为避免肿瘤细胞的交叉感染，在第二处取材时要更换穿刺针和手套；⑤穿刺后肿块内可见高回声针刀声像，以证明穿刺准确。

2. 适应人群的选择

根据美国放射学会乳腺影像报告和数据系统（breast imaging reporting and data system，BI-RADS），影像诊断为Ⅳ级、Ⅴ级者为高风险人群，必须进行活检，同时触及不到明确肿物的患者是CNB的主要适宜人群。另外，对一些位置较深，手感不易定位的肿物也可采用CNB。

3. 超声引导下自动穿刺活检组织学的优势

患者可采取更为舒适的仰卧位，创伤小、术后并发症少，常见症状为疼痛及穿刺部位的少量出血；无放射线；不需使用专门的设备；B超引导定位较之钼靶立体定位不受患者乳房太小或乳腺病灶紧贴胸壁等特殊条件的限制，容易取得乳腺和腋窝区域的病变，同时腋下超声联合超声引导下针吸活检对乳腺癌患者术前分期价值较高；可以实时监测穿刺针，多方向获取标本；准确性高、快速、成本低。彩超还能显示血管，在穿刺时可避免血管损伤。由于阴性预测值较高，经超声引导下自动穿刺活检确诊后，只需定期复查，可避免切除活检带来的不利影响。同时，CNB与传统的金属丝定位切除活检相比，患者的痛苦小、对乳腺组织结构的破坏不明显，其诊断和术后病理诊断的一致性高达84%，尤其对于高级别的病变的诊断。对于多发性病灶的活检，穿刺的优越性就更加显著，医师通过多病灶的穿刺活检，均可获得准确的病理诊断，从而打消了选择随诊观察还是手术活检的顾虑。

4. 超声引导下自动穿刺活检组织学的缺点

应该指出的是，由于乳房属于体外悬垂体、质软、活动度大，加之穿刺部位都是微小病灶和疑为癌变的增厚腺体，除要求穿刺技术熟练外，乳房的固定不稳可造成的穿刺导线偏离、移位可直接影响穿刺准确性。今后有待寻求更好更为理想的固定方法。

由于良性不典型病灶中腺泡和导管成分少，造成取材不当，常导致超声引导下乳腺病变的穿刺活检失败。同时对于微小的病灶，更应该多方向取材，尽量取回声较低的区域，尽可能较少假阴性。再有针尖显示不清、病灶移动、病灶位置较深、致密的纤维组织抵抗切割针的穿行、血肿使得病灶变得模糊，都会影响取材的准确性。

目前，乳腺超声引导下穿刺活检术由于其技术优势及易于开展，目前已发展为一项较为成熟的技术。与此同时，仍有许多方面有待研究，包括优化患者选择，发展和改善组织采集的新技术，新技术的安全性、准确性及效价比、评价长期效果等，以便使更多的患者受益于这项技术。

三、X线引导下立体定位穿刺活检

随着乳腺X线摄影设备的不断发展，X线引导下的穿刺活检由二维定位发展为三维立体定位，由于三维立体定位优势明显，立体定位穿刺活检及钩丝定位技术得到了迅速发展，特别是隐匿性乳腺癌微钙化越来越多地被发现，对乳腺的诊断及治疗提出了更高的要求。超声对肿块穿刺活检可实时引导，方便快捷，但对于微钙化显示较差；X线可准确定位，操作相对复杂，但对于以微钙化为主要表现的乳腺癌，可显示独特优势。大量临床研究显示，X线片中微钙化征象有时是乳腺早期癌的唯一影像学表现。隐匿性乳腺微钙化灶是乳腺癌的一种表现，指常规X线检查显示乳腺内成簇钙化灶，而临床症状、体征阴性的乳腺隐匿性病变。

隐匿性微钙化灶标本获取，目前主要包括：①乳腺微钙化灶穿刺活检术；②乳腺微钙化灶钩丝定位切除术。上述两种术式的完成，目前完全依赖于全数字化乳腺X线立体定位技术。

1. X线立体定位穿刺活检术在隐匿性乳腺微钙化灶诊断中的应用其主要优点

包括：①X线立体定位穿刺活检术对乳腺创伤小，能够获取足够的标本用于病理定性诊断和进一步免疫组化，从而利于临床医师早期制订合理诊疗方案；②使得该类患者免于手术切除病灶的痛苦以及由于反复复查带来的心理煎熬；③通过活检组织标本X线再投照，观察标本中是否含有微钙化，从而客观的佐证微钙化灶的精准取材。穿刺前应常规进行血常规、凝血功能检查，在无禁忌情况下，签署知情同意书。该技术特别适用于临床无法触诊的微钙化灶。

操作方法患者行乳腺立体穿刺活检操作前，常规钼靶投照左乳CC位（图9-1A）、MLO位（图9-1B）及病变部位局部放大图像（图9-1C）（病灶如箭头所示），然后将乳腺钙化灶尽量置于加压刻度板中心，缓慢压迫乳腺，压迫程度以患者所能承受最大限为基准，投照0°（CC位）摄片（图9-2），以确定病灶是否位于照射野内。患侧乳腺穿刺活检操作前，立体定位系统选定待穿刺病灶左右各10°投照（图9-3）。

定位完成后，常规消毒敷单，局麻后，用 16 ~ 18G 巴德穿刺针进行穿刺活检。每个穿刺点沿顺时针在 4 个方位各取 1 条组织，共获得 4 条组织标本。患侧乳腺经立体穿刺活检所取组织条再次 X 线投照（图 9-4），确认组织中可见钙化后用甲醛溶液固定，送病理组织学检查。

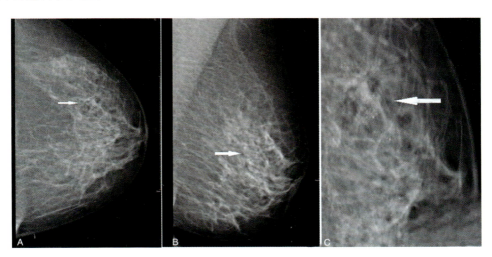

图 9-1 常规钼靶投照

注：图 A：常规乳腺投照左乳 CC 位；图 B：乳腺 MLO 位；图 C：病变部位局部放大图像（微钙化及病灶如箭头所指）

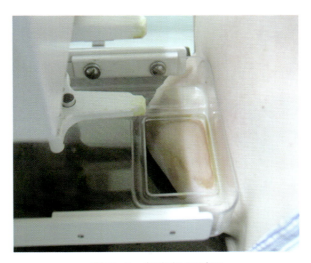

图 9-2 钼靶投照过程

注：将乳腺钙化灶尽量置于加压刻度板中心，缓慢压迫乳腺，压迫程度以患者所能承受最大限为基准，投照 0°（轴位）摄片，以确定病灶是否位于照射野内

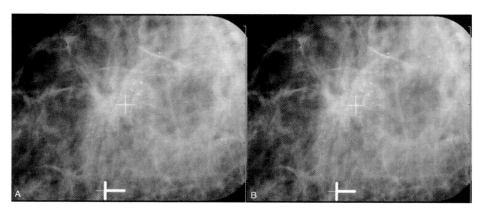

图 9-3 患侧乳腺穿刺活检操作前,立体定位系统选定待穿刺病灶(左右各 10°投照)

注:图 A:左侧 10°投照;图 B:右侧 10°投照

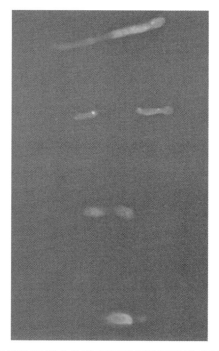

图 9-4 患侧乳腺经立体穿刺活检所取组织条再次 X 线投照

注:患侧乳腺经立体穿刺活检所取组织条再次投照,由上至下分别为第 1 条至第 4 条组织,其中第 1 条及第 2 条组织中可见钙化

2. X 线立体钩丝定位术在隐匿性乳腺微钙化灶诊断中的应用

随着影像检查技术的不断发展以及普查的广泛开展,一些微小病变(如隐匿性

乳腺微钙化灶）越来越多地被检出，而此类微小病变的切除仅凭借传统盲切明显存在一定的盲目性和较高的误切率。而乳腺术前钩丝定位术则克服这一缺陷，在X线立体定位引导下将钩丝准确置入病变区域，从而指导外科医师完整切除病灶。

操作方法进行钩丝定位操作前，病变区域的确定与乳腺穿刺活检操作方法相同。乳腺钩丝定位操作过程与乳腺穿刺活检操作在调节引导支架坐标时有所不同。引导架坐标X、Y轴数值归于0，而Z轴数值调至-5mm，这是根据临床操作经验将进针深度人为增加，以抵消皮肤回弹造成的误差。乳腺钩丝定位术的进针点是以病灶距离皮肤最短距离为原则。病变位于外上/内上象限，头尾位（CC位），自上而下进针；位于外下象限，外内侧位，自外而内进针；位于内下象限，内外侧位（ML位），自内而外进针。穿刺点常规消毒，定位引导下将穿刺针垂直刺入乳腺内可疑病变区域，乳腺钩丝定位针通过引导孔定位病灶（左右双10°投照），立体钩丝定位导丝出鞘，定位导丝留置于患侧乳腺，最后包扎固定钩丝。留置钩丝针尖距离病灶<1cm为宜（图9-5），待手术后，将切除的标本再次投照，通过与术前影像比较，观察钙化灶确定是否完全切除病变（图9-6）。

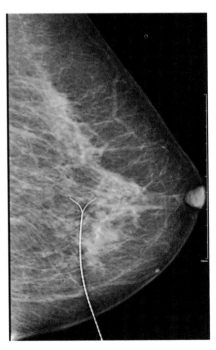

图9-5 留置钩丝针尖距离病灶小于1cm

注：立体钩丝定位导丝出鞘，钩丝针尖距离病灶在1cm以内，定位导丝留置于患侧乳腺

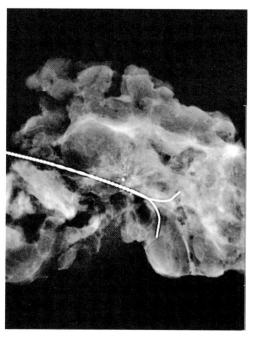

图 9-6 术后标本再次投照显示微钙化完全位于病灶内，病灶切除完整

附录：中国抗癌协会乳腺癌诊治指南与规范（2019年版）节摘

1. 乳腺癌筛查指南

1.1 乳腺癌筛查的定义、目的及分类

（1）肿瘤筛查，或称作普查，是针对无症状人群的一种防癌措施，而针对有症状人群的医学检查称为诊断。

（2）乳腺癌筛查是通过有效、简便、经济的乳腺检查措施，对无症状妇女开展筛查，以期早期发现、早期诊断及早期治疗。其最终目的是要降低人群乳腺癌的死亡率。

（3）筛查分为机会性筛查（opportunistic screening）和群体筛查（mass screening）。机会性筛查是指医疗保健机构为因各种情况前来就诊的适龄女性进行的乳腺筛查，或女性个体主动或自愿到提供乳腺筛查的医疗保健机构进行检查；群体筛查是社区或单位实体借助医疗保健机构的设备、技术和人员有组织地为适龄女性提供乳腺筛查服务。

1.2 女性参加乳腺癌筛查的起始和终止年龄

（1）虽然有些国外指南建议50岁以上，但大部分指南建议40岁作为乳腺癌筛查的起始年龄。我国女性乳腺癌的发病高峰年龄为45~54岁，比欧美国家要提前10年左右，因此本指南建议一般风险人群乳腺癌筛查的起始年龄为40岁。但对于乳腺癌高危人群可将筛查起始年龄提前到40岁以前。

（2）对于乳腺癌影像筛查的终止年龄，大部分国外群体筛查都推荐把65~70岁作为筛查的上限。但是，老年人乳腺癌的发病率仍然较高，因此本指南认为老年人是否停止筛查需要考虑个人的身体健康状况、预期寿命以及各种合并症情况。如果合并症多，预期寿命有限，则不需要进行乳腺癌筛查。因此对于70岁以上老年人

可以考虑机会性筛查。

1.3 用于乳腺癌筛查的措施

1.3.1 乳腺 X 线检查

（1）乳腺 X 线检查对降低 40 岁以上女性乳腺癌死亡率的作用已经得到了国内外大多数学者的认可。

（2）建议每侧乳房常规应摄 2 个体位，即头足轴（craniocaudal，CC）位和内外侧斜（mediolateral oblique，MLO）位。

（3）乳腺 X 线影像应经过 2 位以上专业放射科医师独立阅片。

（4）乳腺 X 线筛查对 50 岁以上亚洲妇女准确性高，但乳腺 X 线对 40 岁以下及致密乳腺诊断准确性欠佳。不建议对 40 岁以下、无明确乳腺癌高危因素或临床体检未发现异常的女性进行乳腺 X 线检查。

（5）常规乳腺 X 线检查的射线剂量低，不会危害女性健康，但正常女性无须短期内反复进行乳腺 X 线检查。

1.3.2 乳腺超声检查

目前已经有较多的证据提示在乳腺 X 线检查基础上联合乳腺超声检查较之单独应用乳腺 X 线检查有更高的筛查敏感度，尤其是针对乳腺 X 线筛查提示致密型乳腺（c 型或 d 型），因此乳腺超声检查可推荐作为乳腺 X 线筛查的有效补充。但在人群筛查中，增加超声检查显然会增加筛查的成本，其成本效益也相应减弱。此外，乳腺超声检查单独作为筛查措施的有效性尚未得到充分的证据证实。

1.3.3 乳腺临床体检

目前尚无证据显示乳腺临床体检单独作为乳腺癌筛查的方法可以提高乳腺癌早期诊断率和降低死亡率。但在经济欠发达、设备条件有限及女性对疾病认知度较不充分的地区仍可以作为一种选择。

1.3.4 乳腺自我检查

（1）乳腺自我检查不能提高乳腺癌早期诊断检出率和降低死亡率。

（2）由于可以提高女性的防癌意识，故仍鼓励基层医务工作者向女性传授每月 1 次乳腺自我检查的方法，建议绝经前妇女选择月经来潮后 7 ~ 14 天进行。

附录：中国抗癌协会乳腺癌诊治指南与规范（2019年版）节摘

1.3.5 乳腺 MRI 检查

（1）MRI 检查可作为乳腺 X 线检查、乳腺临床体检或乳腺超声检查发现的疑似病例的补充检查措施。

（2）可与乳腺 X 线联合用于 BRCA 1/2 基因突变携带者的乳腺癌筛查。

1.3.6 其他检查 目前的证据不支持近红外线扫描、核素扫描、导管灌洗及血氧检测等检查作为有效的乳腺癌筛查方法。

1.4 一般风险

女性乳腺癌筛查指南乳腺癌一般风险女性即除了乳腺癌高危人群（定义见 1.5.1 节）以外的所有女性。

1.4.1 20 ~ 39 岁

不推荐对该年龄段人群进行乳腺筛查。

1.4.2 40 ~ 70 岁

（1）适合机会性筛查和人群普查。

（2）每 1 ~ 2 年进行 1 次乳腺 X 线检查。

（3）对致密型乳腺（乳腺 X 线检查提示腺体为 c 型或 d 型）推荐与 B 超检查联合。

1.4.3 70 岁以上

（1）适合机会性筛查。

（2）每 1 ~ 2 年 1 次乳腺 X 线检查。

1.5 乳腺癌高危人群筛查意见

建议对乳腺癌高危人群提前进行筛查（小于 40 岁），筛查频度推荐每年 1 次，筛查手段除了乳腺 X 线检查之外，还可以采用 MRI 等影像学手段。

1.5.1 乳腺癌高危人群的定义 存在下列三种情况之一者即被认为是乳腺癌高危人群：

（1）有明显的乳腺癌遗传倾向者（附录 I）。

（2）既往有乳腺导管或小叶不典型增生或小叶原位癌（lobular carcinoma in situ，LCIS）的患者。

（3）既往30岁前接受过胸部放疗。

1.5.2　乳腺癌高危人群的筛查推荐策略与管理

（1）推荐起始年龄更早（＜40岁）开展乳腺筛查。

（2）每年1次乳腺X线检查。

（3）每6～12个月1次乳腺超声检查。

（4）每6～12个月1次乳腺体检。

（5）必要时每年1次乳腺增强MRI。

2　常规乳腺X线检查和报告规范

2.1　乳腺X线检查技术规范

2.1.1　投照前准备工作

医技人员应耐心地向被检查者说明拍片过程以及拍片时夹板压迫乳房给被检查者带来的不适，令其放松，从而使受检者理解并予以配合。

2.1.2　常规投照体位

正确摆位是获得高质量乳腺X线片的基础。乳腺X线摄片的常规投照体位为双侧内外MLO位及CC位。一张好的MLO位片显示如下：乳房被推向前上，乳腺实质充分展开，胸大肌可见，较松弛，下缘达乳头水平，乳头在切线位，部分腹壁包括在片中，但与下部乳腺分开，绝大部分乳腺实质显示在片中。一张好的CC位片显示如下：乳房在片子的中央，乳头在切线位，小部分胸大肌可见，内侧乳腺组织充分显示，外侧乳腺组织可能不包括在片中。

2.1.3　补充投照体位和投照技术

对于MLO位及CC位显示不良或未包全的乳腺实质，可以根据病灶位置的不同选择以下体位予以补充：外内侧（lateromedial，LM）位、内外侧（mediolateral，ML）位、内侧头足轴（medial craniocaudal，MCC）位、外侧头足轴（lateral craniocaudal，LCC）位、尾叶（CLEO）位及乳沟位。为了进一步评价在以上常规摄影中显示出的异常改变，可采用一些特殊摄影技术，其可在任何投照位上进行，包括局部加压摄影、放大摄影或局部加压放大摄影，目的是使病灶得以更好地显示而明确病变性质。

2.2 诊断报告规范

参照美国放射学会的乳腺影像报告和数据系统（Breast Imaging Reporting And Data System，BI—RADS）分类标准，描述乳腺内肿块、钙化等异常表现的X线征象。

2.2.1 肿块

在两个相互垂直（或近似垂直）的投照位置上均能见到的有一定轮廓的占位性病变，仅在1个投照位置上见到，在其被确定具有三维占位特征之前，应描述为"不对称"。X线所见肿块并不一定与临床所触诊的肿块完全一致。X线图像上所发现的肿块，临床不一定能够触及（因病灶太小、质软或腺体重叠形成伪影）；临床所触及的肿块，X线图像上亦可能因为患者乳腺实质丰富而未能显示。部分患者肿块周边伴有浸润和水肿，触诊常比X线图像所显示的肿块范围要大。肿块的描述包括边缘、形态和密度3个方面，其中肿块的边缘征象对判断肿块的性质最为重要。

2.2.1.1 肿块边缘描述

（1）清楚：超过75%的肿块边界与周围正常组织分界清晰、锐利。

（2）遮蔽：超过25%的肿块边界被邻近的正常组织遮盖而无法对其做出进一步判断。

（3）小分叶：肿块边缘呈小波浪状改变。

（4）模糊：边缘与周边组织分界不清，但并非被周边正常组织遮盖所致。

（5）星芒状：从肿块边缘发出放射状线影。

2.2.1.2 肿块形态描述

肿块形态描述包括圆形、卵圆形和不规则形。

2.2.1.3 肿块密度描述

以肿块与其周围相同体积的乳腺组织相比分为高、等、低（不含脂肪）和含脂肪密度4种。大多数乳腺癌呈高密度或等密度，极少数可呈低密度。

2.2.2 钙化

对钙化病变的描述应从类型和分布两方面进行。

2.2.2.1 钙化类型

可分为典型的良性钙化和可疑钙化。良性钙化可不描述，但当这些钙化可能会引起临床医师误解时，这些良性钙化需要描述。

（1）典型的良性钙化有以下表现：①皮肤钙化：粗大、典型者呈中心透亮改变；

②血管钙化：管状或轨道状；③粗糙或爆米花样钙化：直径大于 2.0mm，多为退变的纤维腺瘤；④粗棒状钙化：连续呈棒杆状，偶可呈分支状，直径通常大于 0.5mm，沿导管分布，聚向乳头，常为双侧乳腺分布，多见于分泌性病变，常见于 60 岁以上的妇女；⑤圆形（直径大于等于 0.5mm）和点状钙化（直径小于 0.5mm）；⑥环形钙化：壁厚小于 1.0mm，常见于脂肪坏死或囊肿；壁厚大于 1.0mm，可见于油脂性囊肿或单纯性囊肿；⑦钙乳样钙化：为囊肿内钙化，在 CC 位表现不明显，为绒毛状或不定形状，在 90°侧位上边界明确，根据囊肿形态的不同而表现为半月形、新月形、曲线形或线形，形态随体位而发生变化是这类钙化的特点；⑧缝线钙化：由于钙质沉积在缝线材料上所致，尤其在放疗后常见，典型者为线形或管形，绳结样改变常可见到；⑨营养不良性钙化：常出现于放疗后、外伤后及自体脂肪移植整形术后的乳腺，钙化形态不规则，大多数钙化大于 0.5mm，呈中空状改变。

（2）可疑钙化有以下表现：①不定形钙化：小而模糊，双侧、弥漫分布多为良性表现，段样、线样及成簇分布时提示宜进一步活检，其恶性的阳性预测值（positive predictive value，PPV）约为 20%，BIRADS 分类应为 4B；②粗糙不均质钙化：钙化多介于 0.5～1.0mm，比营养不良性钙化小些，多有融合，形态不规则可能为恶性表现，也可能出现在纤维腺瘤、外伤后及纤维化的乳腺内，大量、双侧成簇的粗糙不均质钙化，也有可能是良性的。单处集群分布有恶性的可能，其恶性的 PPV 约为 15%，BI-RADS 分类应为 4B；③细小多形性钙化：比不定形钙化更可疑，缺乏细的线样颗粒，大小形态不一，直径小于 0.5mm，其恶性的 PPV 约为 29%，BI-RADS 分类应为 4B；④细线样或细线样分支状钙化：表现为细而不规则线样钙化，直径小于 0.5mm，常不连续，有时也可见分支状，提示钙化是由于被乳腺癌侵犯在导管腔内形成，其恶性的 PPV 约为 70%，BI-RADS 分类应为 4C。

2.2.2.2 钙化分布

（1）散在分布：钙化随意分散在整个乳腺中。双侧、散在分布的点样钙化和不定形钙化多为良性钙化。

（2）区域状分布：指较大范围内（大于 $2cm^3$）分布的钙化，与导管走形不一致，常超过 1 个象限的范围，这种钙化分布的性质需结合钙化类型综合考虑。

（3）集群分布：指至少有 5 枚钙化占据在 1 个较小的空间内（小于 $2cm^3$），良性、可疑钙化都可以有这样的表现。

（4）线样分布：钙化排列成线形，可见分支点，提示来源于同一个导管，多为可疑钙化。

（5）段样分布：常提示病变来源于同一个导管及其分支，也可能出现在1叶或1个段叶上的多灶性癌中。段样分布的钙化，恶性的可能性会增加，比如点状和不定形钙化。尽管良性分泌性病变也会有段样分布的钙化，但如果钙化的形态区别于特征性良性时，首先考虑其为可疑钙化。

2.2.3　结构扭曲

结构扭曲是指正常结构被扭曲但无明确的肿块可见，包括从一点发出的放射状影和局灶性收缩，或在实质的边缘扭曲。结构扭曲也可以是一种伴随征象，可为肿块、不对称致密或钙化的伴随征象。如果没有局部的手术和外伤史，结构扭曲可能是恶性或放射状瘢痕的征象，应提请临床考虑活检。

2.2.4　对称性征象

2.2.4.1　不对称

仅在一个投照位置上可见的纤维腺体组织，80%可能是伪影或正常组织的重叠所致。

2.2.4.2　球形不对称

较大范围腺体量的不对称，至少达1个象限，不伴有其他征象，多为正常变异。但当与临床触及的异常相吻合时，则可能有意义。

2.2.4.3　局灶性不对称

两个投照位置均显示且表现相仿，但缺少真性肿块特有的外凸边缘改变，常为内凹，较球形不对称范围小。它可能代表的是1个正常的腺体岛（尤其当其中含有脂肪时）。但在缺乏特征性的良性征象时，往往需要对其做进一步检查，由此可能会显示1个真性肿块或明显的结构扭曲改变。

2.2.4.4　进展性不对称

新发、增大的或比以前更明显的局灶性不对称。约15%的进展性不对称被证实是恶性的，其恶性的PPV约为13%。进展性不对称，除非有特征性的良性改变，都需要进一步的影像评估和活检。

2.2.5　乳腺内淋巴结

乳腺内淋巴结典型表现为肾形，肉眼可见淋巴结门脂肪所致的透亮切迹，常小于1cm。当淋巴结较大，但其大部分为脂肪替代时，仍为良性改变。可以是多个，也可能是1个淋巴结由于明显的脂肪替代看上去像多个圆形结节影。对于乳腺外上部的特征性改变可以做出正确诊断。偶尔也可出现在其他区域，多与静脉伴行。

2.2.6 皮肤病变

皮肤病变投照在乳腺组织内，尤其是两个投照体位都有显示的时候，应该在评估报告中提及。摄片的技术员应该在皮肤病变处放一个不透X线的标志。

2.2.7 单侧导管扩张

管状或分支样结构可能代表扩张或增粗的导管。虽然少见，即使不同时伴有其他可疑的临床或影像征象，其恶性的PPV约为10%［常见于不含钙化的导管原位癌（ductal carcinoma in situ，DCIS）］。

2.2.8 合并征象

合并征象包括皮肤凹陷、乳头凹陷回缩、皮肤增厚、小梁结构增粗、腋窝淋巴结肿大、结构扭曲和钙化等。

2.3 病灶的定位

一个明确的病灶必须是三维立体地存在于乳腺内，这需要病灶在两个投照位上均被看到而得以证实，尤其在两个相互垂直的投照位均显示时则更确定。需要明确4点：①哪一侧乳腺：左侧、右侧或双侧；②部位：根据钟面和象限两者结合定位。象限定位包括外上象限、外下象限、内上象限和内下象限4个区域。12点钟为正上方，6点钟为正下方，3点钟或9点钟可以是外侧或内侧（根据左、右侧乳房的不同）。另外，乳晕下区、中央区和尾叶区不要求钟面定位；③深度：根据与胸壁的平行分成前1/3、中1/3、后1/3。乳晕下区、中央区和尾叶区不要求深度定位；④距离乳头的距离。

2.4 乳腺X线报告的组成

应包括病史、检查目的、投照体位、乳腺分型、任何重要的影像发现及与既往检查片对比，最后是评估类别和建议。报告措辞应当简洁，使用术语词典中的标准词汇。应清楚地描述任何1个有意义的发现，如有前片，应对比有无变化，最有意义的是新发现的病灶。如果同时有超声和乳腺MRI的检查，应该在报告中提及。

2.4.1 检查目的

对本次检查作一个简单的说明，如对无症状妇女的筛查、筛查后的回召检查、评估临床发现或随访等。

2.4.2 乳腺分型

乳腺分型是对整个乳腺构成的简明描述，有助于判断 X 线诊断的可靠程度，即病灶隐藏在正常乳腺组织中的可能性。对 X 线致密型乳腺，X 线片对小病灶的检出能力随着乳腺腺体致密的程度上升而下降。可分为 4 型：① a 型：脂肪型，乳腺组织几乎完全被脂肪组织所替代；② b 型：乳腺组织内有散在的纤维腺体；③ c 型：乳腺组织呈密度不均匀增高，很有可能遮蔽小肿块；④ d 型：致密型，乳腺组织非常致密，会降低乳腺 X 线检查的敏感性。

2.4.3 清晰地描述任何重要的发现

（1）肿块：大小，形态（形状、边缘），密度，伴随的钙化，其他伴随征象，定位。

（2）钙化：形态（典型良性或可疑钙化），分布，伴随征象，定位。

（3）结构扭曲：伴随钙化，其他伴随征象，定位。

（4）不对称征象：伴随钙化，其他伴随征象，定位。

（5）乳内淋巴结：定位。

（6）皮肤病变：定位。

（7）单个扩张的导管：定位。

2.4.4 与前片比较

本次检查结果需与前片比较。

2.4.5 评估分类

应给每个病变进行完整的评估和分类，常用的是 BI-RADS 分类法。

2.4.5.1 评估是不完全的

BI-RADS 0：需要召回（recall）补充其他影像学检查，进一步评估或与前片比较。常在普查情况下应用，作为最终诊断仅用于需要对比前片的情况。推荐的其他影像学检查方法包括局部加压摄影、放大摄影、特殊投照体位和超声等。在我国，一些妇女乳房内脂肪较少，实质丰富，乳腺组织缺乏自然对比，可采用其他影像学方法（如超声、乳腺 X 线断层摄影、对比增强乳腺 X 线摄影和 MRI）进一步检查，也可将其归为 0 类。

2.4.5.2 评估是完全的

（1）BI-RADS 1：阴性，无异常发现。乳腺是对称的，无肿块、结构扭曲和可疑钙化可见。恶性的可能性为0%。

（2）BI-RADS 2：也是"正常"的评价结果，但有良性发现，如钙化的纤维腺瘤、皮肤钙化、金属异物（活检或术后的金属夹）及含脂肪的病变（积乳囊肿、脂肪瘤及混合密度的错构瘤）等。乳腺内淋巴结、血管钙化、植入体及符合手术部位的结构扭曲等亦归为此类。总体而言，并无恶性的X线征象。恶性的可能性为0%。

（3）BI-RADS 3：只用于几乎可以确定的良性病变。有很高的良性可能性，放射科医师期望此病变在短期（小于1年，一般为6个月）随访中稳定或缩小来证实先前的判断。这一类病变的恶性可能性为0~2%。包括不可触及的边缘清楚的无钙化的肿块、局灶性不对称、孤立集群分布的点状钙化。对3类病变的常规处理为首先X线摄片短期随访（一般为6个月），6个月后再常规随访12个月乃至2年以上，如连续2~3年保持稳定则可将原先的3类判读（可能良性）改为2类判读（良性）。如果短期随访后病灶缩小或消失，可以直接改判为2类或1类，随后常规随访。

（4）BI-RADS 4：广泛用于判定绝大部分需要介入性诊断的影像学发现。其恶性的可能性为2%~95%。可再细分为：①4A：其恶性的可能性为2%~10%，包括一组介入手段干预但恶性可能性较小的病变。活检或细胞学检查为良性的结果比较可靠，可以常规随访或6个月后随访，此类病变包括一些可触及的、部分边缘清楚的实性肿块，如超声提示的纤维腺瘤、可扪及的复杂囊肿或可疑脓肿；②4B：其恶性的可能性为10%~50%。需要对病理学检查结果和影像学表现严格对照，良性病变的判定取决于影像学和病理学检查的一致性，如果病理学检查结果和影像学表现符合，且病理学检查结果为具有排他性的典型良性病变，如纤维腺瘤、脂肪坏死及肉芽肿性病变等，则可进行观察；如穿刺病理学诊断结果为乳头状瘤、不典型增生等，则进一步的切除活检就是必需的；③4C：更进一步怀疑为恶性，但还未达到5类那样典型的一组病变，其恶性的可能性为50%~95%，此类中包括边界不清、形态不规则的实性肿块或新出现的微细线样钙化，此类病变往往是恶性的，对于病理学检查结果为良性的病例，需要与病理科协商，做进一步的分析。

（5）BI-RADS 5：高度怀疑恶性（几乎肯定的恶性），临床应采取适当措施。这一类病变的恶性可能性≥95%。常为形态不规则星芒状边缘的高密度肿块、段样和线样分布的细小线样和分支状钙化、不规则星芒状肿块伴多形性钙化。

（6）BI-RADS 6：已活检证实为恶性，应采取积极的治疗措施。用来描述活检已证实为恶性的影像评估。主要是评价先前活检后的影像学改变，或监测术前治疗的影像学改变。根据 BIRADS 的描述，BI-RADS 6 不适合用来对恶性病灶完全切除（肿块切除术）后的随访。手术后没有肿瘤残留不需要再切的病例，其最终的评估应该是 BI-RADS 3（可能良性）或 2（良性）；与活检不在一个区域的可疑恶性病变应单独评估。其最终的评估应该是 BI-RADS 4（可疑恶性）或 5（高度提示恶性），可建议活检或手术干预。注：本规范的制定，以美国放射学会的 BI-RADS 第 5 版作为参考。

3 乳腺超声检查和报告规范

3.1 超声检查的仪器

常规的检查采用彩色多普勒超声仪的实时线阵高频探头，探头频率为 7.5～10.0MHz，有条件时可用到 10.0～15.0MHz，但对于乳腺组织过厚或有假体时，可适当降低探头频率。超声探头和频率的选择原则是在保证足够探查深度的前提下，尽量提高频率，从而保证超声图像的分辨率。

3.2 超声检查的方法

检查前一般无须特殊准备，有乳头溢液者最好不要将液体挤出。根据需要，患者取仰卧或侧卧位。如果患者自觉特殊体位有肿块的感觉，可以让患者采取特殊体位进行超声检查，如直立或坐位等。检查时患侧手臂尽量上抬外展，充分暴露乳房及腋下，探头直接放在乳房表面，对乳头、乳晕及乳房外上、外下、内上、内下 4 个象限进行全面扫查，次序可由操作者自行确定，扫查方式包括放射状、反放射状、旋转式和平行移动等，可根据检查者的习惯选择。注意检查范围全面，不要漏检，同时应检查腋下淋巴结情况。

3.3 超声检查的程序

3.3.1 基本要求

检查时应先对乳腺及周围组织进行全面的常规二维超声检查，然后对发现病灶的区域进行重点的二维超声检查，检查的内容包括：病灶的位置、大小或范围的测定、边界、边缘、形状、内部及后方回声、钙化和周围组织包括皮肤、胸肌及韧带等结构的变化等。病灶的大小或范围的测量应该选取其最大平面，测量两条互相垂直的最长径线，然后在与此切面垂直的最大平面上测量第三个径线。测量时，游标应该放置在病灶边缘的外侧，病灶边界清晰时按照边界测量，肿块边界模糊时，应该根据肿块的最大边缘部分或周边的声晕测量。在二维声像图的基础上应辅助彩色及能量多普勒超声检查，观察彩色血流的走向及分布并在多普勒频谱上测量各种血流参数。在具备条件的情况下，可采用三维重建成像、弹性成像和造影增强对比成像等技术，观察病灶和乳腺组织的硬度变化、空间关系和血管分布，了解病灶和组织的质地变化和血流灌注情况，帮助完善诊断。

3.3.2 图像的存储

图像的存储内容应该包括：患者的姓名、年龄、性别和诊疗记录号码（门诊号或住院号、超声登记号），设备名称和检查条件标识。体位标记包括：乳腺的方位（左或右），病灶的位置，包括距乳头中央的距离、钟面形式的标记及显示病灶时的探头切面标识。病灶图像存储至少应记录2个以上有特征的不同方向切面，应尽量完整存储记录病灶各种超声特点的声像图，如钙化、血流、能量图、多普勒频谱、弹性成像、三维重建及造影增强对比成像等，必要时可存储动态图像。对于超声检查没有异常的乳腺，可以仅存储各象限的放射状切面的声像图以证明对患者做过全面的超声检查。

3.3.3 报告书写

以上各项检查结果及所测参数均应在超声报告中加以详细描述，最后综合各种检查结果得出超声的诊断结论，包括乳腺正常或异常的判断，如有异常的局灶性病变应明确病灶的物理性质、对应的诊断分类（参照BI-RADS）及相应的处理建议（在分类中默认），并尽可能做出合理的病理性质判断。

3.4 超声诊断报告的规范

为了使超声报告既个体化又标准化，应首先对超声报告中的描述性语言进行统一定义。

3.4.1 乳腺超声的回声模式

乳腺声像图的表现上存在个体差异，因此，通常将自身皮下脂肪组织回声定义为等回声，没有回声定义为无回声，有回声的与脂肪组织回声对比，按照回声的强弱分别定义为弱回声、低回声、中等回声、高回声及强回声。

3.4.2 正常的乳腺组织声像图表现

正常乳腺的声像图由浅入深依次为：①皮肤：呈带状高回声，厚2～3mm，边缘光滑整齐；②浅筋膜和皮下脂肪：浅筋膜呈线状高回声，脂肪组织呈低回声，由条索状高回声分隔，边界欠清；③乳腺腺体：因人而异，厚薄不一，老年人可萎缩至仅 3mm，腺体呈等回声带夹杂有低回声，排列较整齐。腺体与皮肤间有三角形的中高回声韧带，称为库柏（Cooper）韧带，其后方回声可衰减；④深筋膜：筋膜呈线状高回声，光滑整齐，筋膜间脂肪呈低回声；⑤胸肌及肋骨：胸肌为梭形的均质低回声区，肋骨为弧形强回声，其后方衰减为声影。整体的乳腺超声表现有均匀和不均匀之分。均匀的乳腺在声像图上表现为连续一致的脂肪、韧带、纤维及腺体组织回声，从乳头、乳晕至周边组织腺体逐渐变薄；不均匀的乳腺可以表现为局部性或弥漫性，声像图表现为腺体不规律的增厚、回声的增强或减弱等。

3.4.3 异常的乳腺组织声像图表现

乳腺的异常应从不同的切面上全面观察以排除正常的组织及结构，如脂肪组织和肋骨等，局灶性的病变声像图表现需按照以下征象描述。

3.4.3.1 肿块

形状（声像图上病灶的外形）分为：①规则：包括圆形、椭圆形；②不规则：除规则以外的。

纵横比（平行于皮肤表面的病灶最长轴和与之垂直的最长短轴的比值）分为：①垂直：纵横比小于 2∶1，甚至接近 1；②平行：纵横比大于 2∶1。

边界（病灶与周围组织交界的部分在声像图上的表现）分为：①清晰：病灶与周围组织间有明确的界限，包括包膜、声晕，定义为边界清晰；②不清晰：病灶与周围组织间没有明确的界限定义为不清晰，同一病灶可部分边界清晰，部分边界不清晰。

边缘（病灶与周围组织交界线的走向和形态的描述在声像图上的表现）分为：①光整：病灶的边缘光滑整齐，可以有 2～3 个大的光滑波浪；②不光整：病灶的边缘不整齐，可简单地分为 3 种模式：小叶：病灶的边缘有较多短小的弧形波纹，呈扇贝状；成角：病灶的边缘部分有尖锐的转角，通常形成锐角，类似蟹足，故亦可称蟹足状；毛刺：病灶的边缘有锐利的放射状线条样表现。同一病灶的边缘可并存上述多种表现。

回声模式（病灶的内部回声，按照前述乳腺超声回声模式定义，内部回声可以是单一的，也可以是多种回声复合的）分布的表现可以分为：①均匀：病灶内部回声为分布均匀的单一回声，分为无回声、弱回声、低回声、中等回声、高回声及强回声；

②不均匀：病灶内部回声为分布不均匀单一回声或几种混合的回声。

病灶后方回声（对比周围同等深度的正常组织出现的声像图特征，代表病灶在声学传导方面的特性）分为：①增强：病灶后方回声高于周围同等深度的正常组织，表现为病灶后方回声增强；②不变：病灶后方回声与周围同等深度的正常组织相同，表现为病灶后方回声无增强或无衰减；③衰减：病灶后方回声弱于周围同等深度的正常组织，表现为病灶后方为低回声或无回声，后者即声影；④混合：部分病灶后方回声有不止一种的表现，表明肿块内部成分不均匀。

3.4.3.2 周围组织

部分病灶对周围组织的影响在声像图上的表现：

（1）皮肤及皮下脂肪组织层水肿增厚：局部或弥漫的皮肤及皮下脂肪组织的增厚，回声增强，皮下脂肪组织层内可见条带状的扩张淋巴管回声。

（2）皮肤凹陷、高低不平：皮肤表面高低不平，出现局限性或多处皮肤表面凹陷。

（3）病灶周围组织水肿：病灶周围组织增厚，回声增强。

（4）结构扭曲：病灶引起周围正常解剖层次结构的扭曲或连续性中断，包括病灶处皮肤、浅筋膜层、腺体层、深筋膜层及胸肌层的改变。

（5）Cooper 韧带改变：韧带牵拉或增厚。

（6）导管改变：腺体内导管内径的异常扩张或导管走向的扭曲。

3.4.3.3 钙化

乳腺腺体或病灶内显示的强回声称为钙化，一般认为大于 0.5mm 的钙化属于粗大钙化，大钙化可能会伴有声影，小于 0.5mm 的钙化属于小钙化。乳腺组织中的孤立或散在的钙化因为腺体内纤维结缔组织的关系有时难以鉴别。钙化的形态可呈泥沙状、颗粒状、短段状或弧形等，钙化的分布可为单一、成堆、成簇、散在或弥漫等。

3.4.3.4 血管评估

（1）病变区域没有明显的血流信号。

（2）病变区域与周围腺体内血流信号相似。

（3）病变区域有明显增加的血流信号。

3.4.4 彩色超声检查

彩色超声用于腺体组织及病灶内血管的检查。病灶的血管分布是一项特征性的分析指标，通常有别于对侧的相同区域或同侧乳房的正常区域。彩色及能量多普勒超声检查会受到各种因素的影响：如血流速度较低、彩色多普勒的灵敏度设定等，探头施压可以使小血管特别是静脉闭塞，因此检查时应避免用力过度，通常囊肿内无血流，如加压会出现血流伪像。良性病灶内血流一般较少，恶性病灶内部及周边的血流可以明显增多，且走向无规律，部分病灶有从周边穿入的特征性血流。除了对血流形态学的观察，还应对血流的各项多普勒参数进行测定。诊断意义除阻力指数（resistance index，RI）外其他的参数多存在争议，一般恶性病变的 RI > 0.70。

3.4.5 其他相关技术

可以根据检查的需要进行相关技术选择。

3.4.5.1 三维成像

乳腺病灶的三维超声最主要的作用不是对病灶的三维重建，而是对病灶冠状面的观察，此切面二维超声无法观测到。恶性病灶在冠状面上最突出的表现是类似于二维图像上病灶边缘出现"结构断裂"现象，酷似星星或太阳及周边的光芒，国内外不同学者称之为汇聚征或太阳征。

3.4.5.2 弹性成像

弹性超声成像是针对不同组织的弹性差别进行的检查，一般认为恶性肿瘤中的组织大部分硬度较高。由于目前各厂家仪器的不同设定，弹性成像未能形成统一的诊断标准。弹性超声显示不同于二维超声，其反映的是组织硬度的变化，类似医师临床触诊的感觉，通过对比组织的预期变化推测组织成分的不同，从而帮助超声医师完成疾病的发现和诊断。剪切波技术是对组织中横波的检查，以彩色编码技术实时显示出组织弹性图。

3.4.5.3 造影增强对比成像

造影增强对比成像在乳腺疾病诊断中的应用受到探头频率、造影剂谐振及病灶血管生长等因素的影响，目前没有很成熟的标准。

3.5 乳腺超声评估分类

超声对病灶特征描述的专业术语要有统一的规范标准。超声描述的专业术语需要体现对病灶良恶性的判断和分类的影响，且对多个特征指标进行综合分析优于单个指标的判断。随着超声技术的发展，相应的专业术语内涵也将会有所改变。本指南分类标准参照 2013 年美国放射学会的 BI-RADS，并结合我国的实际情况制定了以下分类标准。

3.5.1 评估是不完全的

BI-RADS 0：需要其他影像学检查（如乳腺 X 线检查或 MRI 等）进一步评估。

在多数情况下，超声检查可对乳腺进行全面评估。当超声作为初次检查时，下列情况则需要进一步做其他检查：一种情况是超声检查乳腺内有明显的病灶而其超声特征又不足以做出评价，此时必须借助乳腺 X 线检查或 MRI；另一种情况是临床有阳性体征，如触及肿块、浆液性溢液或乳头溢血、乳腺癌术后及放疗后瘢痕需要明确是否复发等，超声检查无异常发现，也必须借助乳腺 X 线检查或 MRI 对乳腺进行评估。

3.5.2 评估是完全的——分类

（1）BI-RADS 1：阴性。临床上无阳性体征，超声影像未见异常，如无肿块、无结构扭曲、无皮肤增厚及无微小钙化等。

（2）BI-RADS 2：良性病灶。基本上可以排除恶性病变。根据年龄及临床表现可每 6～12 个月随诊。如单纯囊肿、乳腺假体、脂肪瘤、乳腺内淋巴结（也可以归入 1 类）、多次复查图像无变化的良性病灶术后改变及有记录的经过多次检查影像变化不大的结节可能为纤维腺瘤等。

（3）BI-RADS 3：可能良性病灶。建议短期复查（3～6 个月）及加做其他检查。根据乳腺 X 线检查积累的临床经验，超声发现明确的典型良性超声特征如实性椭圆形、边界清、平行于皮肤生长的肿块，很大可能是乳腺纤维腺瘤，其恶性危险性应该小于 2%，如同时得到临床、乳腺 X 线检查或 MRI 的印证更佳。新发现的纤维腺瘤、囊性腺病、瘤样增生结节（属不确定类）、未扪及的多发复杂囊肿或簇状囊肿、病理学检查明确的乳腺炎症及恶性病变的术后早期随访都可归于该类。

（4）BI-RADS 4：可疑的恶性病灶。此类病灶的恶性可能性为 2%～95%。一旦评估为 4 类即建议进行组织病理学检查：细针抽吸细胞学检查、空芯针穿刺活检、手术活检提供细胞学或组织病理学诊断。超声声像图上表现不完全符合良性病变或有恶性特征均归于该类。目前可将其划分为 4A、4B 及 4C。4A 类更倾向于良性病变，不能肯定的纤维腺瘤、有乳头溢液或溢血的导管内病灶及不能明确的乳腺炎症都可归于该类，此类恶性符合率为 2%～10%；4B 类难以根据声像图来明确良恶性，此类恶性符合率为 10%～50%；4C 类提示恶性可能性较高，此类恶性符合率为 50%～94%。

(5) BI-RADS 5：高度可能恶性，应积极采取适当的诊断及处理措施。超声声像图恶性特征明显的病灶归于此类，其恶性可能性大于或等于95%，应开始进行积极的治疗，经皮穿刺活检（通常是影像引导下的空芯针穿刺活检）或手术治疗。

(6) BI-RADS 6：已经活检证实为恶性。此类用于活检已证实为恶性，但还未进行局部治疗的影像评估。主要是评价先前活检后的影像学改变，或监测手术前新辅助化疗引起的影像学改变。

3.6 乳腺超声报告的组成

报告用词应当具体而简洁，使用不加修饰的术语；各项术语的定义、阐述性用语无须出现在报告中；报告内容应当尽量详细，包含全部标准的描述；数据测量应该遵守前述规范，其包括下列内容。

3.6.1 患者信息的记录

患者信息的记录包括姓名、年龄和医疗号码等。

3.6.2 双侧乳腺组织总体声像图描述

按乳腺回声组成情况，分为均质的脂肪组织回声、均质的纤维腺体回声和混杂回声3种类型。

3.6.3 有意义的异常及病灶的声像图描述

3.6.3.1 记录病灶

一般信息记录病灶所在侧、位置（需要一致的和可以重复的系统定位，诸如钟表定位、距乳头的皮肤距离）和大小（至少两个径线，大者最好3个径线），同性质的病灶较多时可选取较大及有特征的病灶测量，没有必要测量所有病灶。

3.6.3.2 病灶声像图的描述

应按照BI-RADS分类内容标准逐一进行，包括病灶的外形、边界、边缘、内部及后方回声、周围组织、病灶及周围的钙化、血流，以及采用特殊手段检查所见的各项特征，尽量用规范化术语描述，并注意保持与病灶诊断和分类的一致性。

3.6.3.3 结论

结论部分包括乳腺正常或异常、发现病灶的物理性质、对应的诊断分类及相应的处理建议（在分类中默认），如果可能的话应尽量做出适当的临床诊断。

3.6.3.4 病灶图像存储

病灶应当存储2个垂直切面以上的声像图，声像图上有完整的各种条件及位置标识。

3.7 报告范例

超声描述：左乳头上方（2点，距乳头10mm处）腺体表面探及弱回声，大小为8mm×6mm，边界清楚，边缘光整，形态规则，内部见散在强回声，后方声影不明显，彩色超声未见明显异常血流信号。超声提示：双乳增生伴左乳实质占位（BIRADS3），可能为良性病变，建议短期随访或复查。

4 常规乳腺MRI检查和报告规范

4.1 乳腺MRI检查适应证

4.1.1 乳腺癌的诊断

当乳腺X线摄影或超声检查发现病变但不能确定其性质时，可以考虑采用MRI进一步检查。

4.1.2 乳腺癌分期

由于MRI对乳腺癌检出的高敏感性，有助于发现其他影像学检查不能发现的多灶和多中心肿瘤，有助于显示和评价肿瘤对皮肤、胸肌筋膜、胸大肌及胸壁的浸润情况。

4.1.3 新辅助治疗效果评估

对于确诊乳腺癌需进行新辅助治疗的患者，在新辅助治疗前、治疗中和治疗结束手术前行MRI检查有助于对病变治疗反应性进行评估，对治疗后残余病变范围的判断也较常规影像学检查技术更精准。

4.1.4 腋窝淋巴结转移，原发灶不明者

对于腋窝转移性淋巴结，而临床检查、X线摄影及超声检查都未能明确原发灶时，乳腺MRI有助于发现乳房内隐匿的癌灶，确定位置和范围，以便进一步治疗。

4.1.5 保乳术患者的应用

保乳手术前MRI的应用可以更为精准地确定病灶范围；保乳术后随访，则较常规影像技术更有利于鉴别肿瘤复发和术后瘢痕。

4.1.6 乳房成形术后随访

对于乳房假体植入术后者，MRI有助于乳腺癌的诊断和植入假体完整性的评价。

4.1.7 高危人群筛查

MRI 在乳腺癌高危人群中能发现临床检查、乳腺 X 线摄影及超声检查阴性的乳腺癌。

4.1.8 MRI 引导下的穿刺活检

MRI 引导的穿刺活检适用于仅在 MRI 上发现的病灶，并对此靶病灶行超声和 X 线确认性检查仍不能发现异常者。

4.2 乳腺 MRI 检查的禁忌证

（1）妊娠期妇女。

（2）体内装有起搏器、外科金属夹子等铁磁性物质及其他不得接近强磁场者。

（3）幽闭恐惧症者。

（4）有对任何 MRI 造影剂如钆螯合物过敏史的患者。

4.3 乳腺 MRI 检查技术规范

4.3.1 检查前准备

4.3.1.1 临床病史

了解患者发病情况、症状、体征、家族史、高危因素，询问乳腺手术史及病理学检查结果和手术日期，月经状态及月经周期，有无激素替代治疗或抗激素治疗史，有无胸部放疗史，有无前片及其他相关检查（包括乳腺 X 线摄影、乳腺超声检查）。

4.3.1.2 检查前准备

做好乳腺 MRI 检查注意事项的宣教、解释。最佳检查时间：由于正常乳腺组织强化在月经周期的分泌期最为显著，因而对绝经前女性推荐 MRI 检查尽量安排在月经周期第 2 周（第 7 ~ 14 天）进行。

4.3.2 MRI 检查

4.3.2.1 设备要求

采用高场 1.5T 及以上的扫描机进行乳腺 MRI 检查，以获得较好的信噪比和脂肪抑制效果。必须采用专用的乳腺线圈，推荐采用开放式线圈，以便在侧方进行 MRI 引导的介入操作。

4.3.2.2 扫描体位

俯卧位，双侧乳房自然悬垂于乳腺线圈中央。

4.3.2.3 成像序列

一般包括横断位、矢状位和冠状位定位扫描，T_1WI 不抑脂序列、T_1WI 抑脂序列、T_1WI 增强扫描序列，增强序列一般行包括双乳的横断位扫描，需要有增强前的蒙片，注入造影剂后连续扫描数次，时间分辨率60秒左右（视各厂家的设置而定），增强后总扫描时间不得少于5min，最后行等体素横断位（可以多平面重建）或双乳矢状位扫描。成像方法应用无间隔容积扫描。增强扫描要求 Gd-DTPA 团注，标准剂量为 0.1~0.2mmol/kg，于10s内快速团注，继而快速推注0.9%氯化钠注射液10ml冲洗。

4.3.2.4 绘制动态增强曲线

注射对比剂前扫描1次，注射对比剂后共采集5~9次。将采集图像传送至工作站对病灶进行分析，将病灶最可疑的区域选为感兴趣区（region of interest，ROI），应避开肉眼可见的出血、液化、坏死及囊变区，并在对侧正常乳腺组织内选取相同大小的 ROI 作为对照，绘制病灶的动态增强曲线。曲线判读分两部分：早期强化和延迟强化。早期强化指注入对比剂后最初2min或曲线开始变化时的强化率，分成缓慢强化（强化率小于50%）、中等强化（50%~100%）和快速强化（大于100%）。曲线后面部分称为延迟强化，也分成3种状况：持续上升型（随时间的延长而继续强化，且大于早期强化最高点的10%）、平台型（随时间延长呈平台改变，如有轻度升高或流出，则变化在早期强化最高点上下10%范围之内）和流出型（强化达峰值后信号强度迅速下降范围大于峰值10%以上）。

4.3.2.5 弥散加权成像扫描

弥散加权成像一般行抑脂的单次激发平面回波序列（single-shot DWI）的横断面扫描，抑脂常规使用频率饱和或水激发方式。使用并行采集技术有助于减低磁敏感伪影从而提高图像质量，常规并行采集因子为2~3。扫描时一般使用两个b值，b值常规使用0或50s/mm^2，和800s/mm^{2}或者1000s/mm^2（视各厂家的设置而定），扫描完成后自动生成表观弥散系数图（apparent diffusion coefficient，ADC）。

4.4 诊断报告规范

参照 BI-RADS 标准，描述病灶形态特征和动态增强曲线特征，并以形态分析为首要的判断依据，对于形态特征判断困难者，需要动态增强曲线类型进行判断。形态特征需要对增强前 T_1WI、T_2WI 上的信号特点及增强后的表现行综合分析。但病灶形态描述则根据增强后形态进行，并将病灶分为点状强化、肿块和非肿块强化三大类。

4.4.1 点状强化

点状强化指小于 5mm 的强化，不具有明显的占位效应，平扫时多不显示。可以多发，但不聚集成簇。点状强化可能由腺体局限性增生所引起，也可以是乳头状瘤、纤维腺瘤及乳内淋巴结等良性改变，小于 3% 的情况可能是恶性病变，可以是浸润性癌或原位癌。对形态可疑、新发或较前增大的点状强化可建议活检。一般对点状强化予以随访即可。

4.4.2 肿块

具有三维空间的占位性病变，伴或不伴周围正常组织移位或浸润。从形态（圆形、卵圆形和不规则形）、边缘（光整、不规则和星芒状）和内部强化情况（均匀、不均匀、环形强化和低信号分隔）三个方面来描述。不规则的形态，不规则和星芒状的边缘，内部强化不均匀，以及不规则的环形强化是偏恶性的征象。

4.4.3 非肿块强化

当乳腺内出现既非点状亦非肿块的强化时，即为非肿块强化，一般占位效应不明显。对其分类主要依据其形态特征（线状、局灶性、段样、区域性、多区域和弥漫性）、内部强化特征（均匀、不均匀、集群卵石样和簇状小环样强化）、病灶是否双侧对称三个方面进行分析，双侧对称的非肿块强化可能是一种良性改变。形态中的线样强化如沿着导管走行，并且出现分支，则为偏恶性的征象，段样强化也是偏恶性的征象。内部增强特征中的集群卵石样强化和簇状小环样强化为偏恶性的征象。

4.4.4 其他征象和伴随征象

其他征象有乳内淋巴结，皮肤上的病变，含脂肪的病变，一些不强化的病灶如 T_1WI 增强前高信号的导管、囊肿、血肿及不强化的肿块等。伴随征象有乳头内陷及侵犯，皮肤增厚、内陷和侵犯，胸肌侵犯，淋巴结异常等。伴随征象可与其他异常征象一同出现，亦可单独出现。发现伴随征象的意义在于：当与其他异常征象同时出现时，可提高乳腺癌的诊断权重。当确诊为乳腺癌时，某些伴随征象的出现将有助于术前分期及手术方式选择的决定。

4.4.5 病灶定位

（1）先定位病变位于哪一侧乳房。

（2）乳房确定后，则继续将病灶定位在以下 7 个区域：外上、外下、内上、内下4个象限区域,这4个区域也可以面向观察者进行钟面定位;另外3个区域则不需要结合钟面定位,分别是乳晕下区、中央区和尾叶区。

(3)病变的深度:在横断位或矢状位上,与胸壁平行分前带、中带、后带,给病灶进行深度定位;同时测量病变与乳头的距离。

4.5 乳腺MRI报告的组成

乳腺的MRI报告内容应包括病史简述、与既往检查(包括常规影像检查)对比、扫描技术、乳房的纤维腺体构成、实质背景强化及任何相关的影像学发现,最后是评估分类和处理建议。报告措辞应当简洁,使用术语词典中的标准词汇。可行的话,MRI诊断报告应当注重与X线和超声检查结果相参照,特别是对MRI阳性发现与触诊、X线和超声检查的阳性发现在空间位置的对应关系是否一致性的评估,对非一致的病灶尤其需要强调,以引起临床医师的注意。应重视实质背景强化对MRI检出敏感性的影响,实质背景强化分成轻微、轻度、中度和明显4个等级。随着注入对比剂时间的推移,实质背景强化的程度和范围会逐渐增大,并且两侧对称。总体上明显的实质背景强化会增加乳腺MRI检查的"回叫率",但是恶性病灶的检出并不会受太大的影响。与乳腺X线检查一样,乳腺MRI的BI-RADS也分为0~6共7个类别。

4.5.1 评估不完全

BI-RADS 0:需要进一步影像评估。一般MRI检查后较少用这个分类。但在一些特殊的情况下,如使用合适的扫描技术再做一次MRI检查,需参考既往的乳腺X线和超声检查结果,或充分考虑乳腺既往病史,此时可以用这个评估。

4.5.2 评估完全

(1)BI-RADS 1:阴性。

(2)BI-RADS 2:良性病变,如无强化的纤维腺瘤、囊肿、无强化的陈旧性瘢痕、乳腺假体,以及含脂肪的病变如油性囊肿、脂肪瘤、错构瘤等。无恶性征象发现。

(3)BI-RADS 3:可能是良性病变,建议短期随访,恶性的可能性非常低,小于2%。良性可能性非常大,但需要通过随访确认其稳定性。较可疑者可3个月后随访,一般是6个月后复查。

(4)BI-RADS 4:可疑恶性,要考虑活检。不具有乳腺癌的典型表现,但不能排除乳腺癌的可能性,建议做活检,此类病灶的恶性概率为2%~95%。也可以参照乳腺X线分类进而将病灶细分为4A(恶性概率为2%~10%),4B(恶性概率为

10%～50%），4C（恶性概率为50%～95%）。

（5）BI-RADS 5：高度怀疑恶性，应进行临床干预（恶性概率≥95%）。

（6）BI-RADS 6：已经活检证实为恶性，但是还是需要再做扩大手术的病例，MRI检查的目的是评估是否有残存病灶。

注：本规范的制定，以美国放射学会的BI-RADS第5版作为参考。

5 影像引导下的乳腺组织学活检指南

影像学引导下乳腺组织学活检指在乳腺X线、超声和MRI影像引导下进行乳腺组织病理学检查（简称活检），特别适合于未扪及的乳腺病灶（如小肿块、钙化灶及结构扭曲等）。具体包括影像引导下空芯针穿刺活检、真空辅助活检和钢丝定位手术活检等。

5.1 适应证

5.1.1 乳腺超声影像引导下乳腺活检

（1）乳腺超声发现未扪及的可疑乳腺占位性病变，BI-RADS≥4类或部分3类病灶，若有必要时也可考虑活检。

（2）可扪及乳腺肿块，且超声提示相应部位有乳腺内占位性病变，需要行微创活检或微创切除以明确诊断。

5.1.2 乳腺X线影像引导下乳腺活检

（1）乳腺未扪及肿块，而乳腺X线检查发现可疑微小钙化病灶，BI-RADS≥4类。

（2）乳腺未扪及肿块，而乳腺X线发现其他类型的BI-RADS≥4类的病灶（如肿块、结构扭曲等），并且超声下无法准确定位。

（3）部分3类病灶，如果其他影像学检查提示相应位置有可疑病灶，也可考虑活检。

（4）乳房体检扪及肿块，而乳腺X线提示相应位置有占位性病变，需要行微创活检或微创切除以明确诊断。

5.1.3 其他

对有条件的单位积极提倡在手术前进行影像引导下的微创活检（空芯针穿刺活检或真空辅助活检），如不具备条件可考虑直接行影像引导下钢丝定位手术活检。

5.2 对影像引导乳腺活检设备的要求

5.2.1 乳腺 X 线影像引导

乳腺 X 线立体定位床或配备定位活检装置的乳腺 X 线机。

5.2.2 乳腺超声影像引导

高频乳腺超声探头：频率 7～15Hz。

5.2.3 乳腺磁共振引导

对于 MRI 发现的病灶，而 X 线、超声检查没有发现者，首先建议超声复查。如果超声检查在相应部位发现病灶，建议在超声引导下进行活检，如超声检查未能发现，则在具备条件的单位，可行 MRI 引导下活检。

5.2.4 用于手术活检的定位导丝

单钩或双钩钢质导丝（推荐规格 20～22G）。

5.2.5 微创活检设备

空芯针弹射式活检枪（推荐规格 14G），真空辅助乳腺定向活检系统（推荐规格 8～11G）。

5.3 影像引导下钢丝定位手术活检

5.3.1 禁忌证

禁忌证为有重度全身性疾病及严重出血性疾病者。

5.3.2 术前准备

（1）签署知情同意书。

（2）核对和确认影像资料，建议临床医师用记号笔在乳腺 X 线片或乳房上勾画出病灶大致的部位，在保乳手术和保留皮肤全乳切除患者中，可标记手术切口。

（3）检查影像定位设备，确保精度和准度。

（4）术前血常规和凝血功能化验指标。

5.3.3 术中注意事项

（1）手术操作在影像引导下放置定位钢丝至病灶中央部位；如有必要，可考虑在病灶周围放置多根钢丝，以利于精确的定位。

（2）摄片或录像记录影像定位下病灶和穿刺针的位置，留档。

（3）组织活检穿刺针道和定位钢丝插入点尽量位于外科医师标记的手术切口内。

（4）术中切除以定位钢丝顶端为中心至少半径 2cm 范围内的乳腺组织（2cm 并非绝对，具体切除活检范围应该根据病灶大小、临床医师判断的恶性风险决定）。标本离体时，亦可考虑使用金属标记物标记标本切缘的 4 个方向再进行摄片，以利于在 X 线片上评估钙化灶在标本上的确切位置并用以确定补充切除的方向。

（5）微小钙化灶的活检标本应当立即摄片，待手术者确认取到病灶后，并将标本影像片和标本一起送病理学检查。对于所有临床不可触及的微小病灶，避免术中快速冰冻切片病理学检查，应采取常规石蜡切片；对于可完整切除的病灶，对标记切缘也要进行病理学检查。

5.4 影像引导下的乳腺微创活检

5.4.1 禁忌证 禁忌证为有重度全身性疾病及严重出血性疾病者。

5.4.2 术前准备

（1）签署知情同意书。

（2）核对和确认影像资料，乳腺 X 线和乳腺超声再次定位，并做相应标记。

（3）检查影像引导设备和微创活检设备（活检枪、真空辅助乳腺定向活检系统等），确保精度和准度。

（4）术前血液检验指标：血常规和凝血功能。

5.4.3 术中注意事项

（1）选择切口，采用就近原则。

（2）摄片或录像记录影像定位下病灶和穿刺针的位置，留档。

（3）取材足量，保证病理学诊断。有条件的中心，应该在活检部位放置金属标记。

（4）活检结束后压迫手术部位 5～15 分钟。

5.4.4 术后乳房和标本的处理

（1）术后应加压包扎至少 24 小时。若出现瘀血斑或血肿可延长包扎 1～2 天，一般 2～4 周后瘀血斑或血肿可消退。

（2）微小钙化灶的活检标本应当立即行乳腺 X 线摄片以确认是否取到病灶。

（3）将含有钙化的标本条与不含钙化的标本条分装于不同的容器内，用 4% 甲醛溶液固定，送检。

6 乳腺癌术后病理学诊断报告规范

6.1 乳腺癌术后病理学诊断报告的基本原则

（1）乳腺浸润性癌的病理学诊断报告应尽可能包括与患者治疗和预后相关的所有内容，如浸润性癌的大小、组织学类型、组织学分级、有无并存的DCIS、有无脉管侵犯、切缘和淋巴结情况等。若为治疗后乳腺癌标本，则应对原发灶和淋巴结的治疗后反应进行病理学评估。

（2）应对所有乳腺浸润性癌病例进行雌激素受体（estrogen receptor，ER）、孕激素受体（progesterone receptor，PR）、人表皮生长因子受体2（human epidermal growth factor receptor 2，HER-2）及Ki-67免疫组织化学染色，HER-2（2+）病例应进一步行原位杂交检测。

（3）应准确报告组织病理学类型，如黏液癌、小管癌和浸润性微乳头状癌等。

（4）DCIS的病理学诊断应报告级别（低、中或高级别）、有无坏死（粉刺样坏死或点状坏死）、手术切缘情况及是否存在微浸润等。

（5）保乳标本的取材和报告参照浸润性乳腺癌保留乳房治疗临床指南部分。

（6）报告癌旁良性病变的名称或类型。

6.2 病理学诊断报告书的内容和规范

6.2.1 一般项目

（1）病理号（检索号）。

（2）患者姓名、出生年月（年龄）、性别、床位号及住院号。

（3）手术日期、病理学检查取材日期。

6.2.2 手术标本情况

（1）左、右侧。

（2）标本类型：如保乳手术标本、乳腺肿块切除标本、全乳切除术标本（包括单纯切除标本及改良根治术标本）、前哨淋巴结活检（sentinel lymph node biopsy，SLNB）标本等。对新辅助治疗后行乳腺手术的患者，为确保病理学检查取材准确，建议在新辅助化疗前，先对患者病灶进行定位，其病理学检查评估参考中国《乳腺癌新辅助化疗后的病理诊断专家共识》2015版及更新版本。对于不可触及的病灶，包括含有恶性特征钙化灶、结构扭曲等标本，有条件的单位可进行X线摄片。

（3）巨检：包括肿瘤大小或范围、质地、边界及颜色等。

6.3 组织病理学诊断内容

6.3.1 原发灶

6.3.1.1 组织学类型

包括乳腺癌的组织学类型及癌周乳腺组织存在的其他病变。

6.3.1.2 组织学分级

根据是否有腺管形成、细胞核的形态及核分裂象3项指标进行分级，建议采用改良的Scarff-Bloom-Richardson分级系统。

6.3.1.3 肿瘤大小

乳腺癌分期中涉及到的肿瘤大小是指浸润性癌的大小。测量时需注意：

（1）如果肿瘤组织中有浸润性癌和原位癌两种成分，应该以浸润性癌的大小作为分期依据。

（2）DCIS伴微浸润：出现微浸润时，应在报告中注明，并测量微浸润灶最大径；如为多灶微浸润，浸润灶大小不能累加，但需在报告中注明多灶微浸润，并测量最大浸润灶的最大径。

（3）通过肉眼和镜下观察能确定的发生于同一象限的两个及以上肿瘤病灶，应在病理学报告中注明为多灶性肿瘤，并分别测量大小。应该对病灶之间的乳腺组织充分取材并仔细观察。

（4）对于肉眼观察能确定的发生于不同象限的2个及以上肿瘤病灶，应在病理学报告中注明为多中心性肿瘤，并分别测量其大小。

（5）如果肿瘤组织完全由DCIS组成，也应尽量准确地测量其范围。

6.3.1.4 肿瘤累及范围及手术切缘应准确地报告肿瘤累及的范围及手术切缘情况。肿瘤累及范围包括乳头、乳晕、皮肤、脉管和胸肌等。

6.3.2 淋巴结状态

6.3.2.1 区域淋巴结

报告送检各组淋巴结的总数和转移数。

6.3.2.2 SLNB

如淋巴结内有癌细胞，应评估癌灶大小，确定为孤立肿瘤细胞（isolated tumor cells，ITC）、微转移及宏转移，需注意仅含有ITC的淋巴结不计入阳性淋巴结数目中，而应计为pN0（i+）。

6.4 免疫组织化学检测内容

（1）应对所有浸润性乳腺癌进行 ER、PR、Ki-67 及 HER2 免疫组织化学染色，HER2 为 2+ 的病例应进一步行原位杂交检测。对 DCIS 也建议进行 ER、PR 及 HER2 免疫组织化学染色。ER、PR 检测参考中国《乳腺癌雌、孕激素受体免疫组织化学检测指南》2015 版。HER2 检测参考中国《乳腺癌 HER2 检测指南（2019 版）》。

（2）应对所有乳腺浸润性癌进行 Ki-67 增殖指数的检测，并对癌细胞中阳性染色细胞所占的百分比进行报告。

（3）开展乳腺癌免疫组织化学和分子病理学检测的实验室应建立完整有效的内部质量控制和认证体系，不具备检测条件的单位应妥善地准备好标本，提供给具有相关资质的病理学实验室进行检测。

6.5 病理科医师签名、报告日期

需要病理科医师签名，记录报告日期。

参考文献

[1] 中华医学会影像技术分会，中华医学会放射学分会.乳腺影像检查技术专家共识.中华放射学杂志，2016，50：561-565.

[2] 吴树强，赵朝华，李普查，等.超声、钼靶X线检查及两者联合应用对乳腺癌的诊断价值.现代肿瘤医学，2010，18（7）1323-1325.

[3] Maegan V.Prummel, Derek Muradali, Rene Shumak, et al.Digital ComPared with Screen-Film MammograPhy：Measures of Diagnostic Accuracy among Women Screened in the Ontario Breast Screening Program.Radiology.Radiology，2016，278：365-373.

[4] Stefanie Weigel, Thomas Decker, Eberhard Korsching, et al.Calcifications in Digital MammograPhic Screening：ImProvement of Early Detection of Invasive Breast Cancers？Radiology，2010，255：738-745.

[5] 郝欣.基于乳腺X线肿块影像的计算机辅助诊断技术研究.浙江大学学报，2013.

[6] Rafael Wiemker, Ekta D.Dharaiya, Thomas Bülow.Informatics in Radiology：Hesse Rendering for ComPuter-aided Visualization and Analysis of Anomalies at Chest CT and Breast MR Imaging.RadioGraPhics，2012，32：289-304.

[7] 丁华野.乳腺病理诊断和鉴别诊断.北京：人民卫生出版社，2014：111-176

[8] 顾雅佳，王玖华，涂小予，等.乳腺导管原位癌的钼靶X线表现与病理对照研究.中华放射学杂志，2002，36：240-244.

[9] Yang WT, Tse GMK.SonograPhic, mammograPhic, and histoPathologic correlation of symPtomatic ductal carcinoma in situ.AJR，2004，182（1）：101-110.

[10] Sekine K, Tsunoda Shimizu H, Kikuchi M, et al.DCIS Showing Architectural Distortion on the Screening Mammogram-ComParison of MammograPhic and Pathological Findings.Breast Cancer，2007，14：281-284.

[11] Barreau B, de Mascarel I, Feuga C, et al.MammograPhy of ductal carcinoma in situ of the breast：review of 909 cases with radiograPhic-Pathologic correlations.Eur J Radiol,

2005，54（1）：55-61.

[12]Yamada T，Mori N，Watanabe Mika，et al.Radiologic-Pathologic Correlation of Ductal Carcinoma in Situ.RadiograPhics，2010，30：1183-1198.

[13]Badr S，Laurent N，Régis C，et al.Dual-energy contrast-enhanced digital mammograPhy in routine clinical Practice in 2013.Diagn Interv Imaging，2014，95（3）：245-258.

[14]Greenwood HI，Heller SL，Kin S，et al.Ductal carcinoma in situ of the breasts：review of MR imaging features.RadioGraPhics，2013，33（6）：1569-1588.

[15]Stein LF，Zisman G，RaPelyea JA，et al.Lobular Carcinoma In Situ of the Breast Presenting as a Mass.AJR，2005，184：1799-1801.

[16]Georgian-Smith D，Lawton TJ.Calcifications of lobular carcinoma in situ of the breast：radiologic-Pathologic correlation.AJR，2001，176：1255-1259.

[17]孙琨，严福华，陈克敏，等.乳腺小叶原位癌的X线和超声及MRI表现.放射学实践，2014，29（10）：1120-1122.

[18]陆忠烈，蒋伟浩，王立章.乳腺癌钼靶X线征象分析（附114例报告）.实用放射学杂志，2006，22（6）：740-742.

[19]赵宏伟.乳腺浸润性导管癌的X线诊断.医学影像学杂志.2004，14（5）：379-381.

[20]LoPez JK，Bassett LW.Invasive lobular carcinoma of t he breast：sPectrum of mammograPhic，US，and MR imaging findings.RadiograPhics，2009，29（1）：165-176.

[21]Evans WP，Warren Burhenne LJ，Laurie L，et al.Invasive lobularcarcinoma of the breast：mammograPhic characteristics and comPuter-aided detection.Radiology，2002，225（1）：182-189.

[22]Berm RF，Marina L，RaPelyea JA，et al.Invasive Lobular Carcinoma：Detection with MammograPhy，SonograPhy，MRI，and Breast-SPecific Gamma Imaging.AJR，2009，192：379-383.

[23]娄鉴娟，蒋燕妮，王思奇，等.乳腺浸润性小叶癌的动态增强MRI表现.影像诊断与介入放射学，2016，25（4）：282-286.

[24]Guhan-Bilgen I，Oktay A.Tubular carcinoma of the breast：MammograPhic，

sonograPhic, clinical and Pathologic findings.EuroPean Journal of Radiology, 2007, 158-162.

[25] 顾雅佳, 陈彤箴, 王玖华, 等. 乳腺髓样癌的X线表现与病理对照并与纤维腺瘤鉴别. 临床放射学杂志, 2004, 23（4）: 292-296.

[26] Yilmaz E, Lebe B, Balci P, et al.ComParison of MammograPhic and SonograPhic Findings in TyPical and AtyPical Medullary Carcinomas of the Breast.Clinical Radiology, 2002, 57: 640-645.

[27] Jeong SJ, Lim HS, Lee JS, et al.Medullary Carcinoma of the Breast: MRI Findings. AJR Am J Roentgenol, 2012, 198（5）: 482-487.

[28] 顾雅佳, 王玖华, 张廷璆. 乳腺黏液腺癌的钼靶X线表现与病理对照研究. 中华放射学杂志, 2002, 36,（11）: 973-976.

[29] 周波, 杨德启, 郭嘉嘉. 乳腺黏液癌的钼靶影像特点及病理学基础. 中国医学影像技术, 2007, 23（10）: 1473-1475.

[30] Dogan BE, Whitman GJ, Middleton LP, et al.Intracystic PaPillary carcinoma of the breast.AJR Am J Roentgenol, 2003, 181: 186.

[31] Liberman L, Feng TL, Susnik B.Intracystic PaPillary carcinoma with invasion. Radiology, 2001, 219: 781-784.

[32] Wynnie Wai ML, Alice Pui YT, Gary T, et al.Radiology-Pathology conference PaPillary carcinoma of the breast.Journal of Clinical Imaging, 2005, 29: 396-400.

[33] Wagner AE, Middleton LP, Whitman GJ.Intracystic PaPillary carcinoma of the breast with invasion.AJR Am J Roentgenol, 2004, 183: 1516.

[34] 荣小翠, 赵俊京. 乳腺癌新辅助化疗的影像学评价进展. 实用放射学杂志, 2010, 26（12）: 1839-1841.

[35] 顾雅佳, 肖勤, 郑晓静, 等. 乳腺癌保乳治疗后的X线随访. 中华放射学杂志, 2006, 40（4）: 344-349.

[36] Ruibal A, Arias Jl, Del-Rio MC, et al.Histological grade in breast cancer: association with clinical and biological features in a series of 229 Patients.Int J Biol Markers, 2001, 16（1）: 56-61.

[37] Slverstein MJ, Lagios MD, Recht A, et al.Image-detected breast cancer: state of the art diagnosis and treatment.J Am Coll Surg, 2005, 201（4）: 586-597.

[38] 鲍润贤. 中华影像医学乳腺卷. 北京：人民卫生出版社，2002，24.

[39] 刘佩芳. 乳腺影像诊断必读. 北京：人民军医出版社，2007，10：129-131.

[40] 杨丽，时高峰，刘辉，等. 乳腺癌磁共振成像形态学特征与病理的相关性研究. 临床荟萃，2010，25（19）：1680-1683.

[41] 杨丽，时高峰，刘辉，等. 磁共振扩散加权成像及表观扩散系数值测量在乳腺良恶性病变鉴别诊断中的价值. 临床荟萃，2011，26（12）：1082-1085.

[42] 刘双格，邢华，续哲莉. 乳腺 Paget 病的研究现状. 现代肿瘤医学，2011，19（7）：1432-1435.

[43] 王岸飞，张焱，程敬亮，等. 乳腺原位癌 MRI 表现和诊断价值. 放射学实践，2012，27（11）：1204-1207.

[44] 赵弘，杜牧，刘炳光. 炎性乳癌的 MRI 表现特征及鉴别诊断. 医学影像学杂志，2012，22（6）：922-925.

[45] 薛梅，李静，周纯武，等. MRI 在乳腺叶状肿瘤与纤维腺瘤鉴别诊断中的应用价值. 磁共振成像，2014，5（4）：246-252.

[46] 张淑平，刘佩芳，鲍润贤. 乳腺叶状肿瘤 MRI 表现特征分析. 临床放射学杂志，2010，29（2）：174-178.

[47] Sardanelli F，Calabrese M，Zandrino F，et al.Dynamic helical CT of breast tumors.J ComPut Assist Tomogr，1998，22（3）：398-407.

[48] Uematsu T，Sano M，Homma K.In vitro high-resolution helical CT of small axillary lymPh nodes in Patients with breast cancer.Correlation of CT and histology.AJR，2001，176（4）：1069-1074.

[49] 韩鸿宾，刘兴第，谢敬霞. 乳腺疾病的 CT 诊断. 中华放射学杂志，1998，32（1）：27-31.

[50] 刘明娟，黄兆民，郭燕，等. 螺旋 CT 在乳腺疾病的应用. 中国医学像技术，2001，17（8）：746-748.

[51] 鲍润贤. 中华影像医学乳腺卷. 北京：人民卫生出版社，2002，8.

[52] 李桂萍，王胜林，李汉茹，等. 乳腺良恶性病变 CT 表现. 实用放射学杂志，2003，19（10）：875-878.

[53] 李桂萍，王胜林，王爱辉，等. CT 和钼靶诊断乳腺疾病价值的对照分析. 实用放射学杂志，2004，20（6）：540-543.

[54] 修建军, 李传福, 刘庆伟, 等. 乳腺癌腋窝淋巴结转移的CT评价. 中华放射学杂志, 2005, 39（2）: 169-172.

[55] 李新瑜, 张雪林, 韩路军, 等. CT在乳腺疾病中的应用价值. 实用放射学杂志, 2008, 24（3）: 374-377.

[56] 范文文, 欧阳汉, 周纯武, 等. 数字乳腺断层成像与磁共振成像对乳腺肿瘤的诊断价值. 放射学实践, 2020, （3）: 360-364.

[57] 杨柳, 李白艳, 郑欢露, 等. 增强能谱乳腺摄影与MRI诊断乳腺癌效能比较: Meta分析. 中国医学影像技术, 2019, （7）: 1038-1043.

[58] 李志, 钱明理, 汪登斌, 等. 乳腺专用磁共振成像、乳腺X线摄影及超声检查对乳腺癌诊断价值的对照研究. 临床放射学杂志, 2012, （6）: 794-799.

[59] Burg WA, Gutierrez L, Ness Aiver MS, et al. Diagnosis Accuracy of Mammography, Clinical examination, US, MR Imaging in preoperative Assesment of breast cancer. Radiology, 2004, 233: 830.

[60] 中国年轻乳腺癌诊疗与生育管理专家共识专家委员会. 年轻乳腺癌诊疗与生育管理专家共识. 中华肿瘤杂志, 2019, 41（7）: 486-495.

[61] 王宁, 刘硕, 杨雷, 等. 2018全球癌症统计报告解读. 肿瘤综合治疗电子杂志, 2019, 5（1）: 87-97.

[62] 中国抗癌协会乳腺癌专业委员会. 中国抗癌协会乳腺癌诊治指南与规范（2019年版）. 中国癌症杂志, 2019, 29（8）: 609-679.

[63] 苏晓. 乳腺癌的靶向药物治疗. 医学信息, 2019, 32（12）: 46-49.

[64] 张郚樊, 杨建新. PD-1/PD-L1信号通路及其在乳腺癌治疗中的研究进展. 中国医学创新, 2017, 1（2）: 145-148.

[65] Tagliafico A, Mariscotti G, Durando M, et al. Characterisation of microcalcification clusters on 2D digital mammography（FFDM）and digital breast tomosynthesis (DBT): does DBT underestimate microcalcification clusters？ Results of a multicentre study. EurRadiol, 2015, 25（1）: 9-14.

[66] 陈弯, 潘鑫, 侯羽宇. 数字化乳腺断面合成技术和全视野数字化乳腺X线摄影对乳腺病变钙化的检出和诊断效能研究. 中华放射学杂志, 2020, 54（9）: 864-868.